北京大学人民医院临床护理规范丛书

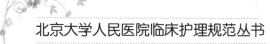

妇产科与儿科护理操作规范

主　编　孙　敏　郑晓蕾

副主编　赵　彦　汪艳艳

编　者（以姓氏笔画为序）

王　玥　王　玲　王　秋　王　淼　王　筠

王　静（计育科）王　静（妇　科）王丹丹

方　颖　邢丽莉　刘　瑶　孙　敏　孙秀丽

牟　田　李　玲　李　森　李　新　李亚男

李晓丹　李雪静　汪艳艳　沙宁宁　张利平

张宏滨　张明霞　张秋香　陈　哲　郑方芳

郑晓蕾　赵　彦　郝君颖　侯芙蓉　贾东梅

贾振蕾　贾晓君　钱慧军　黄楠楠　龚晶晶

詹艳春

人民卫生出版社

图书在版编目（CIP）数据

妇产科与儿科护理操作规范/孙敏,郑晓蕾主编.—北京:人民卫生出版社,2017

（北京大学人民医院临床护理规范丛书）

ISBN 978-7-117-24461-9

Ⅰ.①妇…　Ⅱ.①孙…②郑…　Ⅲ.①妇产科学-护理学-技术操作规程②儿科学-护理学-技术操作规程　Ⅳ.①R473.71-62②R473.72-62

中国版本图书馆 CIP 数据核字（2017）第 198959 号

人卫智网	**www.ipmph.com**	医学教育、学术、考试、健康,购书智慧智能综合服务平台
人卫官网	**www.pmph.com**	人卫官方资讯发布平台

北京大学人民医院临床护理规范丛书
妇产科与儿科护理操作规范

主　　编：孙　敏　郑晓蕾
出版发行：人民卫生出版社（中继线 010-59780011）
地　　址：北京市朝阳区潘家园南里 19 号
邮　　编：100021
E - mail：pmph @ pmph.com
购书热线：010-59787592　010-59787584　010-65264830
印　　刷：三河市尚艺印装有限公司
经　　销：新华书店
开　　本：710×1000　1/16　印张：27
字　　数：514 千字
版　　次：2017 年 10 月第 1 版　2017 年 10 月第 1 版第 1 次印刷
标准书号：ISBN 978-7-117-24461-9/R·24462
定　　价：65.00 元

打击盗版举报电话：**010-59787491**　**E-mail：WQ @ pmph.com**
（凡属印装质量问题请与本社市场营销中心联系退换）

前　言

　　护理学是一门综合自然科学与社会科学的应用科学，其理论性高、实践性强，专科护理操作技术是护理学重要的组成部分，是护理人员为病人实施专科性检查、治疗、康复和促进健康的过程中重要的专科技能。随着社会的进步，科学技术的发展，新理论、新技术、新设备等也随之增加，特别是护理学科的发展，更要求各项护理操作技术要具有明确的针对性、实用性及准确性。其中，妇产科、儿科护理专业性更强，且操作繁多，涉及面广，因此，编写一套可供妇产科、儿科护理人员工作中参考的专科护理操作技术就显得尤为重要。

　　本书分为两大篇，即妇产科篇与儿科篇，内容涵盖产科学、计划生育与生殖医学科、妇科学及儿科学最新的护理操作技术。与传统的专科护理操作技术不同的是本书的规程和流程中细化了每一个操作步骤，并且步骤间环环相扣，不可逾越，增加了流程的衔接性。其内容全面，目的明确，流程严谨，操作规范；不仅有逻辑性的文字阐述，还配有图示，突出了病人安全、要点说明、注意事项、质控要点等，同时参考国内外最新的指南与规范，仔细推敲每一行每一段，本着求全、求深、求实、求精的宗旨，最重要的是让广大的护理工作者能从中更新护理专科操作理念，意识到规范统一的操作流程不是简单机械性的"12345……"的重复，真正做到了理论与实践，临床与教学的结合，是保证临床护理安全、病人安全的护身符，是护理专科发展的基石。

　　我们希望本书可以为广大读者提供参考，成为各级各类专科护士临床工作的"宝典"，服务于临床与教学，推进护理专科事业的发展。

　　在本书的编写过程中，倾注了所有编者的全部心血，并得到了医院领导、科室主任和医生的大力支持，同时也得到了人民卫生出版社相关领导和编辑的鼎力相助，谨在此致以衷心感谢。

　　由于编者经验不足和能力有限，本书中不足和欠妥之处在所难免，恳请广大读者和护理同仁提出宝贵意见和建议，不吝指正，以便不断改进，在此致谢。

孙　敏　郑晓蕾

2017 年 6 月

前　言

目 录

妇产科篇

儿　科　篇

妇产科篇

一、宫高腹围测量技术

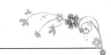

uterine height and abdominal
circumference measurement

【目的与适用范围】

制定本规章与流程的目的是规范助产士为产妇行宫高腹围测量时应遵循的程序，以保证测量正确。

【规章】 无

【名词释义】 无

【流程】
（一）必需品
治疗车、皮尺、速干手消毒剂。
（二）操作

操作流程	要点与说明
1. 洗手，戴口罩	
2. 确认产妇并解释 核对产妇床号、姓名，向产妇解释操作目的	• 确保产妇正确 • 取得产妇的配合
3. 评估 评估产妇的病情、膀胱充盈情况及合作程度	
4. 协助产妇排空膀胱	
5. 准备并检查用物 回处置室，洗手，准备并检查用物 （1）速干手消毒剂在有效期内 （2）皮尺刻度清晰	
6. 核对产妇 推车携物至产妇床旁，请产妇说出床号、姓名，助产士复述其床号、姓名，核对腕带信息；无法正常沟通的产妇，双人核对腕带信息	
7. 安置体位 协助产妇取仰卧屈膝位，暴露腹部	• 注意保暖

操作流程	要点与说明
8. 测量宫高　站于产妇右侧，右手持皮尺零端置于耻骨联合上缘中点，左手将皮尺向上拉至子宫底，使皮尺紧贴于腹部，于宫底处读取数值	• 确保测量数值准确
9. 测量腹围　将皮尺平脐绕腹一周，读取数值	• 确保测量数值准确
10. 安置产妇　协助产妇整理好衣物，取舒适体位，卫生手消毒	
11. 整理用物　推车回处置室，整理用物，洗手	
12. 记录　在待产记录单上记录宫高腹围数值	

【参考文件】

1. 曹泽毅. 中华妇产科学（上册）. 第 3 版. 北京：人民卫生出版社，2014.

2. 谢幸，苟文丽. 妇产科学. 第 8 版. 北京：人民卫生出版社，2013.

【文件保留】 1 年

【附件】 无

【质控要点】

1. 测量宫高时，使皮尺紧贴于腹部，于子宫底处读取数值。
2. 测量腹围时，将皮尺平脐绕腹一周，读取数值。

【文件交付】

1. 医疗副院长
2. 护理部主任
3. 临床科室主任（妇产科）
4. 科护士长（所有）
5. 护士长（所有护理单元）

宫高腹围测量技术评分标准

科室：　　　　　　　　　　　　　　　　　　　　　　　　　　　姓名：

项目	总分	技术操作要求	权重				得分	备注
			A	B	C	D		
操作过程	90	洗手，戴口罩	3	2	1	0		
		确认产妇并解释	5	3	1	0		
		评估	10	6	2	0		
		协助产妇排空膀胱	2	1	0	0		
		准备并检查用物	5	3	1	0		
		核对产妇	5	3	1	0		
		安置体位	10	6	2	0		
		测量宫高	20	12	4	0		
		测量腹围	20	12	4	0		
		安置产妇	4	3	2	0		
		整理用物	4	3	2	0		
		记录	2	1	0	0		
评价	10	操作熟练	4	3	2	0		
		动作轻柔	2	1	0	0		
		随时关注产妇感受	4	3	2	0		
总分	100							

主考教师：　　　　　　　　　　　　　　　　　　　　考核日期：

二、 四步触诊检查法

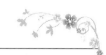

four maneuvers of leopold

【目的与适用范围】

制定本规章与流程的目的是规范助产士为产妇进行四步触诊时应遵循的操作程序，以保证检查手法正确。

【规章】 无

【名词释义】 无

【流程】

（一）必需品

无

（二）操作

操作流程	要点与说明
1. 洗手，戴口罩	
2. 解释并评估 至产妇床旁，请产妇说出床号、姓名，助产士复述其床号、姓名，核对腕带信息；无法正常沟通的产妇，双人核对腕带信息，向产妇解释操作目的并评估产妇的病情、合作程度、膀胱充盈情况	• 保证产妇正确 • 取得产妇的配合
3. 协助产妇排空膀胱	
4. 安置体位 协助产妇仰卧，双腿略屈曲，暴露腹部。助产士面向产妇头端	• 使腹肌放松

操作流程	要点与说明
5. 四步触诊第一步手法　将左手置于宫底部，描述宫底距离脐或剑突的指数，估计胎儿大小与妊娠月份是否相符（每月妊娠子宫的大小约为：12 周末在耻骨联合上 2~3 横指；16 周末在脐耻之间；20 周末在脐下 1 横指；24 周末在脐上 1 横指；28 周末在脐上 3 横指；32 周末在脐与剑突之间；36 周末在剑突下 2 横指；40 周末在脐与剑突之间或略高）；两手置于宫底部，以两手指腹相对交替轻推，判断在宫底部的胎儿部分：若为胎头则硬而圆且有浮球感，若为胎臀则柔软而宽且形态不规则（图 1-2-1） 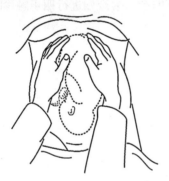 图 1-2-1　四步触诊第一步	
6. 四步触诊第二步手法　两手掌分别置于腹部左右两侧，一手固定，另一手轻轻深按进行检查，两手交替，触到平坦饱满的部分为胎背，并确定胎背的朝向，触到可变形的高低不平部分胎儿肢体，有时能感到胎儿肢体在活动（图 1-2-2） 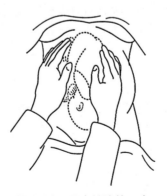 图 1-2-2　四步触诊第二步	

操作流程	要点与说明
7. 四步触诊第三步手法　右手拇指与其余4指分开，置于耻骨联合上方握住胎先露部，进一步查清是胎头或胎臀，左右推动以确定是否衔接。若胎先露部仍可以左右移动，表示尚未衔接入盆；若不能被推动，则已衔接（图1-2-3） 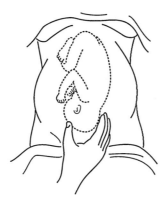 图1-2-3　四步触诊第三步	
8. 四步触诊第四步手法　助产士面向产妇足端，左右手分别置于胎先露部的两侧，沿骨盆入口向下深按，进一步核实胎先露部的诊断是否正确：先露为胎头时，一手能顺利进入骨盆入口，另一手则被胎头隆起部阻挡，该隆起部为胎头隆突。枕先露时，胎头隆突为额骨，与胎儿肢体同侧；面先露时，胎头隆突为枕骨，与胎背同侧，还要确定胎先露部入盆程度（图1-2-4） 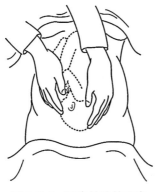 图1-2-4　四步触诊第四步	

7

续表

操作流程	要点与说明
9. 安置产妇　检查结束，协助产妇整理好衣物，取舒适体位，洗手	
10. 注意事项　在做前三步手法时，面向产妇头端，做第四步手法时，面向产妇足端	

【参考文件】

1. 陈红. 中国医学生临床技能操作指南. 第 2 版. 北京：人民卫生出版社，2014.

2. 谢幸，苟文丽. 妇产科学. 第 8 版. 北京：人民卫生出版社，2013.

【文件保留】　1 年

【附件】　无

【质控要点】

在做前三步手法时，面向产妇头端，做第四步手法时，面向产妇足端。

【文件交付】

1. 医疗副院长
2. 护理部主任
3. 临床科室主任（妇产科）
4. 科护士长（所有）
5. 护士长（所有护理单元）

四步触诊检查法评分标准

科室：　　　　　　　　　　　　　　　　　　　　　　　姓名：

项目	总分	技术操作要求	权重				得分	备注
			A	B	C	D		
操作过程	90	洗手，戴口罩	3	2	1	0		
		解释并评估	15	9	3	0		
		协助产妇排空膀胱	2	1	0	0		

续表

项目	总分	技术操作要求	权重				得分	备注
			A	B	C	D		
操作过程	90	安置体位	12	8	4	0		
		四步触诊第一步手法	12	8	4	0		
		四步触诊第二步手法	12	8	4	0		
		四步触诊第三步手法	12	8	4	0		
		四步触诊第四步手法	12	8	4	0		
		安置产妇	10	6	2	0		
评价	10	操作流程熟练	4	3	2	0		
		动作轻柔	2	1	0	0		
		随时关注产妇感受	4	3	2	0		
总分	100							

主考教师：   考核日期：

三、 胎心音听诊技术

fetal heart sound auscultation

【目的与适用范围】

制定本规章与流程的目的是规范护士/助产士给产妇使用多普勒胎心监测仪听诊胎心音时应遵循的操作程序，以保证听诊正确。

【规章】 无

【名词释义】 无

【流程】

（一）必需品

多普勒胎心监测仪、治疗车、耦合剂、纱布（≥2块）、秒表、速干手消毒剂、医疗垃圾桶、生活垃圾桶。

（二）操作

操作流程	要点与说明
1. 洗手，戴口罩	
2. 确认产妇并解释　至产妇床旁，核对产妇床号、姓名，向产妇解释操作目的	• 保证产妇正确 • 取得产妇的配合
3. 评估　评估产妇的病情、胎方位、合作程度	
4. 准备并检查用物　回处置室，洗手，准备并检查用物 （1）检查各种物品在有效期内，外包装完好，无潮湿、破损 （2）按下多普勒胎心监测仪电源开关，数码显示正常后关闭，检查探头连接完好，电量充足	
5. 核对产妇　推车携物至产妇床旁，请产妇说出床号、姓名、过敏史，护士/助产士复述床号、姓名，核对腕带信息；无法正常沟通的产妇，双人核对腕带信息	

操作流程	要点与说明
6. 安置体位　协助产妇取仰卧位，两腿屈曲或伸直，暴露腹部	• 注意保暖
7. 涂抹耦合剂　卫生手消毒，在探头上涂抹适量的耦合剂	• 便于听诊胎心音
8. 听诊位置　按下多普勒胎心监测仪电源开关，数码显示"888"后，将胎心探头放置于产妇腹壁上靠近胎背侧部位 （1）枕先露时，胎心音在脐下右方或左侧 （2）臀先露时，胎心音在脐上方右方或左侧 （3）肩先露时，胎心音在脐部下方最清楚	• 胎心音在靠近胎背侧上方的产妇腹壁上听得最清楚，胎心音最强 • 听诊部位取决于先露部和其下降程度
9. 听诊时间　听诊1分钟	• 确保听取到的胎心数值准确
10. 读取数值　读取多普勒胎心监测仪上显示的数值。若出现胎心>160次/分、<120次/分或其他异常情况，及时报告医师处理并记录在待产记录单及住院待产检查记录上	
11. 整理用物　听诊完毕后，关闭开关，用纱布将探头擦净，放回至探头座内	• 保证探头清洁、干净
12. 安置产妇　用纱布将产妇腹部的耦合剂擦净，协助产妇整理好衣物，卫生手消毒	
13. 仪器归位　推车回处置室，将多普勒胎心监测仪归位，洗手	• 归位备用，若电量不足及时充电
14. 记录　在住院待产检查记录单、待产记录单上记录听诊胎心音的时间、胎心数值后签字	

【参考文件】

1. 郑修霞. 妇产科护理学. 第5版. 北京：人民卫生出版社，2012.
2. 王立新，姜梅. 实用产科护理及技术. 北京：科学出版社，2010.

【文件保留】　1年

【附件】　无

【质控要点】

若出现胎心>160次/分、<120次/分或其他异常情况，及时报告医师处理并记录在待产记录单及住院待产检查记录上。

【文件交付】

1. 医疗副院长
2. 医务处处长
3. 护理部主任
4. 临床科室主任（妇产科）
5. 科护士长（所有）
6. 护士长（所有护理单元）

胎心音听诊技术评分标准

科室：　　　　　　　　　　　　　　　　　　　　姓名：

项目	总分	技术操作要求	权重				得分	备注
			A	B	C	D		
操作过程	90	洗手，戴口罩	3	2	1	0		
		确认产妇并解释	5	3	1	0		
		评估	10	6	2	0		
		准备并检查用物	8	6	3	0		
		核对产妇	5	3	1	0		
		安置体位	6	4	2	0		
		涂抹耦合剂	6	4	2	0		
		听诊位置	15	9	3	0		
		听诊时间	10	6	2	0		
		读取数值	6	4	2	0		
		整理用物	6	4	2	0		
		安置产妇	4	3	2	0		
		仪器归位	4	3	2	0		
		记录	2	1	0	0		
评价	10	操作流程熟练、节力	4	3	2	0		
		正确读取数值	2	1	0	0		
		随时关注产妇感受	4	3	2	0		
总分	100							

主考教师：　　　　　　　　　　　　　考核日期：

四、胎心外电子监护技术

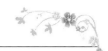

fetal heart monitoring

【目的与适用范围】

制定本规章与流程的目的是规范护士为产妇进行胎心外电子监护时应遵循的操作程序，以保证监测准确。

【规章】 无

【名词释义】 无

【流程】

（一）必需品

胎心外电子监护仪、治疗车、耦合剂、专用绑带 2 条、纱布（≥2 块）、速干手消毒剂、医疗垃圾桶、生活垃圾桶。

（二）操作

操作流程	要点与说明
1. 洗手，戴口罩	
2. 确认产妇并解释　至产妇床旁，核对产妇床号、姓名，向产妇解释操作目的	• 保证产妇正确 • 取得产妇的配合
3. 评估　评估产妇的病情、胎方位及合作程度	
4. 准备并检查用物　回处置室，洗手，准备并检查用物 （1）检查各种物品在有效期内，外包装完好，无潮湿、破损 （2）胎心外电子监护仪连接电源后开机自检，数码显示正常，关机，拔电源；检查各导线连接完好，探头完好	• 若显示时间或记录仪速度有误，及时校正
5. 核对产妇　推车携物至产妇床旁，请产妇说出床号、姓名、过敏史，护士复述其床号、姓名，核对腕带信息；无法正常沟通的产妇，双人核对腕带信息	

操作流程	要点与说明
6. 安置体位　协助产妇取仰卧位，暴露腹部	• 注意保暖及保护隐私
7. 固定绑带　将专用绑带固定在产妇腹部，松紧适宜	• 过松会引起探头移位，影响监测结果，过紧影响舒适
8. 涂抹耦合剂　卫生手消毒，连接电源，在胎心探头上涂抹适量的耦合剂，打开开关	
9. 放置探头　将胎心探头放置于产妇腹壁上靠近胎背部位，将宫缩探头放置于宫体接近宫底部 （1）枕先露时，胎心音在脐下方右或左侧 （2）臀先露时，胎心音在脐上方右或左侧 （3）肩先露时，胎心音在脐部下方最清楚	• 胎心在靠近胎背上方的产妇腹壁上听得最清楚，胎心间最强 • 听诊部位取决于先露部和其下降程度 • 确保数值准确显示
10. 连续监护　待仪器显示数值后，确定产妇无宫缩，按下"基线"键，设置此时的宫缩为基础数值；按下"启动/停止"键将监测到的数值记录于胎心监护纸上；按下"音量"键可调节音量大小；监护时间根据监护图形的变化情况而定，一般为20~40分钟，若胎心>160 次/分、<120 次/分或出现其他异常情况，及时报告医师处理并记录在待产记录单及住院待产检查记录上	
11. 探头归位　监测完毕后，关闭开关，拔下电源接头，取下探头并用纱布将探头擦净，归位	• 使探头保持干净、备用状态
12. 安置产妇　解开专用绑带，用纱布将产妇腹壁的耦合剂擦净，协助产妇整理衣物，选取舒适体位。卫生手消毒	
13. 注明信息　取下胎心外电子监护记录，注明床号、姓名，交给医师	• 保证监护记录与产妇信息一致，避免发生错误
14. 整理用物　推车回处置室，整理用物，洗手	• 胎心外电子监护仪归位备用
15. 记录　将监测结果记录在待产记录单及住院待产检查记录上	

【参考文件】

1. 郑修霞. 妇产科护理学. 第 5 版. 北京：人民卫生出版社，2012.
2. 王立新，姜梅. 实用产科护理及技术. 北京：科学出版社，2010.

【文件保留】 1 年

【附件】 无

【质控要点】

使用胎心外电子监护仪时，若胎心>160 次/分、<120 次/分或出现其他异常情况，及时报告医师处理并记录在待产记录单及住院待产检查记录上。

【文件交付】

1. 医疗副院长
2. 医务处处长
3. 护理部主任
4. 临床科室主任（妇产科）
5. 科护士长（所有）
6. 护士长（所有护理单元）

胎心外电子监护技术评分标准

科室：   姓名：

项目	总分	技术操作要求	权重				得分	备注
			A	B	C	D		
操作过程	90	洗手，戴口罩	3	2	1	0		
		确认产妇并解释	5	3	1	0		
		评估	10	6	2	0		
		准备并检查用物	6	4	2	0		
		核对产妇	5	3	1	0		
		安置体位	5	3	1	0		
		固定绑带	6	4	2	0		
		涂抹耦合剂	5	3	1	0		
		放置探头	20	12	4	0		

续表

项目	总分	技术操作要求	权重				得分	备注
			A	B	C	D		
操作过程	90	连续监护	5	3	1	0		
		探头归位	5	3	1	0		
		安置产妇	4	3	2	0		
		注明信息	5	3	1	0		
		整理用物	4	3	2	0		
		记录	2	1	0	0		
评价	10	操作流程熟练、节力	4	3	2	0		
		爱护仪器，动作轻柔	2	1	0	0		
		随时关注产妇感受	4	3	2	0		
总分	100							

主考教师：　　　　　　　　　　　　　　考核日期：

五、宫缩监测技术

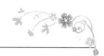

uterine contraction monitoring

【目的与适用范围】

制定本规章与流程的目的是规范护士/助产士为产妇进行宫缩监测时应遵循的程序，以保证监测准确。

【规章】 无

【名词释义】 无

【流程】

（一）必需品

手表、速干手消毒剂。

（二）操作

操作流程	要点与说明
1. 洗手，戴口罩	
2. 解释并评估　至产妇床旁，请产妇说出床号、姓名，护士/助产士复述其床号、姓名，核对腕带信息，无法正常沟通的产妇，双人核对腕带信息；向产妇解释操作目的，评估产妇的合作程度、宫口扩张情况及胎头下降情况	• 确保产妇正确 • 取得产妇的配合
3. 安置体位　协助产妇取平卧位，暴露腹部	• 注意保暖
4. 手掌放置部位　监测宫缩时，将手掌放于产妇腹壁宫底处，感觉宫缩时宫体部隆起变硬，间歇期松弛变软。在监测期间，手不得离开产妇腹壁，手掌自然放松，不得施压刺激子宫	• 宫底处宫缩最强
5. 监测时间　观察宫缩持续时间、强度、间歇时间及规律性，需连续观察 3 次	• 保证监测到的宫缩准确

续表

操作流程	要点与说明
6. 安置产妇　协助产妇整理好衣物，取舒适体位，卫生手消毒	
7. 记录　洗手，在待产记录单上记录子宫收缩持续时间、间歇期时间、强度及节律	

【参考文件】

姜梅. 产科临床护理思维与实践. 北京：人民卫生出版社，2013.

【文件保留】 1 年

【附件】 无

【质控要点】

1. 在宫缩监测期间，手不得离开产妇腹壁，手掌自然放松，不得施压刺激子宫。

2. 记录子宫收缩持续时间、间歇期时间、强度及节律。

【文件交付】

1. 医疗副院长
2. 护理部主任
3. 临床科室主任（妇产科）
4. 科护士长（所有）
5. 护士长（所有护理单元）

宫缩监测技术评分标准

科室：　　　　　　　　　　　　　　　　　　　　　　姓名：

项目	总分	技术操作要求	权重				得分	备注
			A	B	C	D		
操作过程	90	洗手，戴口罩	3	2	1	0		
		解释并评估	15	9	3	0		
		安置体位	20	12	4	0		

续表

项目	总分	技术操作要求	权重				得分	备注
			A	B	C	D		
操作过程	90	手掌放置部位	20	12	4	0		
		监测持续时间	20	12	4	0		
		安置产妇	10	6	2	0		
		记录	2	1	0	0		
评价	10	操作熟练	4	3	2	0		
		动作轻柔	2	1	0	0		
		随时关注产妇感受	4	3	2	0		
总分	100							

主考教师：　　　　　　　　　　　　　　　考核日期：

六、 阴道检查技术

vaginal examination technique

【目的与适用范围】

制定本规章与流程的目的是规范助产士为产妇行阴道检查时应遵循的程序，以保证检查准确。

【规章】 无

【名词释义】 无

【流程】

（一）必需品

治疗车、灭菌罐、无菌大棉签、0.5%碘伏溶液、无菌手套、小垫、速干手消毒剂、医疗垃圾桶、生活垃圾桶。

（二）操作

操作流程	要点与说明
1. 洗手，戴口罩	
2. 确认产妇并解释　核对产妇床号、姓名，向产妇解释操作目的	• 确保产妇正确 • 取得产妇的配合
3. 评估　评估产妇的病情、会阴清洁情况及合作程度	
4. 准备并检查用物　回处置室，洗手，准备并检查用物 （1）检查各种物品在有效期内，外包装完好，无潮湿、破损 （2）将无菌大棉签放入灭菌罐内，倒入0.5%碘伏溶液浸湿	
5. 核对产妇　推车携物至产妇床旁，请产妇说出床号、姓名、过敏史，助产士复述其床号、姓名，核对腕带信息；无法正常沟通的产妇，双人核对腕带信息	

操作流程	要点与说明
6. 安置体位　协助产妇取平卧位，脱去右侧裤腿，双腿屈曲分开，臀下垫小垫，卫生手消毒	• 注意保暖，保护产妇隐私
7. 会阴消毒　消毒产妇会阴，更换小垫，卫生手消毒	
8. 戴无菌手套　右手戴单只无菌手套，站于产妇右侧	
9. 阴道检查　右手示指和中指轻轻进入阴道，拇指伸直，其余各指屈曲。检查宫口扩张程度，是否有水肿，胎先露下降程度，胎方位，胎膜是否破裂，骨盆内壁形态，骨盆径线等。检查时不要接触肛周，并减少手指进出次数，对胎膜早破的产妇尤其要减少检查次数	• 动作轻柔，减轻产妇不适感 • 避免增加感染机会
10. 安置产妇　将小垫弃入医疗垃圾桶，脱手套，卫生手消毒。协助产妇整理好衣物，取舒适体位	
11. 整理用物　推车回处置室，整理用物，洗手	
12. 记录　在待产记录单上记录阴道检查结果	

【参考文件】

1. 陈红. 中国医学生临床技能操作指南. 第2版. 北京：人民卫生出版社，2014.

2. 王立新，姜梅. 实用产科护理及技术. 北京：科学出版社，2010.

【文件保留】　1年

【附件】　无

【质控要点】

动作轻柔，减轻产妇不适感；不要接触肛周，并减少手指进出次数，避免增加感染的机会，对胎膜早破的产妇尤其要减少检查次数。

【文件交付】

1. 医疗副院长
2. 护理部主任
3. 临床科室主任（妇产科）

4. 科护士长（所有）

5. 护士长（所有护理单元）

阴道检查技术评分标准

科室：   姓名：

项目	总分	技术操作要求	权重				得分	备注
			A	B	C	D		
操作过程	90	洗手，戴口罩	3	2	1	0		
		确认产妇并解释	5	3	1	0		
		评估	10	6	2	0		
		准备并检查用物	5	3	1	0		
		核对产妇	5	3	1	0		
		安置体位	10	6	2	0		
		会阴消毒	15	9	3	0		
		戴无菌手套	5	3	1	0		
		阴道检查	20	12	4	0		
		安置产妇	5	3	1	0		
		整理用物	5	3	1	0		
		记录	2	1	0	0		
评价	10	操作熟练	4	3	2	0		
		动作轻柔	2	1	0	0		
		随时关注产妇感受	4	3	2	0		
总分	100							

主考教师：   考核日期：

七、肛门检查技术

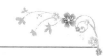

digital rectal examination technique

【目的与适用范围】

制定本规章与流程的目的是规范助产士为产妇行肛门检查时应遵循的程序，以保证检查准确。

【规章】 无

【名词释义】 无

【流程】

（一）必需品

治疗车、无菌纱布、医用液状石蜡、检查手套、小垫、速干手消毒剂、医疗垃圾桶、生活垃圾桶。

（二）操作

操作流程	要点与说明
1. 洗手，戴口罩	
2. 确认产妇并解释　核对产妇床号、姓名，向产妇解释操作目的	• 确保产妇正确 • 取得产妇的配合
3. 评估　评估产妇的病情及合作程度	
4. 准备并检查用物　回处置室，洗手，准备并检查各种物品在有效期内，外包装完好，无潮湿、破损	
5. 核对产妇　推车至产妇床旁，请产妇说出床号、姓名、过敏史，助产士复述其床号、姓名，核对腕带信息；无法正常沟通的产妇，双人核对腕带信息	
6. 安置体位　协助产妇取平卧位，脱去右侧裤腿，双腿屈曲分开，臀下垫小垫	• 注意保暖

续表

操作流程	要点与说明
7. 戴检查手套	
8. 左手持无菌纱布覆盖阴道口	• 避免粪便污染
9. 肛门检查　右手示指涂液状石蜡自肛门伸入直肠内，其余各指屈曲（图 1-7-1）	• 动作轻柔，以免引起产妇不适

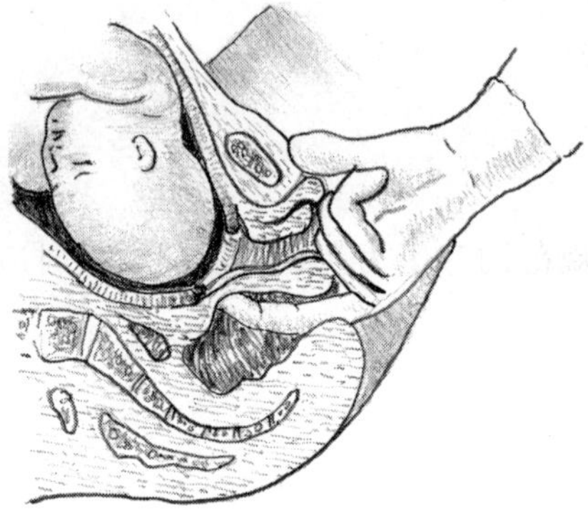

图 1-7-1　肛门检查示意图

（1）示指向后触及尾骨尖端，了解尾骨活动度
（2）示指向上了解骶骨弯曲度
（3）触摸两侧坐骨棘是否突出，坐骨切迹宽度是否可容 3 指
（4）确定胎头高低
（5）指腹向上探查宫口，摸清其四周边缘，估计宫颈管消退情况和宫口扩张厘米数
（6）未破膜者在胎头前方可触到有弹性的胎胞
（7）已破膜者能直接触到胎头，根据颅缝及囟门位置确定胎位

10. 安置产妇　撤小垫，脱手套，卫生手消毒。协助产妇整理好衣物，取舒适体位，卫生手消毒	
11. 整理用物　推车回处置室，整理用物，洗手	
12. 记录　在待产记录单上记录肛门检查的时间及结果	

【参考文件】

陈红. 中国医学生临床技能操作指南. 第 2 版. 北京：人民卫生出版社，2014.

【文件保留】 1 年

【附件】 无

【质控要点】

1. 肛门检查时左手持无菌纱布覆盖阴道口，避免粪便污染。
2. 操作动作轻柔。

【文件交付】

1. 医疗副院长
2. 护理部主任
3. 临床科室主任（妇产科）
4. 科护士长（所有）
5. 护士长（所有护理单元）

肛门检查技术评分标准

科室：   姓名：

项目	总分	技术操作要求	权重				得分	备注
			A	B	C	D		
操作过程	90	洗手，戴口罩	3	2	1	0		
		确认产妇并解释	5	3	1	0		
		评估	10	6	2	0		
		准备并检查用物	6	4	2	0		
		核对产妇	6	4	2	0		
		安置体位	10	6	2	0		
		戴检查手套	10	6	2	0		
		无菌纱布覆盖阴道口	10	6	2	0		
		肛门检查	20	12	4	0		
		安置产妇	4	3	2	0		
		整理用物	4	3	2	0		
		记录	2	1	0	0		

续表

项目	总分	技术操作要求	权重				得分	备注
			A	B	C	D		
评价	10	操作熟练	4	3	2	0		
		动作轻柔	2	1	0	0		
		随时关注产妇感受	4	3	2	0		
总分	100							

主考教师：　　　　　　　　　　　　　　考核日期：

八、 缩宫素点滴技术

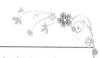

intravenous oxytocin administration

【目的与适用范围】

制定本规章与流程的目的是规范护士/助产士为产妇进行缩宫素点滴时应遵循的操作程序，以保证用药安全。

【规章】

1. 护士发现医嘱违反法律、法规、规章或者诊疗技术规范规定的，应当及时向开具医嘱的医师提出；必要时，应当向该医师所在科室的负责人或者医疗卫生机构负责医疗服务管理的人员报告。

2. 给药时应做到双人核对及"三查七对一注意"：三查是操作前、操作中、操作后查对；七对是指查对床号、姓名、药名、浓度、剂量、用法、时间；一注意是注意用药后反应。

【名词释义】 无

【流程】

（一）必需品

胎心外电子监护仪、治疗车、治疗盘、安尔碘皮肤消毒剂、无菌棉签、一次性 1ml 注射器、一次性输液器、留置针、无菌透明敷料、无菌纱布、缩宫素注射液、止血带、小垫、砂轮、网套、有秒针的表、输液架、专用绑带 2 条、纱布（≥2 块）、耦合剂、速干手消毒剂、污物杯、医疗垃圾桶、生活垃圾桶、利器盒。

（二）操作

操作流程	要点与说明
1. 洗手，戴口罩	
2. 核对医嘱　两名护士共同持输液标签（附件1）、执行项目表（附件2）与医嘱核对床号、姓名、药名、浓度、剂量、用法、时间，无误后在执行项目表（附件2）上签字	• 每次用药前必须双人核对确保安全，注意医嘱的更新
3. 确认产妇并解释　至产妇床旁，核对产妇床号、姓名，向产妇解释操作目的	• 保证产妇正确 • 取得产妇的配合
4. 评估　评估产妇的病情、合作程度、宫缩情况、穿刺部位的皮肤及血管状况	
5. 按需协助产妇排尿排便，准备输液架	
6. 行胎心外监护　协助产妇取平卧位，进行胎心外监护	
7. 准备并检查用物　回治疗室，洗手，穿"配/发药中，请勿打扰"马甲，准备并检查用物 （1）检查各种物品在有效期内，外包装完好，无潮湿、破损 （2）核对药名、浓度、剂量、用法、时间正确；检查在有效期之内；无变色、沉淀、混浊、絮状物 （3）持PDA登录移动护理，扫描输液标签（附件1）进行配药确认	• 穿马甲的目的是告知其他人员"请勿打扰"，避免配药错误
8. 核对药品　请另一名护士持输液标签（附件1）、执行项目表（附件2）、安瓿核对床号、姓名、药名、浓度、剂量、用法、时间	• 确保配制的药品正确
9. 消毒瓶塞　将袋装输液去除外包装，将输液标签（附件1）贴在输液袋上，安尔碘棉签消毒瓶塞	• 输液标签勿覆盖输液袋原有的标签
10. 第一次排气　将输液器的输液管路针头的保护帽取下插入输液袋口，关闭水止，第一次排气 （1）用手捏住茂菲氏小壶，将输液袋翻转挂在治疗车上，松开小壶，液体流入小壶至1/2~2/3满 （2）手持输液器管路末端，打开水止，将液体排至管路末端，关闭水止 （3）检查输液管路无气泡	• 排气时勿使液体流出 • 茂菲氏小壶勿倒置

续表

操作流程	要点与说明
11. 抽取缩宫素 （1）用手指轻弹安瓿头部使液体回流至体部	• 遵循无菌操作原则 • 轻弹安瓿使药液回流以保证药品剂量准确
（2）用砂轮在安瓿颈部划一锯痕，用安尔碘棉签消毒安瓿颈部一周，消毒应从划痕边缘起至划痕处，待干	• 安瓿颈部有圆点标记的为易掰安瓿，可不用划痕
（3）取出无菌纱布，一手持纱布包裹安瓿头部，另一手持安瓿体部，掰开安瓿	• 纱布包裹安瓿后掰开，减少发生锐器伤的危险
（4）取出注射器，检查注射器完整、无裂缝，拔下针帽置于生活垃圾桶内，检查针头无钩、无弯曲，固定针栓，活动注射器活塞并排尽针筒内空气，将注射器的针头插入安瓿内药液液面下，针尖斜面向下，抽取药液	• 抽药时不可触及活塞体部，以免污染药液 • 插入安瓿内的针头不要碰到安瓿口边缘
12. 加药　一手固定输液袋，另一手持注射器固定针栓，刺入瓶塞中心或设计好的刺入点，遵医嘱将×单位缩宫素加入输液袋内，拔出注射器，针头弃入利器盒	• 先排气，后加药的目的是保证输液管内的液体不含缩宫素，确保产妇安全
13. 再次核对药品　请另一名护士将空安瓿与输液标签（附件1）核对，确认无误后弃入利器盒，持PDA登录移动护理，扫描输液标签（附件1）进行复核确认。将输液袋挂于治疗车上	• 确保配药正确
14. 脱"配/发药中，请勿打扰"马甲	
15. 核对产妇 （1）推车携物至产妇床旁，请产妇说出床号、姓名及过敏史，护士复述其床号、姓名，核对腕带信息；无法正常沟通的产妇，双人核对腕带信息 （2）将输液袋挂于输液架上，持PDA登录移动护理，扫描输液标签（附件1）和产妇腕带进行确认	

操作流程	要点与说明
16. 选择穿刺部位　协助产妇取舒适体位，穿刺部位下垫小垫，系止血带，嘱产妇握拳，选择血管 （1）宜选择上肢静脉作为穿刺部位，避开静脉瓣、关节部位以及有瘢痕、炎症、硬结等处的静脉 （2）不宜选择下肢静脉进行穿刺 （3）接受乳房根治术和腋下淋巴结清扫术的产妇，应选择健侧肢体进行穿刺，有血栓史和血管手术史的静脉不应进行置管	
17. 消毒皮肤　松开止血带，嘱产妇松拳，用安尔碘棉签以穿刺点为中心，由内向外螺旋式消毒皮肤，直径≥8cm	
18. 再次消毒　在穿刺点上方 10～15cm 处系止血带，安尔碘棉签再次消毒皮肤	• 止血带的尾端向上 • 再次消毒的范围应小于第一次
19. 第二次排气　将留置针与输液器连接并排气，取下针套，旋转松动外套管，排右手拇指与示指夹住两翼，排气于污物杯中，确认输液管路无气泡	• 不要浪费药液，避免污染输液针头
20. 穿刺　核对产妇床号、姓名后，嘱产妇握拳，左手绷紧产妇皮肤，右手持留置针，与皮肤呈 15°～30°进针，见回血后压低角度，顺静脉走行再继续进针少许，右手按压住针翼，左手将针芯略拔出 2mm 后，右手将套管全部送入静脉，松开止血带，嘱产妇松拳，打开水止见液体慢速流入，观察输液通畅、无外渗	• 若穿刺不成功，向产妇真诚道歉，两次穿刺不成功时须请另一名护士为其操作
21. 固定　用无菌透明敷料固定	
22. 调节滴速　持表至茂菲氏小壶水平位置，调节滴速 8 滴/分钟	• 表与茂菲氏小壶呈水平位置
23. 撤小垫置于医疗垃圾桶内，将止血带置于治疗车下层，卫生手消毒	
24. 再次核对并告知产妇　查看输液标签（附件 1），核对产妇床号、姓名、药名 （1）告知产妇用药的注意事项 （2）告知产妇不可自行调节滴速 （3）告知产妇滴速改变时及时通知护士 （4）告知产妇自觉不适、穿刺部位出现肿胀、疼痛，及时通知护士	• 告知注意事项，保证产妇安全

续表

操作流程	要点与说明
25. 调整滴速　根据产妇宫缩情况调节缩宫素液滴速，每30分钟增加8滴，直至10分钟内有3次宫缩，最高滴数不得超过40滴/分。每15~30分钟记录一次。缩宫素点滴过程中应有专人密切观察产妇生命体征、宫缩频率、持续时间及胎心音，若发现宫缩呈强直性，胎心异常等，应立即停止静脉滴注，报告医师予以处理	• 避免子宫收缩过于频繁出现强直而造成母儿的损害
26. 停止胎心外监护　当调出规律宫缩（10分钟内有3次宫缩）后，停止胎心外监护	
27. 安置产妇　协助产妇取舒适体位，将呼叫器放置于产妇随手可及处，感谢产妇配合	• 便于产妇呼叫医护人员
28. 整理用物　卫生手消毒，推车回处置室，整理用物，洗手	
29. 观察并记录　观察产妇用药后的反应，若有异常及时报告医师并予以处理，在待产记录单上记录	

【参考文件】

1. 静脉治疗护理技术操作规范. 国家卫生和计划生育委员会. 2014.

2. 谢幸，苟文丽. 妇产科学. 第5版. 北京：人民卫生出版社，2013.

3. 临床护理实践指南. 中华人民共和国卫生部. 2011.

4. 常用临床护理技术服务规范. 中华人民共和国卫生部. 2010.

5. 护士条例. 中华人民共和国国务院. 2008.

【文件保留】　1年

【附件】

附件1　输液标签
附件2　执行项目表

【质控要点】

1. 根据产妇宫缩情况调节缩宫素液滴速，每30分钟增加8滴，直至10分钟内有3次宫缩。

2. 最高滴数不得超过40滴/分。

3. 缩宫素点滴过程中应有专人密切观察产妇生命体征、宫缩频率、持续时间及胎心音。

 4. 每 15~30 分钟记录一次。

 5. 若发现宫缩呈强直性，胎心异常等，应立即停止静脉滴注，报告医师予以处理。

 6. 如果穿刺不成功，向产妇真诚道歉，两次穿刺不成功时须请另一名护士为其操作。

【文件交付】

 1. 医疗副院长

 2. 医务处处长

 3. 护理部主任

 4. 临床科室主任（妇产科）

 5. 科护士长（所有）

 6. 护士长（所有护理单元）

缩宫素点滴技术评分标准

科室：   姓名：

项目	总分	技术操作要求	权重				得分	备注
			A	B	C	D		
操作过程	90	洗手，戴口罩	3	2	1	0		
		核对医嘱	3	2	1	0		
		确认产妇并解释	5	3	1	0		
		评估	8	6	3	0		
		准备输液架	2	1	0	0		
		行胎心外监护	2	1	0	0		
		准备并检查用物	5	3	1	0		
		核对药品	2	1	0	0		
		第一次排气	3	2	1	0		
		抽取缩宫素	4	3	2	0		
		加药	2	1	0	0		
		再次核对药品	2	1	0	0		
		核对产妇	2	1	0	0		

续表

项目	总分	技术操作要求	权重				得分	备注
			A	B	C	D		
操作过程	90	选择穿刺部位	3	2	1	0		
		消毒皮肤	4	3	2	0		
		第二次排气	2	1	0	0		
		穿刺	8	6	3	0		
		固定	2	1	0	0		
		调节滴速	3	2	1	0		
		再次核对并告知产妇	3	2	1	0		
		调整宫缩	10	6	2	0		
		停止胎心外监护	2	1	0	0		
		安置产妇	4	3	2	0		
		整理用物	2	1	0	0		
		观察并记录	4	3	2	0		
评价	10	操作动作熟练、节力	4	3	2	0		
		沟通有效	2	1	0	0		
		关心产妇感受	4	3	2	0		
总分	100							

主考教师：   考核日期：

九、 会阴消毒技术

sterilization technique of perineum

【目的与适用范围】

制定本规章与流程的目的是规范护士/助产士为产妇进行会阴消毒时应遵循的程序，做好接产前的准备。

【规章】 无

【名词释义】 无

【流程】

（一）必需品

治疗车、灭菌软皂液罐、灭菌碘伏液罐、灭菌冲洗壶、无菌大棉签（≥5根）、39~41℃温开水 1000ml、20%软皂液、0.5%碘伏溶液、检查手套、小垫、速干手消毒剂、医疗垃圾桶、生活垃圾桶。

（二）操作

操作流程	要点与说明
1. 洗手，戴口罩	
2. 解释并评估　核对产妇床号、姓名及过敏史，护士/助产士复述其床号、姓名，核对腕带信息；无法正常沟通的产妇，双人核对腕带信息，向产妇解释操作目的并评估其病情、合作程度、会阴清洁情况	• 保证产妇正确 • 取得产妇的配合
3. 准备并检查用物 （1）检查各种物品在有效期内，外包装完好，无潮湿、破损，灭菌软皂液罐、灭菌碘伏液罐、灭菌冲洗壶灭菌指示胶带变色 （2）将 39~41℃温开水 1000ml 倒入灭菌冲洗壶内，以手臂内测试水温，以热而不烫为宜	• 避免因水过热造成烫伤或因水温偏凉致产妇不舒适

续表

操作流程	要点与说明
（3）将 4 根无菌大棉签放入灭菌软皂液罐内并倒入 20% 软皂液浸湿 （4）将 1 根无菌大棉签放入灭菌碘伏液罐内并倒入 0.5% 碘伏溶液浸湿	
4. 安置体位　协助产妇上产床、取膀胱截石位，将产妇腰下的衣服向上拉，注意保暖及安全。将小垫置于臀下，稍降低产床尾部	• 以免冲洗时被打湿 • 防止产妇坠床
5. 擦洗　戴手套，第 1 次软皂液擦洗 （1）第 1 根软皂液棉签擦洗顺序 1）阴阜（横向擦洗，自上而下） 2）对侧腹股沟（纵向擦洗，由内而外） 3）近侧腹股沟（纵向擦洗，由内而外） 4）对侧大腿上 1/2（横向擦洗，由内而外，自上而下） 5）近侧大腿上 1/2（横向擦洗，由内而外，自上而下） 6）会阴体（横向擦洗，自上而下） 7）对侧臀部（圆圈式擦洗，由中心而外） 8）近侧臀部（圆圈式擦洗，由中心而外） （2）第 2 根肥皂水棉签擦洗顺序 1）对侧小阴唇（纵向擦洗，由内而外） 2）近侧小阴唇（纵向擦洗，由内而外） 3）对侧大阴唇（纵向擦洗，由内而外） 4）近侧大阴唇（纵向擦洗，由内而外） 5）会阴体（横向擦洗，自上而下） 6）肛门（纵向擦洗，自上而下）	• 视产妇会阴卫生情况，可增加软皂液及温开水擦洗次数，直至擦净血迹及污迹
6. 冲洗　第 1 次持灭菌冲洗壶用温开水冲洗 （1）中间（自上而下） （2）对侧（横向冲洗，自上而下） （3）中间（自上而下） （4）近侧（横向冲洗，自上而下） （5）中间（自上而下）	• 冲净软皂液
7. 第二遍擦洗　第 2 遍软皂液擦洗，顺序同步骤 5	
8. 第二遍冲洗　第 2 遍持灭菌冲洗壶用温开水冲洗，同步骤 6	

续表

操作流程	要点与说明
9. 消毒　用 0.5％碘伏的无菌大棉签消毒会阴 （1）阴蒂（纵向擦洗，自下而上） （2）对侧小阴唇（纵向擦洗，由内而外） （3）近侧小阴唇（纵向擦洗，由内而外） （4）对侧大阴唇（纵向擦洗，由内而外） （5）近侧大阴唇（纵向擦洗，由内而外） （6）阴阜（横向擦洗，自下而上） （7）对侧腹股沟（纵向擦洗，由内而外） （8）近侧腹股沟（纵向擦洗，由内而外） （9）对侧大腿上 1/3（横向擦洗，由内而外，自上而下） （10）近侧大腿上 1/3（纵向擦洗，由内而外） （11）会阴体（横向擦洗，自上而下） （12）对侧臀部（圆圈式擦洗，由中心而外） （13）近侧臀部（圆圈式擦洗，由中心而外） （14）肛门（纵向擦洗，自上而下）	• 消毒范围不要超过软皂液擦洗的范围
10. 更换小垫	
11. 安置产妇　脱手套，卫生手消毒。调整产床为正常状态，协助产妇取舒适体位，卫生手消毒	
12. 整理用物　整理用物，洗手	

【参考文件】

1. 北京市助产培训教材. 北京市卫生局，北京妇幼保健院. 2011.
2. 王立新，姜梅. 实用产科护理及技术. 北京：科学出版社，2010.

【文件保留】　1 年

【附件】　无

【质控要点】

1. 操作时注意保暖，防坠床。
2. 视产妇会阴卫生情况，可增加软皂液及温开水擦洗次数，直至擦净血迹及污迹。

【文件交付】

1. 医疗副院长
2. 护理部主任
3. 临床科室主任（妇产科）
4. 科护士长（所有）
5. 护士长（所有护理单元）

会阴消毒技术评分标准

科室：   姓名：

项目	总分	技术操作要求	权重				得分	备注
			A	B	C	D		
操作过程	90	洗手，戴口罩	3	2	1	0		
		解释并评估	15	9	3	0		
		准备并检查用物	6	4	2	0		
		安置体位	4	3	2	0		
		第一遍擦洗	10	6	2	0		
		第一遍冲洗	10	6	2	0		
		第二遍擦洗	10	6	2	0		
		第二遍冲洗	10	6	2	0		
		消毒	10	6	2	0		
		更换小垫	2	1	0	0		
		安置产妇	5	3	1	0		
		整理用物	5	3	1	0		
评价	10	操作动作熟练、节力	4	3	2	0		
		消毒顺序正确	2	1	0	0		
		关心产妇感受	4	3	2	0		
总分	100							

主考教师：   考核日期：

十、 阴道分娩接产技术

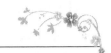

vaginal delivery midwifery technique

【目的与适用范围】

制定本规章与流程的目的是规范接生者为产妇进行接产时应遵循的操作程序，以保证母婴安全。

【规章】 无

【名词释义】

1. 分娩机制（mechanism of labor） 胎儿先露部在通过产道时，为适应骨盆各个平面的不同形态被动地进行一系列适应性转动，以其最小径线通过产道的全过程。包括衔接、下降、俯屈、内旋转、仰伸、复位及外旋转等动作。

2. 胎头拨露（head visible on vulval gapping） 胎头于宫缩时露出阴道口，在宫缩间歇期胎头又回缩至阴道内。

3. 胎头着冠（crowning of head） 宫缩间歇期胎头不再回缩。

4. 胎盘剥离征象（sign of placental abruption） 宫体变硬呈球形，胎盘剥离后降至子宫下段，下段被扩张，宫体呈狭长形被推向上，宫底升高达脐上；剥离的胎盘降至子宫下段，阴道口外露的脐带自行延长；阴道少量流血；用手掌尺侧在产妇耻骨联合上方轻压子宫下段时，宫体上升而外露的脐带不再回缩。

【流程】
（一）必需品

新生儿复苏暖台、治疗车、产包（洗耳球、16cm 直止血钳 2 把、16cm 弯止血钳、14cm 直圆剪刀、计血器、大号和中号不锈钢盆、20cm 钢尺）、敷料包（手术衣、无菌手套 2 副、一次性接产组合大单、一次性接产巾 2 块、大棉垫、11cm×39cm 无菌纱布 10 块、脐圈、无菌棉签 4 根）、灭菌软皂液罐、灭菌碘伏液罐、灭菌冲洗壶、无菌大棉签（≥5 根）、无菌手套（按需）、检查手套、促进子宫收缩类药物（遵医嘱）、新生儿复苏药品（遵医嘱）、0.5%碘伏溶液、2.5%碘酒溶液、75%乙醇溶液、1%甲紫溶液、20%软皂液、39～41℃温开水1000ml、新生儿复苏用品（肩垫、新生儿喉镜、气管插管、导丝、带有面罩的简易呼吸器、洗耳球、一次性使用吸痰管）（按需）、小垫、新生儿消毒衣物一套、红油泥印台、速干手消毒剂、医疗垃圾桶、生活垃圾桶、利器盒。

（二）操作

操作流程	要点与说明
1. 洗手，戴口罩	
2. 确认产妇并解释　核对产妇床号、姓名及过敏史，向产妇解释操作目的	
3. 评估　评估产妇的病情、胎儿大小、骨盆条件及会阴情况	• 保证产妇正确 • 取得产妇的配合
4. 准备并检查用物　洗手，准备并检查用物 （1）检查各种物品在有效期内，外包装完好，无潮湿、破损，产包灭菌指示胶带变色 （2）核对药名、浓度、剂量、用法、时间正确；检查在有效期之内；无变色、沉淀、混浊、絮状物；瓶装药液瓶口无松动，瓶体无裂痕、渗漏 （3）打开新生儿复苏暖台开关，调节温度至28～34℃，确认围挡已拉起。备好氧气、肩垫、新生儿复苏物品及药品	• 保证新生儿安全
5. 核对产妇　请产妇说出床号、姓名及过敏史，接生者复述其床号、姓名，核对腕带信息；无法正常沟通的产妇，双人核对腕带信息	
6. 安置体位　协助产妇仰卧于产床，取膀胱截石位，暴露会阴部	
7. 协助排空膀胱　若产妇不能自行排尿，遵医嘱导尿	• 避免影响胎头下降
8. 会阴消毒　为产妇进行会阴消毒	
9. 打开产包和敷料包	• 遵循无菌操作原则
10. 待初产妇宫口开全、胎儿头拨露1～2cm，经产妇宫口扩张4cm且宫缩规律有力时，准备上台接产，刷手，穿手术衣，戴无菌手套	

操作流程	要点与说明
11. 铺无菌区（面对产妇站立） （1）将一次性接产组合大单按箭头标示方向先对折，遵循无菌面在里，非无菌面在外的原则左右打开，平铺于接产台 （2）打开对侧裤腿，持裤腿无菌面并嘱产妇抬起左脚穿入裤腿，将接产大单铺在左脚蹬覆盖后，再将左脚蹬在脚蹬上 （3）同法套产妇右脚的裤腿 （4）将接产大单的洞巾对准会阴部，先将对折的接产大单向上覆盖待产妇的腹部，后将洞巾置于待产妇臀下暴露会阴，最后将产台左右两侧及下侧的产单向上折起	• 防止接产时羊水外流
12. 铺产台 （1）打开1块一次性接产巾，对折成双层铺于器械台近端 （2）将1把弯止血钳套好脐圈备用，并放置于器械台上已铺好的双层接产巾上 （3）在已铺好的双层接产巾上按接产顺序摆好敷料及器械，依次摆放：大纱布10块、洗耳球、直止血钳2把、直圆剪1把、弯止血钳1把（已套好脐圈）、无菌棉签4根 （4）产台远端依次摆放：接产巾、大棉垫、计血器、不锈钢盆、20cm钢尺、无菌手套	• 遵循无菌、节力操作原则 • 注意接产巾开口方向朝向产台
13. 检查胎方位 （1）将1块无菌纱布覆盖肛门 （2）左手将外垫无菌纱布的接产巾置于会阴部，遮挡肛门 （3）右手行阴道检查，确定胎方位	• 若无菌纱布污染，及时更换
14. 保护会阴 待胎头拨露使阴唇后联合紧张时，右手用接产巾保护会阴 （1）右肘支在床上，用右手拇指与其余四指分开，利用手掌鱼际肌顶住会阴部 （2）待产妇宫缩时应向上内方向托住会阴，同时左手指腹轻压胎头枕部，协助胎头充分俯屈和缓慢下降，宫缩间歇期保护会阴的右手放松	• 避免产妇会阴撕裂 • 防止压迫过久引起会阴水肿

续表

操作流程	要点与说明
15. 协助胎头娩出　当胎头枕部在耻骨弓下露出时，左手按分娩机制协助胎头仰伸，指导并控制好产妇用力，胎头着冠后，在宫缩间隙，嘱待产妇稍用力，缓慢地娩出胎头大径，胎头娩出后仍继续保护会阴，不要急于娩出胎肩	• 整个过程中要防止产道的损伤
16. 第一次清理呼吸道　待胎头娩出后按"两挤一吸"原则进行"第一挤"，方法是左手自鼻根部向下颏挤压，挤出口鼻内的黏液及羊水	• 避免新生儿误吸
17. 协助胎头复位及外旋转　协助胎头复位及外旋转，使胎儿双肩径与骨盆出口前后径相一致。左手向下轻压胎儿颈部，使前肩自耻骨弓下先娩出，再向上托胎颈，使后肩从会阴前缘缓慢娩出。胎头娩出时，若有脐带绕1周且较松时，用手将脐带顺胎肩推下或从胎头滑下；若脐带绕颈过紧或2周以上时，可先用2把止血钳将其一段夹住从中间剪断脐带，操作过程止血钳勿触及胎儿颈部	• 娩肩时不可强行娩出，避免锁骨骨折发生 • 避免损伤新生儿
18. 胎体娩出　待双肩娩出后，保护会阴的右手方可松开并顺势将接产巾下缘翻转置于臀下，双手协助胎体和下肢相继以侧位娩出	• 注意接产巾的污染面朝下
19. 第二次清理呼吸道　将新生儿放于接产台上，头偏向一侧，左手继续挤净口鼻内的黏液及羊水，进行"第二挤"；右手捏住洗耳球球体排尽空气形成负压后再入腔到位后方能松手予以吸引，依次吸出口腔、鼻腔中的黏液和羊水，完成"一吸"	• 避免发生羊水吸入导致新生儿窒息和新生儿肺炎
20. 刺激　用大棉垫快速擦干新生儿头部及躯干的羊水，予以刺激，确认呼吸道通畅而仍未啼哭时，可用手轻拍新生儿足底	• 注意新生儿保暖以减少热量散失
21. 新生儿评估　对新生儿进行快速评估及 Apgar 评分	
22. 断脐　距脐带根部约 15～20cm 处用 2 把直止血钳夹闭，在 2 把止血钳中间处将脐带剪断	
23. 皮肤接触　台下护士协助产妇解开上衣，暴露乳房，接生者将新生儿放于产妇胸腹部，身体纵轴与产妇保持一致，新生儿双臂及双腿分开放于产妇身体两侧，头偏向一侧防止阻塞呼吸道造成窒息，将新生儿包被盖于身上，同时勿污染无菌区域	• 皮肤接触时，保证新生儿安全，避免窒息、滑落、坠床等发生 • 注意保暖

操作流程	要点与说明
24. 放置计血器　将计血器置于产妇臀下，计量出血量	• 准确计量出血量，及时发现产后出血
25. 处理新生儿脐带　待早接触完毕后，台下护士将新生儿抱至新生儿复苏台上，由接生者处理脐带 （1）消毒：先用无菌棉签蘸 2.5%碘酒溶液，自脐根向上消毒脐带 5cm，然后消毒脐轮周围直径 5cm 的皮肤，用酒精棉签同样顺序脱碘两次 （2）结扎：距脐带根部 0.5cm 处用套有脐圈的弯止血钳夹住（弯头朝上），于止血钳上方 0.5cm 处用直圆剪刀剪断脐带，用纱布挤净脐带断端分泌物，并检查脐带血管有无异常，套好脐圈 （3）断端处理：用 1%甲紫溶液棉签涂抹新生儿脐带断端后，松开止血钳 （4）处理后判断：将脐圈向上轻轻提起，位置适宜无松动或滑脱；新生儿脐带断端无渗出及出血 （5）所有使用过的器械放于治疗车下层	• 注意无菌操作，预防脐带感染 • 操作动作轻柔 • 正常脐带血管为 2 根动脉、1 根静脉 • 保证新生儿脐带结扎处安全
26. 确认性别　台下护士托起新生儿并暴露外生殖器，请产妇说出新生儿性别并复述。若产妇意识不清、智障、处于抢救状态等特殊情况，需与另一名医务人员双人核对新生儿性别	• 双人核对，保证性别正确
27. 采集脚印　台下护士将新生儿足底涂抹红油印泥后，印于新生儿病历上完成采集。为新生儿穿好衣服，裹好包被	• 注意保暖
28. 剥离、检查胎盘　确定产妇胎盘已剥离后，右手轻拉脐带，胎盘娩出至阴道口时，用双手捧住胎盘，向一个方向旋转并缓慢牵拉，协助胎膜娩出。将胎盘平铺，检查胎盘小叶对合是否完整、有无缺损，胎膜是否完整，用钢尺测量胎盘大小及脐带长度后放于不锈钢盘内，若有异常，及时报告医师予以处理	• 协助胎盘娩出，减少出血量 • 脐带长度为 30~100cm
29. 检查软产道　检查产妇软产道有无裂伤，遵循由外向内，由健侧向患侧的顺序检查，若有异常，及时报告医师予以处理	

操作流程	要点与说明
30. 双人检查　与台下医师共同行阴道检查及肛查：确定阴道内无纱布或其他物品存留，肛查确认无黏膜下血肿等特殊情况	• 保证产妇安全
31. 脱手套及手术衣，卫生手消毒	
32. 安置产妇　协助产妇取舒适体位	• 注意保暖 • 保护隐私
33. 告知注意事项 （1）产后休养时可取自然舒适体位，便后清洗外阴，勤换卫生巾，保持会阴清洁 （2）若出现会阴肿胀、剧痛时，及时告知	
34. 整理用物　推车至洗涤间，戴手套，计量出血量，整理用物，清点并清洗器械。脱手套，洗手	
35. 核对并签字　核对分娩记录、新生儿病历信息正确后签字	

【参考文件】

1. 谢幸，苟文丽. 妇产科学. 第 8 版. 北京：人民卫生出版社，2013.
2. 郑修霞. 妇产科护理学. 第 5 版. 北京：人民卫生出版社，2012.
3. 北京市卫生局，北京妇幼保健院. 北京市助产培训教材，2011.

【文件保留】　1 年

【附件】　无

【质控要点】

1. 胎头娩出后按"两挤一吸"原则清理新生儿呼吸道，避免发生羊水吸入导致新生儿窒息和新生儿肺炎。

2. 新生儿娩出后立即将计血器置于产妇臀下，准确计量出血量，及时发现产后出血。

3. 处理新生儿脐带后，将脐圈向上轻轻提起，检查位置适宜无松动或滑脱；脐带断端无渗出及出血，以保证新生儿脐带结扎处安全。

4. 应托起新生儿并暴露外生殖器，请产妇说出新生儿性别并复述。若产妇有意识不清、智障、处于抢救状态等特殊情况，需与另一名医务人员进行双人核对。

5. 接生者与台下医师共同行阴道检查及肛查：检查阴道内是否有纱布或其他物品存留，肛查是否有黏膜下血肿等。

【文件交付】

1. 医疗副院长
2. 医务处处长
3. 护理部主任
4. 临床科室主任（妇产科）
5. 科护士长（所有）
6. 护士长（所有护理单元）

阴道分娩接产技术评分标准

科室：   姓名：

项目	总分	技术操作要求	权重				得分	备注
			A	B	C	D		
操作过程	90	洗手，戴口罩	3	2	1	0		
		确认产妇并解释	4	3	2	0		
		评估	6	4	2	0		
		准备并检查用物	4	3	2	0		
		核对产妇	2	1	0	0		
		会阴消毒	2	1	0	0		
		打开产包和敷料包	2	1	0	0		
		刷手，穿手术衣，戴无菌手套	3	2	1	0		
		铺无菌区	2	1	0	0		
		铺产台	2	1	0	0		
		检查胎方位	2	1	0	0		
		保护会阴	4	3	2	0		
		协助胎头娩出	5	3	1	0		
		第一次清理呼吸道	4	3	2	0		
		协助胎头复位及外旋转	2	1	0	0		
		胎体娩出	2	1	0	0		

项目	总分	技术操作要求	权重				得分	备注
			A	B	C	D		
操作过程	90	第二次清理呼吸道	3	2	1	0		
		新生儿评估	3	2	1	0		
		断脐	3	2	1	0		
		皮肤接触	3	2	1	0		
		放置计血器	2	1	1	0		
		处理新生儿脐带	4	3	2	0		
		确认性别	3	2	1	0		
		采集脚印	2	1	0	0		
		剥离、检查胎盘	4	2	2	0		
		检查软产道	3	2	1	0		
		双人检查	2	1	0	0		
		告知注意事项	4	3	2	0		
		整理用物	3	2	1	0		
		核对并签字	2	1	0	0		
评价	10	操作流程熟练、节力	4	3	2	0		
		无菌观念强	2	1	0	0		
		保证产妇和新生儿安全	4	3	2	0		
总分	100							

主考教师：　　　　　　　　　　　　　　考核日期：

十一、 阴部神经阻滞麻醉技术

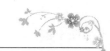

pudendal nerve block anesthesia

【目的与适用范围】

制定本规章与流程的目的是规范接生者为产妇进行阴部神经阻滞麻醉时应遵循的操作程序，以保证麻醉效果。

【规章】 无

【名词释义】 无

【流程】

（一）必需品

治疗车、灭菌软皂液罐、灭菌碘伏液罐、灭菌冲洗壶、无菌大棉签（≥5根）、无菌手套、手术衣、一次性 20ml 注射器、9 号穿刺针、局部麻醉药、0.5%碘伏溶液、20%软皂液、39~41℃温开水 1000ml、小垫、速干手消毒剂、医疗垃圾桶、生活垃圾桶、利器盒。

（二）操作

操作流程	要点与说明
1. 洗手，戴口罩	
2. 确认产妇并解释　核对产妇床号、姓名及过敏史，向产妇解释操作目的	• 保证产妇正确 • 取得产妇的配合
3. 评估　评估产妇的病情、胎儿大小、骨盆条件、会阴情况及合作程度	
4. 准备并检查用物　洗手，准备并检查用物 （1）检查各种物品在有效期内，外包装完好，无潮湿、破损，灭菌软皂液罐、灭菌碘伏液罐、灭菌冲洗壶灭菌指示胶带变色	

续表

操作流程	要点与说明
（2）核对药名、浓度、剂量、用法、时间正确；检查在有效期之内；无变色、沉淀、混浊、絮状物；瓶装药液瓶口无松动，瓶体无裂痕、渗漏	
5. 核对产妇　请产妇说出床号、姓名及过敏史，接生者复述其床号、姓名，核对腕带信息；无法正常沟通的产妇，双人核对腕带信息	
6. 安置体位　协助产妇仰卧于产床，取膀胱截石位，暴露会阴部	
7. 会阴消毒　为产妇进行会阴消毒	
8. 刷手，穿手术衣，戴无菌手套	
9. 消毒皮肤　以侧切口为中心，用 0.5% 碘伏纱布由内向外消毒皮肤 2 遍，第 1 遍直径大于 10cm，第 2 遍范围小于第 1 遍	
10. 抽取局部麻醉药 （1）配合护士将局部麻醉药举起至接生者可操作的高度，将药物名称朝向接生者，与接生者共同核对局部麻醉药的药名、浓度、剂量及有效期 （2）接生者用一次性 20ml 注射器抽取局部麻醉药，更换 9 号穿刺针连接于一次性 20ml 注射器	• 遵循无菌操作原则 • 保证药品正确
11. 阴部神经阻滞麻醉（以左侧切为例） （1）将左手示指及中指伸入阴道内，触及左侧坐骨棘 （2）右手持一次性 20ml 注射器，在左侧坐骨结节至肛门连线中点稍偏向坐骨结节处皮内注射局部麻醉药 1ml （3）在阴道内手指的引导下，将针头刺向坐骨棘内下方。行阴部神经阻滞时，回抽针管无回血后，注射局部麻醉药，边退针头边注射 5ml；行局部浸润麻醉时，将针退至皮下，再分别向侧切口、会阴体方向及坐骨结节处注射 5ml	• 阴部动脉与静脉在这个区域与阴部神经并行，故注药前应回抽，以防注入血管
12. 阴部神经阻滞麻醉后，进行相应操作	
13. 脱手套及手术衣，卫生手消毒	
14. 安置产妇　协助产妇取舒适体位，卫生手消毒	• 注意保暖 • 保护隐私

续表

操作流程	要点与说明
15. 整理用物　推车至洗涤间，戴手套，整理用物，脱手套，洗手	
16. 记录　记录分娩记录上的麻醉方式	

【参考文件】

陈红. 中国医学生临床技能操作指南. 第 2 版. 北京：人民卫生出版社，2014.

【文件保留】　1 年

【附件】　无

【质控要点】

进行阴部神经阻滞麻醉时，应回抽针管确认无回血后，再注射局部麻醉药。

【文件交付】

1. 医疗副院长
2. 护理部主任
3. 临床科室主任（妇产科）
4. 科护士长（所有）
5. 护士长（所有护理单元）

阴部神经阻滞麻醉技术评分标准

科室：　　　　　　　　　　　　　　　　　　　　　　　姓名：

项目	总分	技术操作要求	权重				得分	备注
			A	B	C	D		
操作过程	90	洗手，戴口罩	3	2	1	0		
		确认产妇并解释	5	3	1	0		
		评估	10	6	2	0		
		准备并检查用物	6	4	2	0		

项目	总分	技术操作要求	权重				得分	备注
			A	B	C	D		
操作过程	90	核对产妇	3	2	1	0		
		安置体位	6	4	2	0		
		会阴消毒	8	6	3	0		
		穿手术衣、戴无菌手套	4	3	2	0		
		消毒皮肤	5	3	1	0		
		抽取局部麻醉药	8	6	3	0		
		阴部神经阻滞麻醉	20	12	4	0		
		脱手套及手术衣	2	1	0	0		
		安置产妇	4	3	2	0		
		整理用物	4	3	2	0		
		记录	2	1	0	0		
评价	10	操作流程熟练	4	3	2	0		
		动作轻柔	2	1	0	0		
		随时关注产妇感受	4	3	2	0		
总分	100							

主考教师： 考核日期：

十二、 会阴切开术

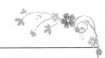

episiotomy

【目的与适用范围】

制定本规章与流程的目的是规范接生者为产妇进行会阴切开时应遵循的操作程序，防止因阴道分娩给产妇造成会阴体及盆底功能的进一步损害。

【规章】 无

【名词释义】 无

【流程】

（一）必需品

治疗车、治疗盘（按需）、产包（侧切剪、线剪、持针器、11cm 平镊、11cm 牙镊、9 号穿刺针、16cm 直止血钳 2 把、中号不锈钢盆、尾纱、计血器、大号不锈钢盆、20cm 钢尺、14cm 直圆剪刀、16cm 弯止血钳、11cm×39cm 无菌纱布 10 块、10cm×10cm 无菌纱布 5 块、接生巾、12cm 有齿及无齿小解剖镊、50ml 小量杯）、盛有无菌持物钳的容器、手术衣、无菌手套、一次性 20ml 注射器、2-0 可吸收缝合线、4-0 可吸收缝合线、无菌纱布（按需）、无菌棉签（按需）、安尔碘皮肤消毒剂（按需）、药品（按需）、局麻药（遵医嘱）、0.5% 碘伏溶液、75% 乙醇溶液、0.9% 氯化钠注射液 250ml、污物杯（按需）、开瓶器、砂轮、速干手消毒剂、医疗垃圾桶、生活垃圾桶、利器盒。

（二）操作

操作流程	要点与说明
1. 洗手，戴口罩	
2. 确认产妇并解释　核对产妇床号、姓名及过敏史，向产妇解释操作目的	
3. 评估　评估产妇的病情、会阴情况及合作程度	• 保证产妇正确 • 取得产妇的配合

操作流程	要点与说明
4. 准备并检查用物　洗手，准备并检查用物 （1）检查各种物品在有效期内，外包装完好，无潮湿、破损，产包灭菌指示胶带变色 （2）核对药名、浓度、剂量、用法、时间正确；检查在有效期之内；无变色、沉淀、混浊、絮状物；瓶装药液瓶口无松动，瓶体无裂痕、渗漏	
5. 核对产妇　请产妇说出床号、姓名及过敏史，接生者复述其床号、姓名，核对腕带信息；无法正常沟通的产妇，双人核对腕带信息	
6. 安置体位　协助产妇仰卧于产床，取膀胱截石位，暴露会阴部	• 注意保暖
7. 刷手，穿手术衣，戴无菌手套	
8. 铺产台　摆放用物，护士将 0.9% 氯化钠注射液 250ml 倒入中号不锈钢盆	• 遵循无菌操作原则
9. 消毒皮肤　以侧切口为中心，用 0.5% 碘伏纱布由内向外消毒皮肤 2 遍，第 1 遍直径大于 10cm，第 2 遍范围小于第 1 遍	
10. 抽吸局部麻醉药 （1）配合护士将局部麻醉药举起至接生者可操作的高度，将药物名称朝向接生者，与接生者共同核对局部麻醉药的药名、浓度、剂量及有效期 （2）接生者用一次性 20ml 注射器抽取局部麻醉药，更换 9 号穿刺针连接于一次性 20ml 注射器	• 遵循无菌操作原则 • 保证药品正确
11. 麻醉　核对产妇床号、姓名后，进行阴部神经阻滞及局部浸润麻醉（以会阴左斜侧切为例） （1）将左手示指及中指伸入产妇阴道内，触及左侧坐骨棘 （2）右手持一次性 20ml 注射器，在左侧坐骨结节至肛门连线中点稍偏向坐骨结节处皮内注射局部麻醉药 1ml （3）在阴道内手指的引导下，将针头刺向坐骨棘内下方。行阴部神经阻滞时，回抽针管无回血后，注射局麻药，边退针头边注射 5ml；行局部浸润麻醉时，将针退至皮下，再分别向侧切口、会阴体方向及坐骨结节处注射 5ml	• 因阴部动脉与静脉在这个区域与阴部神经并行，故应间歇性分次注入局麻药，且注药前回抽，以防注入血管

操作流程	要点与说明
12. 切开会阴 （1）将左手示指和中指放入产妇阴道内撑起左侧阴道壁 （2）右手将侧切剪张开，一叶沿示指、中指间伸入产妇阴道内，一叶置于阴道外，固定侧切剪入阴道内的一叶，便于剪开（图 1-12-1） 肛门 图 1-12-1　会阴左斜侧切开图 （3）待宫缩时，自会阴后联合中线向左侧呈 45°一次性全层剪开会阴，剪开长度为 4~5cm，会阴体高度膨隆时，切线与垂直线（会阴体至肛门的连线）所成侧切口交角应呈 60°~70° （4）用纱布压迫侧切口止血，若有小动脉出血，应进行缝扎	• 侧切剪刀刃与皮肤垂直
13. 缝合会阴 （1）分娩结束后，检查会阴侧切口，若有深延、上延、阴道壁裂伤或血肿者，需与医师检查后共同缝合 （2）用 0.9%氯化钠注射液冲洗切口及外阴，重新更换无菌手套，铺接产巾（遮住肛门） （3）将尾纱放入阴道，暴露切口，分层缝合 （4）缝合阴道内壁：用 2-0 可吸收缝合线从阴道内壁切口顶端上方超过 0.5cm 处开始连续缝合，至处女膜内缘处打结，需将两侧处女膜的切缘对齐 （5）缝合肌层：用 0.9%氯化钠注射液冲洗，用 2-0 可吸收缝合线间断缝合，若皮下组织过厚，对准筋膜层分两层缝 （6）缝合外阴皮肤：用 0.9%氯化钠注射液冲洗外阴，用 4-0 可吸收缝合线皮内缝合	• 防止除侧切口外的部位出血 • 缝合的关键是彻底止血，恢复其解剖结构 • 便于切口缝合 • 防止血管回缩造成血肿 • 勿过密过紧，以免影响伤口愈合

续表

操作流程	要点与说明
14. 检查切口　缝合结束后，行阴道检查时，需双人确认切口顶端无空隙、阴道无纱布遗留，取出尾纱	• 确保产妇安全
15. 肛查　确认无血肿、无缝合线穿透直肠	
16. 安置产妇　将切口及周围皮肤擦净，脱手套，快速手消毒，将产床调节成水平位，帮助产妇放平双腿休息，注意给产妇保暖，卫生手消毒	• 确保产妇安全
17. 整理用物　推车至洗涤间，戴手套，整理用物，脱手套，洗手	
18. 记录　在分娩记录上记录并签字	

【参考文件】

1. 谢幸，苟文丽. 妇产科学. 第 8 版. 北京：人民卫生出版社，2013.

2. 教育部医学教育临床教学研究中心专家组. 中国医学生临床技能操作指南. 北京：人民卫生出版社，2012.

【文件保留】　1 年

【附件】　无

【质控要点】

1. 从切口顶端上方超过 0.5cm 处开始连续缝合。

2. 用 0.9%氯化钠注射液 250ml 冲洗切口及外阴。

3. 缝合结束后，行阴道检查时，需双人确认切口顶端无空隙、阴道无纱布遗留，取出尾纱。

4. 进行肛查，确认无血肿、无缝合线穿透直肠。

【文件交付】

1. 医疗副院长

2. 护理部主任

3. 临床科室主任（妇产科）

4. 科护士长（所有）

5. 护士长（所有护理单元）

会阴切开术评分标准

科室：   姓名：

项目	总分	技术操作要求	权重				得分	备注
			A	B	C	D		
操作过程	90	洗手，戴口罩	3	2	1	0		
		确认产妇并解释	5	3	1	0		
		评估	10	6	2	0		
		准备并检查用物	6	4	2	0		
		核对产妇	3	2	1	0		
		摆体位	2	1	0	0		
		戴无菌手套，穿手术衣	2	1	0	0		
		铺产台	5	3	1	0		
		消毒皮肤	4	3	2	0		
		抽吸局部麻醉药	5	3	1	0		
		麻醉	8	6	3	0		
		切开会阴	10	6	2	0		
		缝合会阴	10	6	2	0		
		检查切口	5	3	1	0		
		肛查	2	1	0	0		
		安置产妇	4	3	2	0		
		整理用物	4	3	2	0		
		记录	2	1	0	0		
评价	10	操作流程熟练	4	3	2	0		
		无菌观念强	2	1	0	0		
		随时关注产妇感受	4	3	2	0		
总分	100							

主考教师：   考核日期：

十三、 Brandt 法娩出胎盘技术

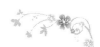

the Brandt method for placenta delivery

【目的与适用范围】

制定本规章与流程的目的是规范接生者为产妇进行 Brandt 法娩出胎盘时应遵循的操作程序，以保证胎盘完整娩出。

【规章】 无

【名词释义】 无

【流程】

（一）必需品

治疗车、手术衣、无菌手套、0.5% 碘伏溶液、速干手消毒剂、医疗垃圾桶、生活垃圾桶。

（二）操作

操作流程	要点与说明
1. 洗手，戴口罩	
2. 确认产妇并解释 核对产妇床号、姓名及过敏史，向产妇解释操作目的	• 保证产妇正确 • 取得产妇的配合
3. 评估 评估产妇的病情、合作程度、胎儿娩出的时间及阴道出血量	
4. 准备并检查用物 洗手，准备并检查各种物品在有效期内，外包装完好，无潮湿、破损	
5. 核对产妇 请产妇说出床号、姓名及过敏史，接生者复述床号、姓名，核对腕带信息；无法正常沟通的产妇，双人核对腕带信息	
6. 刷手，穿手术衣，戴无菌手套	

续表

操作流程	要点与说明
7. Brandt 法娩胎盘　待胎儿娩出后 2~3 分钟后，左手拇指与另外 4 指分开，分别在产妇耻骨联合上缘置于宫体中下段两侧把持子宫（掌面贴在产妇腹壁以触到宫体为宜），右手牵引脐带，由轻至中度力量顺产道轴方向向外持续牵引。左手固定宫体用同样手法朝宫底方向加以按摩	• 主动牵拉脐带娩出胎盘，迫使胎盘迅速剥离和排出，宫腔所有开放的血管和血窦迅速闭合，起到止血效果 • 左手固定宫体可防止因为牵拉脐带引起子宫内翻
8. 检查胎盘	
9. 脱手套及手术衣，卫生手消毒	
10. 安置产妇　协助产妇取舒适体位	• 注意保暖 • 保护隐私
11. 整理用物　卫生手消毒，整理用物	
12. 记录　洗手，在分娩记录上记录并签字	

【参考文件】　无

【文件保留】　1 年

【附件】　无

【质控要点】　无

【文件交付】

1. 医疗副院长
2. 护理部主任
3. 临床科室主任（妇产科）
4. 科护士长（所有）
5. 护士长（所有护理单元）

Brandt 法娩出胎盘技术评分标准

科室：　　　　　　　　　　　　　　　　　　　　　　姓名：

项目	总分	技术操作要求	权重				得分	备注
			A	B	C	D		
操作过程	90	洗手，戴口罩	3	2	1	0		
		确认产妇并解释	5	3	1	0		
		评估	10	6	2	0		
		准备并检查用物	10	6	2	0		
		核对产妇	3	2	1	0		
		刷手，穿手术衣，戴无菌手套	4	3	2	0		
		Brandt 法娩胎盘	20	12	4	0		
		检查胎盘	20	12	4	0		
		脱手套及手术衣	3	2	1	0		
		安置产妇	5	3	1	0		
		整理用物	5	3	1	0		
		记录	2	1	0	0		
评价	10	操作流程熟练、节力	4	3	2	0		
		动作轻柔	2	1	0	0		
		关注产妇感受	4	3	2	0		
总分	100							

主考教师：　　　　　　　　　　　　　　　　　考核日期：

十四、 胎盘胎膜检查技术

examination of placenta and embryolemma

【目的与适用范围】

制定本规章与流程的目的是规范接生者为产妇进行胎盘、胎膜检查时应遵循的操作程序，以保证胎盘、胎膜完整。

【规章】 无

【名词释义】 无

【流程】

（一）必需品

治疗车、手术衣、无菌手套、20cm 钢尺、体重秤、速干手消毒剂、医疗垃圾桶、生活垃圾桶。

（二）操作

操作流程	要点与说明
1. 洗手，戴口罩	
2. 确认产妇并解释　核对产妇床号、姓名及过敏史，向产妇解释操作目的	• 保证产妇正确 • 取得产妇的配合
3. 评估　评估产妇的病情、合作程度、胎盘娩出方式	
4. 准备并检查用物　洗手，准备并检查各种物品在有效期内，外包装完好，无潮湿、破损	
5. 核对产妇　请产妇说出床号、姓名及过敏史，接生者复述其床号、姓名，核对腕带信息；无法正常沟通的产妇，双人核对腕带信息	
6. 刷手，穿手术衣，戴无菌手套	

续表

操作流程	要点与说明
7. 检查母体面　将胎盘铺平进行检查：检查有无胎盘小叶缺损，疑有胎盘小叶缺损可用 Küstner 牛乳测试法，即从脐静脉注入牛乳，若见牛乳自胎盘母体面溢出，则溢出部位为胎盘小叶缺损部位	
8. 检查胎膜　将胎盘提起，检查胎膜是否完整	
9. 检查胎儿面　检查胎儿面边缘有无血管断裂	
10. 检查有无副胎盘　副胎盘为一小胎盘与正常胎盘分离，但两者之间有血管相连	
11. 测量并称重　用 20cm 钢尺测量胎盘大小、厚度并称重	
12. 脱手套及手术衣，卫生手消毒	
13. 安置产妇　协助产妇取舒适体位，卫生手消毒	• 注意保暖 • 保护隐私
14. 整理用物　整理用物，洗手	

【参考文件】

谢幸，苟文丽. 妇产科学. 第 8 版. 北京：人民卫生出版社，2013.

【文件保留】　1 年

【附件】　无

【质控要点】

检查胎盘母体面时，将胎盘铺平进行检查；检查胎膜时，将胎盘提起，检查胎膜是否完整。

【文件交付】

1. 医疗副院长
2. 护理部主任
3. 临床科室主任（妇产科）
4. 科护士长（所有）
5. 护士长（所有护理单元）

胎盘胎膜检查技术评分标准

科室：   姓名：

项目	总分	技术操作要求	权重				得分	备注
			A	B	C	D		
操作过程	90	洗手，戴口罩	3	2	1	0		
		确认产妇并解释	5	3	1	0		
		评估	10	6	2	0		
		准备并检查用物	4	3	2	0		
		核对产妇	2	1	0	0		
		刷手，穿手术衣，戴无菌手套	4	3	2	0		
		检查母体面	10	6	2	0		
		检查胎膜	10	6	2	0		
		检查胎儿面	10	6	2	0		
		检查有无副胎盘	10	6	2	0		
		测量并称重	10	6	2	0		
		脱手套及手术衣	2	1	0	0		
		安置产妇	5	3	1	0		
		整理用物	5	3	1	0		
评价	10	检查顺序正确	4	3	2	0		
		检查无漏项	2	1	0	0		
		能够及时发现异常情况	4	3	2	0		
总分	100							

主考教师：   考核日期：

十五、 人工剥离胎盘技术

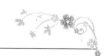

manual removal of placenta technique

【目的与适用范围】

制定本规章与流程的目的是规范接生者为产妇进行人工胎盘剥离时应遵循的操作程序，以保证胎盘完整娩出。

【规章】 无

【名词释义】 无

【流程】

（一）必需品

治疗车、灭菌碘伏液罐、灭菌软皂液罐、灭菌冲洗壶、手术衣、无菌手套、无菌大棉签、0.5%碘伏溶液、39~41℃温开水 1000ml、20%软皂液、检查手套、速干手消毒剂、医疗垃圾桶、生活垃圾桶。

（二）操作

操作流程	要点与说明
1. 洗手，戴口罩	
2. 确认产妇并解释　核对产妇床号、姓名及过敏史，向产妇解释操作目的	• 保证产妇正确 • 取得产妇的配合
3. 评估　评估产妇的病情、合作程度、胎儿娩出的时间及阴道出血量	
4. 准备并检查用物　洗手，准备并检查各种物品在有效期内，外包装完好，无潮湿、破损，灭菌碘伏液罐、灭菌软皂液罐、灭菌冲洗壶灭菌指示胶带变色	
5. 核对产妇　请产妇说出床号、姓名及过敏史；接生者复述其床号、姓名，核对腕带信息；无法正常沟通的产妇，双人核对腕带信息	

操作流程	要点与说明
6. 消毒外阴	
7. 刷手, 穿手术衣, 戴无菌手套	
8. 人工剥离胎盘 若第三产程已达 30 分钟, 或虽未到半小时而出血已超过 200ml 以上, 或有产后出血高危因素, 应进行以下操作 (1) 一手手指并拢呈圆锥状沿脐带伸入产妇宫腔内 (2) 找到胎盘与子宫交界面, 自胎盘下缘, 掌心朝向胎盘母面, 掌背贴于子宫壁 (图 1-15-1), 若找不到疏松的剥离面不能分离者, 可能是植入性胎盘, 不应强行剥离 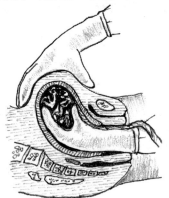 图 1-15-1 人工剥离胎盘手法 1 (3) 手指并拢以手掌尺侧缘缓慢将胎盘从边缘开始逐渐自子宫壁分离 (图 1-15-2) 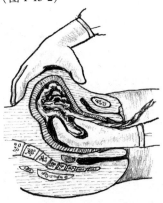 图 1-15-2 人工剥离胎盘手法 2	• 操作必须轻柔, 避免暴力强行剥离或用手抓挖子宫壁, 防止子宫破裂 • 防止子宫破裂

续表

操作流程	要点与说明
（4）另一手在腹部压宫底 （5）剥离出一缺口，继续扩大剥离面，直至整个胎盘娩出 （6）当胎盘娩出至产妇阴道口时，双手捧住胎盘，将胎盘从阴道口轻轻抬起 （7）向一个方向旋转并缓慢向外牵拉，协助胎盘完整剥离并排出。操作中应尽量减少进出宫腔的次数	• 避免感染
9. 检查胎盘、胎膜　立即检查胎盘、胎膜是否完整，若有缺损应再次以手伸入宫腔清除残留胎盘及胎膜	
10. 脱手套及手术衣，卫生手消毒	
11. 安置产妇　协助产妇取舒适体位，卫生手消毒	• 注意保暖 • 保护隐私
12. 整理用物	
13. 记录　洗手，在分娩记录上记录操作过程并签字	

【参考文件】

1. 陈红. 中国医学生临床技能操作指南. 第2版. 北京：人民卫生出版社，2014.

2. 谢幸，苟文丽. 妇产科学. 第8版. 北京：人民卫生出版社，2013.

【文件保留】　1年

【附件】　无

【质控要点】

1. 操作必须轻柔，避免暴力强行剥离或用手抓挖子宫壁，防止子宫破裂。

2. 若找不到疏松的剥离面不能分离者，可能是植入性胎盘，不应强行剥离。

3. 应尽量减少进出宫腔的次数。

4. 取出的胎盘立即检查是否完整，若有缺损应再次以手伸入宫腔清除残留胎盘及胎膜。

【文件交付】

1. 医疗副院长
2. 护理部主任
3. 临床科室主任（妇产科）
4. 科护士长（所有）
5. 护士长（所有护理单元）

人工剥离胎盘技术评分标准

科室：   姓名：

项目	总分	技术操作要求	权重				得分	备注
			A	B	C	D		
操作过程	90	洗手，戴口罩	3	2	1	0		
		确认产妇并解释	5	3	1	0		
		评估	10	6	2	0		
		准备并检查用物	10	6	2	0		
		核对产妇	4	3	2	0		
		消毒外阴	6	4	2	0		
		刷手，穿手术衣，戴无菌手套	5	3	1	0		
		人工剥离胎盘	20	12	4	0		
		检查胎盘、胎膜	15	9	3	0		
		脱手套及手术衣	2	1	0	0		
		安置产妇	4	3	2	0		
		整理用物	4	3	2	0		
		记录	2	1	0	0		
评价	10	操作流程熟练、节力	4	3	2	0		
		动作轻柔	2	1	0	0		
		关注产妇感受	4	3	2	0		
总分	100							

主考教师：   考核日期：

十六、 宫颈裂伤缝合技术

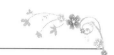

cervical laceration suturing technique

【目的与适用范围】

制定本规章与流程的目的是规范接生者为产妇进行宫颈裂伤缝合时应遵循的操作程序，以达到止血和恢复解剖结构的目的。

【规章】 无

【名词释义】 无

【流程】

（一）必需品

治疗车、卵圆钳 2 把、线剪、持针器、无菌接产巾、无菌纱布、手术衣、无菌手套、2-0 可吸收缝合线、0.5%碘伏溶液、速干手消毒剂、医疗垃圾桶、生活垃圾桶、利器盒。

（二）操作

操作流程	要点与说明
1. 洗手，戴口罩	
2. 确认产妇并解释 核对产妇床号、姓名及过敏史，向产妇解释操作目的	• 保证产妇正确 • 取得产妇的配合
3. 评估 评估产妇的病情、合作程度、阴道出血量	
4. 准备并检查用物 洗手，准备并检查各种物品在有效期内，外包装完好，无潮湿、破损	
5. 核对产妇 请产妇说出床号、姓名及过敏史，接生者复述其床号、姓名，核对腕带信息；无法正常沟通的产妇，双人核对腕带信息	
6. 刷手，穿手术衣，戴无菌手套	

续表

操作流程	要点与说明
7. 检查宫颈　待胎儿及胎盘娩出后，检查宫颈：用 2 把卵圆钳交替夹宫颈，按顺时针方向认真仔细检查一周	• 因宫颈侧壁肌肉及纤维组织均较少，极易发生撕裂，严重时伤口可延伸至子宫下段，故检查时特别需要注意撕裂处的顶端
8. 缝合宫颈裂伤处　若检查宫颈有裂伤超过 1cm 或出血，应给予缝合（用碘伏纱布消毒阴道壁黏膜，清除血迹） （1）铺无菌接产巾 （2）用 2 把卵圆钳夹于宫颈裂口两侧，充分暴露宫颈，寻找裂伤顶端，自顶端 0.5~1cm 开始，用 2-0 可吸收缝合线向子宫颈外口方向做连续或间断缝合 （3）当裂伤深达穹窿、子宫下段甚至子宫破裂，从阴道缝合困难时，应行开腹缝合 （4）缝合时要有良好的光源或充足的照明	• 较浅的宫颈裂伤，没有活动性出血，可不做处理 • 保证整个操作不被污染 • 缝合的第一针必须在裂伤的顶端 0.5~1cm，以防回缩的血管漏缝
9. 脱手套及手术衣，卫生手消毒	
10. 安置产妇　协助产妇取舒适体位，卫生手消毒	• 注意保暖 • 保护隐私
11. 整理用物　整理用物，洗手	
12. 记录　在分娩记录上记录并签字	

【参考文件】

1. 姜梅. 产科临床护理思维与实践. 北京：人民卫生出版社，2013.

2. 谢幸，荀文丽. 妇产科学. 第 8 版. 北京：人民卫生出版社，2013.

【文件保留】 1 年

【附件】 无

【质控要点】

1. 检查宫颈时用 2 把卵圆钳交替夹宫颈，按顺时针方向认真仔细检查一周。

2. 充分暴露宫颈，寻找裂伤顶端，查清裂伤部位，缝合的第一针必须在裂伤的顶端 0.5~1cm，以防回缩的血管漏缝。

【文件交付】

1. 医疗副院长
2. 护理部主任
3. 临床科室主任（妇产科）
4. 科护士长（所有）
5. 护士长（所有护理单元）

宫颈裂伤缝合技术评分标准

科室：   姓名：

项目	总分	技术操作要求	权重				得分	备注
			A	B	C	D		
操作过程	90	洗手，戴口罩	3	2	1	0		
		确认产妇并解释	5	3	1	0		
		评估	10	6	2	0		
		准备并检查用物	10	6	2	0		
		核对产妇	4	3	2	0		
		刷手，穿手术衣，戴无菌手套	5	3	1	0		
		检查宫颈	20	12	4	0		
		缝合宫颈裂伤处	20	12	8	0		
		脱手套及手术衣	3	2	1	0		
		安置产妇	4	3	2	0		
		整理用物	4	3	2	0		
		记录	2	1	0	0		
评价	10	操作流程熟练、节力	4	3	2	0		
		缝合手法正确	2	1	0	0		
		动作轻柔	4	3	2	0		
总分	100							

主考教师：   考核日期：

十七、 会阴裂伤缝合技术

perineal laceration suturing technique

【目的与适用范围】

制定本规章与流程的目的是规范接生者为产妇进行会阴裂伤缝合时应遵循的操作程序，以恢复解剖结构并止血。

【规章】 无

【名词释义】 无

【流程】

（一）必需品

治疗车、止血钳、线剪、持针器、Allis 钳（按需）、无菌巾、无菌纱布、手术衣、无菌手套、缝合线、0.5%碘伏溶液、0.9%氯化钠注射液 250ml、中号不锈钢盆、速干手消毒剂、医疗垃圾桶、生活垃圾桶、利器盒。

（二）操作

操作流程	要点与说明
1. 洗手，戴口罩	
2. 确认产妇并解释 核对产妇床号、姓名及过敏史，向产妇解释操作目的	• 保证产妇正确 • 取得产妇的配合
3. 评估 评估产妇的病情、合作程度、阴道出血量、会阴裂伤程度	
4. 准备并检查用物 洗手，准备并检查各种物品在有效期内，外包装完好，无潮湿、破损	
5. 核对产妇 请产妇说出床号、姓名及过敏史，接生者复述床号、姓名，核对腕带信息；无法正常沟通的产妇，双人核对腕带信息	

操作流程	要点与说明
6. 检查软产道　阴道接产分娩后，检查软产道，遵循由外向内，由健侧向患侧的顺序检查	
7. 冲洗伤口　护士将 0.9% 氯化钠注射液 250ml 倒入中号不锈钢盆内，用 0.9% 氯化钠注射液 250ml 冲洗伤口	
8. 铺无菌接产巾	• 保证整个操作不被污染
9. 会阴裂伤缝合　缝合后常规肛查，确认未穿透直肠 （1）会阴Ⅰ度裂伤：是指会阴部皮肤及阴道入口黏膜撕裂 1）在阴道裂伤顶端上方 0.5cm 处开始缝合 2）连续或间断缝合阴道黏膜至处女膜内缘处打结，注意两侧处女膜的切缘对齐 3）缝合皮下组织 4）再做皮内连续埋藏缝合 （2）会阴Ⅱ度裂伤：裂伤已达会阴体筋膜及肌层，累及阴道后壁黏膜，向阴道后壁两侧沟延伸并向上撕裂 1）将左手示、中指置于产妇阴道内，向后下方压迫阴道壁充分暴露伤口，辨清解剖结构 2）连续或间断缝合会阴黏膜，从阴道裂伤顶端 1cm 处开始缝合至阴道口 3）在阴道口处将阴道的两边缘对齐缝合 4）针从阴道口下方进针，从裂口处出针并打结 5）间断缝合会阴肌肉 6）间断缝合皮下组织 7）缝合皮肤 （3）会阴Ⅲ、Ⅳ度裂伤：Ⅲ度裂伤是指裂伤向会阴深部扩展，肛门外括约肌已断裂，直肠黏膜尚完整；Ⅳ度裂伤是指肛门、直肠和阴道完全贯通，直肠肠腔外露，组织损伤严重 1）检查肛门括约肌是否有张力，方法是一手指伸入肛门并轻轻上举，辨别括约肌有无缺失，触摸直肠面并仔细检查裂伤 2）更换无菌手套，裂伤部位消毒，清除局部粪渣 3）修补直肠：距黏膜缘 0.5cm 间断缝合，间隔 0.5cm，缝合线打结于直肠黏膜内侧	• 会阴Ⅲ、Ⅳ度裂伤遵医嘱给予预防性抗生素

操作流程	要点与说明
4）修补肛门括约肌：用 Allis 钳夹住括约肌断端，间断缝合 2~3针使盆底修复 5）裂伤部位再次消毒 6）检查肛门，确定直肠和括约肌已被正确修补，更换无菌手套 7）修补阴道黏膜、会阴肌肉和皮肤	
10. 告知产妇注意事项 （1）保持会阴伤口清洁，大、小便后清洁会阴 （2）对于会阴Ⅲ、Ⅳ度裂伤缝合术后产妇，遵医嘱指导产妇进无渣半流食 3 天，口服肠蠕动抑制剂，第 4 天开始进食普通饮食，每晚口服石蜡油，至大便通畅顺利	
11. 脱手套及手术衣，卫生手消毒	
12. 安置产妇　协助产妇取舒适体位，卫生手消毒	• 注意保暖 • 保护隐私
13. 整理用物　推车至洗涤间，戴手套，整理用物，脱手套	
14. 记录　洗手，在分娩记录上记录并签字	

【参考文件】

姜梅.产科临床护理思维与实践.北京：人民卫生出版社，2013.

【文件保留】　1 年

【附件】　无

【质控要点】

1. 缝合后常规肛查，确认未穿透直肠。
2. 保持会阴伤口清洁，大、小便后清洁会阴。

【文件交付】

1. 医疗副院长
2. 护理部主任
3. 临床科室主任（妇产科）

4. 科护士长（所有）

5. 护士长（所有护理单元）

会阴裂伤缝合技术评分标准

科室：   姓名：

项目	总分	技术操作要求	权重				得分	备注
			A	B	C	D		
操作过程	90	洗手，戴口罩	3	2	1	0		
		确认产妇并解释	5	3	1	0		
		评估	10	6	2	0		
		准备并检查用物	10	6	2	0		
		核对产妇	3	2	1	0		
		检查软产道	6	4	2	0		
		冲洗伤口	3	2	1	0		
		铺无菌巾	3	2	1	0		
		会阴裂伤缝合	20	12	8	0		
		告知产妇注意事项	15	9	3	0		
		脱手套及手术衣	2	1	0	0		
		安置产妇	4	3	2	0		
		整理用物	4	3	2	0		
		记录	2	1	0	0		
评价	10	解剖结构恢复正确	4	3	2	0		
		缝合手法正确	2	1	0	0		
		动作轻柔	4	3	2	0		
总分	100							

主考教师：   考核日期：

十八、 子宫按摩技术

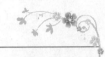

uterine massage technique

【目的与适用范围】

制定本规章与流程的目的是规范护士为产妇进行子宫按摩时应遵循的操作程序，以促进子宫收缩。

【规章】 无

【名词释义】 无

【流程】

（一）必需品

治疗车、检查手套、小垫、屏风（按需）、速干手消毒剂、医疗垃圾桶、生活垃圾桶。

（二）操作

操作流程	要点与说明
1. 洗手，戴口罩	
2. 解释并评估 至产妇床旁，核对产妇床号、姓名，向产妇解释操作目的	• 保证产妇正确 • 取得产妇的配合
3. 评估 评估产妇的病情、合作程度、子宫收缩情况及阴道出血情况	
4. 准备并检查用物 洗手，准备并检查用物 （1）检查各种物品在有效期内，外包装完好，无潮湿、破损 （2）关闭门窗，若有其他产妇需遮挡屏风	• 保护产妇隐私
5. 核对产妇 推车至产妇床旁，请产妇说出床号、姓名，护士复述其床号、姓名，核对腕带信息；无法正常沟通的产妇，双人核对腕带信息	

续表

操作流程	要点与说明
6. 戴手套	
7. 安置体位　站于产妇右侧，松开被尾，协助产妇仰卧，双腿屈膝、外展，对侧盖好被了，充分暴露会阴	• 为产妇保暖
8. 按摩子宫 （1）方法一：一只手在产妇耻骨联合上缘按压下腹中部将子宫上推，另一只手置于子宫底部，拇指在前壁，其余四指在子宫后壁，均匀而有节律地按摩宫底，挤出积血和血块 （2）方法二（腹部-阴道双手按摩子宫法）：术者一只手握拳置于产妇阴道前穹窿，向上方顶住子宫前壁，另一只手自腹壁按压子宫后壁，使子宫体前屈，两手相对紧压子宫并持续按摩数分钟，以达压迫止血目的	• 促使子宫收缩 • 按摩子宫的力量要适度，切忌手法粗暴 • 若为剖宫产术后产妇，需轻按伤口敷料处保护伤口
9. 观察　按摩子宫时，观察子宫的轮廓、收缩的强度、子宫底位置及阴道出血量、颜色，同时注意观察产妇的面色、表情，倾听取产妇主诉。若出现子宫轮廓不清、收缩欠佳、阴道出血量多等异常情况，及时报告医师予以处理	
10. 更换小垫，脱手套，卫生手消毒	
11. 安置产妇　协助产妇取舒适体位，整理床单位，卫生手消毒	
12. 整理用物　推车回处置室，整理用物，洗手	
13. 记录并签字　在产后观察记录上记录执行时间、宫底位置及阴道出血量并签字	

【参考文件】

王立新，姜梅. 实用产科护理及技术. 北京：科学出版社，2010.

【文件保留】　1 年

【附件】　无

【质控要点】

观察子宫的轮廓、收缩的强度、子宫底位置及阴道出血量、颜色，若出现子宫轮廓不清、收缩欠佳、阴道出血量多等异常情况，及时报告医师予以处理。

【文件交付】

1. 医疗副院长
2. 医务处处长
3. 护理部主任
4. 临床科室主任（妇产科）
5. 科护士长（所有）
6. 护士长（所有护理单元）

子宫按摩技术评分标准

科室：　　　　　　　　　　　　　　　　　　　姓名：

项目	总分	技术操作要求	权重				得分	备注
			A	B	C	D		
操作过程	90	洗手，戴口罩	5	3	1	0		
		确认产妇并解释	5	3	1	0		
		评估	10	6	2	0		
		准备并检查用物	10	6	2	0		
		核对产妇	5	3	1	0		
		戴手套	5	3	1	0		
		安置体位	5	3	1	0		
		按摩子宫	20	12	4	0		
		观察	10	6	2	0		
		更换小垫，脱手套	5	3	1	0		
		安置产妇	4	3	2	0		
		整理用物	4	3	2	0		
		记录并签字	2	1	0	0		
评价	10	操作动作熟练、节力	4	3	2	0		
		按摩子宫方法正确	2	1	0	0		
		关心产妇感受	4	3	2	0		
总分	100							

主考教师：　　　　　　　　　　　　　　　考核日期：

十九、 新生儿复苏技术

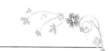

neonatal resuscitation program

【目的与适用范围】

制定本规章与流程的目的是规范护士在新生儿窒息时与医师配合，实施有效复苏抢救时应遵循的操作程序，以保证新生儿的生命安全。

【规章】　无

【名词释义】

1. 新生儿窒息（neonatal asphyxia）　指胎儿娩出后 1 分钟，仅有心跳而无呼吸或未建立规则呼吸的缺氧状态。

2. 新生儿有活力（vigorous baby）　强有力的呼吸、肌张力好、心率 ≥ 100 次/分。

3. 鼻吸气位（nasal inspiratory position）　新生儿仰卧或侧卧，颈部轻度仰伸，使咽后壁、喉和气管成直线。

【流程】

（一）必需品

新生儿复苏暖台、治疗盘（按需）、安尔碘皮肤消毒剂（按需）、无菌纱布（按需）、无菌棉签（按需）、洗耳球、新生儿复苏药品（遵医嘱）、脉搏氧饱和度仪、新生儿复苏气囊（气囊容积<750ml）和面罩、新生儿喉镜、新生儿气管导管（2.5、3.0、3.5mm 内径）、铜导丝、肩垫、一次性胎粪吸引管、一次性吸痰包、一次性吸痰管、一次性注射器 20ml、脱敏胶布、低压吸引器（最大压力为 100mmHg = 13.3kPa）、听诊器、砂轮（按需）、速干手消毒剂、污物杯（按需）、医疗垃圾桶、生活垃圾桶、利器盒。

（二）操作

操作流程	要点与说明
1. 洗手，戴口罩	
2. 准备并检查用物 （1）检查各种物品在有效期内，外包装完好，无潮湿、破损 （2）核对药名、浓度、剂量、用法、时间正确；检查在有效期之内；无变色、沉淀、混浊、絮状物；瓶装药液瓶口无松动，瓶体无裂痕、渗漏 （3）检查新生儿复苏气囊连接完好，面罩大小适宜，无漏气 （4）选择合适型号的新生儿气管导管 （5）检查喉镜电量充足，光源亮度适宜，备用状态 （6）打开低压吸引器开关并检查，最大压力≤100mmHg （7）脉搏氧饱和度仪电量充足，备用状态 （8）听诊器各部件连接完好，呈备用状态 （9）打开新生儿复苏暖台开关，调节温度至28~34℃，确认围挡已拉起	
3. 初步复苏（第1个30秒） （1）快速评估：是否足月儿、羊水是否清亮、是否有哭声或呼吸、肌张力是否好 （2）安置体位：置新生儿轻度仰伸位（鼻吸气位） （3）清理呼吸道：使头偏向一侧，用洗耳球吸净口腔、鼻腔内，即先吸口后吸鼻 （4）保暖：擦干全身，若治疗巾潮湿后及时更换 （5）触觉刺激：用手拍打或用手指轻弹新生儿的足底或摩擦背部2次 （6）评价呼吸、心率和氧饱和度 （7）遵医嘱给予吸氧	• 诱发自主呼吸
4. 正压通气（第2个30秒） （1）指征 1）呼吸暂停或喘息样呼吸 2）心率<100次/分 （2）方法 1）打开脉搏氧饱和度仪开关，将传感器放在导管前位置（即右上肢，通常是手腕或手掌的中间表面） 2）将新生儿复苏气囊和面罩连接好，将面罩放在新生儿面部，完全覆盖鼻、口和下颏的尖端	• 新生儿复苏成功的关键是建立充分的正压通气 • 正压通气均要在氧饱和度仪的监测指导下进行 • 操作过程中避免损伤新生儿皮肤

续表

操作流程	要点与说明
3）足月儿可以用空气开始进行复苏，早产儿开始给 30%~40% 的氧	
4）正压通气频率为 40~60 次/分（胸外按压时为 30 次/分），通气压力需要 20~25cmH₂O（$1cmH_2O = 0.098kPa$），以后通气压力维持在 20cmH₂O	
5. 评价　30 秒后再次评价呼吸、心率和氧饱和度。新生儿复苏时每 30 秒必须重新评价新生儿呼吸、心率和氧饱和度，若出现气管插管指征立即配合医师行气管插管	
6. 检查及矫正通气操作　经过 30 秒充分正压通气后，如自主呼吸不充分，或者心率<100 次/分，需重新矫正通气步骤，继续实行正压通气	
7. 胸外按压心脏（第 3 个 30 秒）胸外按压需与正压人工呼吸配合，2 人共同完成，胸外按压与正压人工呼吸的比例为 3∶1，胸外按压的频率是 90 次/分，正压人工呼吸的频率是 30 次/分 （1）指征：30 秒有效的正压人工呼吸后，心率持续<60 次/分，应在继续正压人工呼吸的同时开始胸外按压。为保证与胸外按压有效配合，应进行气管插管正压通气 （2）操作方法 1）按压部位：新生儿两乳头连线中点的下方，即胸骨体下 1/3 进行按压，注意避开剑突 2）按压方法：拇指法，两手环绕新生儿胸廓，用两个拇指按压胸骨，其他手指支撑其脊柱；双指法，用一手的中指加示指或无名指，用指尖压迫胸骨，另一手掌面向上支撑其背部 3）按压深度：胸廓前后径的 1/3 4）按压要求：1 次按压动作包括 1 次下压与 1 次放松；下压时间稍短于放松的时间；在按压和放松的过程中，拇指或双指不能离开按压部位。避免按压和通气同时进行	
8. 评价　45 秒后再次评价呼吸、心率和氧饱和度	
9. 气管内插管的配合 （1）指征 1）羊水胎粪污染且新生儿无活力 2）需长时间正压人工呼吸	

续表

操作流程	要点与说明
3）气囊-面罩正压人工呼吸效果不佳 4）需配合胸外按压 5）需注入药物 6）特殊指征：早产儿气管内注入肺表面活性物质，先天性膈疝 （2）操作（应在20秒内由医师完成，护士配合） 1）打开低压吸引器，并连接胎粪吸引管 2）遵医嘱准备气管导管，将铜导丝插入到气管导管内，按需准备一次性注射器及脱敏胶布 3）固定新生儿头部以保持鼻吸气位并在插管过程中保证氧气的供应 4）待医师成功置入气管导管后，护士拔除导管内的铜导丝，移开喉镜并关闭光源	
10. 连接胎粪吸引管　将胎粪吸引管一端连接于低压吸引器，另一端连接在导管端，医师用拇指按住胎粪吸引管的侧孔吸引胎粪，吸引时间3~5秒。第一次吸引发现胎粪时检查心率，若新生儿无明显心率减慢，可再次插管吸引；若新生儿心率减慢，应进行正压人工通气	
11. 评价　30秒后再次评价呼吸、心率和氧饱和度	
12. 遵医嘱给药	
13. 安置新生儿　根据新生儿复苏后的呼吸、心率和氧饱和度，遵医嘱安置新生儿	• 保证新生儿安全
14. 整理用物　卫生手消毒，整理用物，洗手	

【参考文件】

1. 郑修霞. 妇产科护理学. 第5版. 北京：人民卫生出版社，2012.

2. 临床护理实践指南. 中华人民共和国卫生部. 2011.

3. 国际心肺复苏和心血管急救指南. 美国心脏病协会. 2010.

【文件保留】　1年

【附件】　无

【质控要点】

1. 新生儿复苏时每30秒必须重新评价新生儿呼吸、心率和氧饱和度，若出现气管插管指征立即配合医师行气管插管。

2. 胸外按压与正压人工呼吸的比例为3∶1；胸外按压的频率是90次/分，正压呼吸的率是30次/分。

3. 胸外按压的部位是新生儿两乳头连线中点的下方，即胸骨体下1/3进行按压，注意避开剑突；按压深度为胸廓前后径的1/3。

【文件交付】

1. 医疗副院长
2. 医务处处长
3. 护理部主任
4. 临床科室主任（妇产科）
5. 科护士长（所有）
6. 护士长（所有护理单元）

新生儿复苏技术评分标准

科室：　　　　　　　　　　　　　　　　　　　　　　　姓名：

项目	总分	技术操作要求	权重				得分	备注
			A	B	C	D		
操作过程	90	洗手，戴口罩	2	1	0	0		
		准备并检查用物	6	4	2	0		
		初步复苏	18	12	6	0		
		正压通气	10	6	2	0		
		评价	2	1	0	0		
		检查及矫正通气操作	2	1	0	0		
		胸外按压心脏	15	9	3	0		
		评价	2	1	0	0		
		气管内插管的配合	10	6	2	0		
		连接胎粪吸引管	8	6	3	0		
		评价	2	1	0	0		
		遵医嘱给药	3	2	1	0		

续表

项目	总分	技术操作要求	权重 A	B	C	D	得分	备注
操作过程	90	安置新生儿	5	3	1	0		
		整理用物	5	3	1	0		
评价	10	复苏过程熟练、节力	4	3	2	0		
		与医生配合默契	2	1	0	0		
		动作轻柔，保证新生儿安全	4	3	2	0		
总分	100							

主考教师：　　　　　　　　　　　　考核日期：

二十、 脐带血采集技术

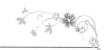

collection of umbilical cord blood technique

【目的与适用范围】

制定本规章与流程的目的是规范接生者为产妇进行脐带血采集时应遵循的操作程序，以保证采集质量。

【规章】

1. 脐带血采集过程必须保护母亲和婴儿，不得因增加脐带血采集量而改变分娩过程。

2. 在胎盘娩出前进行脐带血采集时，必须有安全措施确保母亲和婴儿的安全。

3. 胎盘娩出前脐带血的采集仅限于单胞胎顺产分娩时进行。

4. 多胎分娩脐带血的采集，必须在胎儿全部娩出后方可进行。

【名词释义】 无

【流程】

（一）必需品

治疗车、治疗盘、安尔碘皮肤消毒剂、无菌棉签、真空采血针、母体血样采集管、止血钳、手术衣、无菌手套、0.5%碘伏溶液、采血袋、检查手套、持针器、止血带、小垫、试管架、速干手消毒剂、污物杯、医疗垃圾桶、生活垃圾桶、利器盒。

（二）操作

操作流程	要点与说明
1. 洗手，戴口罩	
2. 确认产妇并解释　确认已签署知情同意书，核对产妇床号、姓名及过敏史，向产妇解释操作目的	• 保证产妇正确 • 取得产妇的配合
3. 评估　评估产妇的病情、新生儿出生时间、阴道出血量及合作程度	

续表

操作流程	要点与说明
4. 准备并检查用物　洗手，准备并检查用物 （1）检查各种物品在有效期内，外包装完好，无潮湿、破损 （2）检查采血袋，在有效期内，抗凝剂无色透明，无渗出、包装有无破损，产妇姓名无误	
5. 核对产妇　请产妇说出床号、姓名及过敏史，接生者复述床号、姓名，核对腕带信息；无法正常沟通的产妇，双人核对腕带信息	
6. 刷手，穿手术衣，戴无菌手套	
7. 采集脐带血　待新生儿常规断脐后，采集脐带血 （1）松动采血针针帽 （2）用碘伏纱布消毒准备穿刺的脐带，由脐带胎盘断端向胎盘方向消毒，消毒范围是胎盘断端的脐带 4~5cm，消毒两遍 （3）拔下针帽，将针尖斜面向下或偏向侧面刺入（<10°）已消毒的脐静脉充盈处，见血后针头沿血管壁顺行 1~2cm （4）用止血钳固定针头 （5）充分混匀血液与抗凝剂 1）混匀方法：在血液进入时，轻轻按压采血袋；轻轻晃动采血袋，使之混匀；采血袋垂直于操作台下依靠自然晃动混匀 2）采血袋的放置应低于采血端 3）采血时采血管路不得盘绕或打结，并始终保持通畅	• 应在采集时再拔下针帽，避免穿刺针在空气中暴露时间过长，污染针头 • 尽量减少更换穿刺部位，以避免污染 • 轻轻晃动血袋的目的是使血液与抗凝剂混匀
8. 拔针 1）结束时机：脐静脉塌陷萎缩，颜色变为苍白；待胎盘娩出后，再无血液流出 2）用止血钳夹闭脐带穿刺点的上端血管，将采血针头取下，待脐带血大部流入采血袋中（留 1~2cm 脐血以避免袋内脐血与外界空气接触） 3）待血液全部流入采血袋后，关闭双血止 4）将血袋上的针头保护套滑至顶部，并将其回扣锁好 5）上下倒置摇动采血袋 3~5 次，将血与抗凝剂再次充分混合摇匀	
9. 脱手套及手术衣，卫生手消毒	

续表

操作流程	要点与说明
10. 登记　将标签从采血袋外包装揭下，贴于采血袋上，填写标签信息及脐带血采集信息表	• 保证信息的完整性、准确性
11. 保存　将母亲静脉血，脐带血及信息表一起放入资料袋后，放入 4~25℃ 冰箱暂时保存	
12. 及时通知脐带血库工作人员，保证脐带血 24 小时内入库储存进行制备和冷冻	
13. 整理用物，洗手	
14. 注意事项 (1) 断脐后即刻采血，最佳采血时间为断脐后 1~2 分钟内 (2) 快速选择穿刺点，遵循先远端后近端原则	

【参考文件】

1. 脐带血造血干细胞治疗技术管理规范（试行）. 中华人民共和国卫生部. 2009.

2. 脐带血造血干细胞库技术规范（试行）. 中华人民共和国卫生部. 2002.

3. 脐带血造血干细胞库设置管理规范（试行）. 中华人民共和国卫生部. 2001.

4. 脐带血造血干细胞库管理办法（试行）. 中华人民共和国卫生部. 1999.

【文件保留】　1 年

【附件】　无

【质控要点】

1. 断脐后即刻采血，最佳采血时间为断脐后 1~2 分钟内。

2. 应在采集时再拔下针帽，避免穿刺针在空气中暴露时间过长。

3. 尽量减少更换穿刺部位。

4. 快速选择穿刺点，遵循先远端后近端原则。

5. 操作中严格遵循无菌操作原则。

6. 及时通知脐带血库工作人员，保证脐带血 24 小时内入库储存进行制备和冷冻。

【文件交付】

1. 医疗副院长
2. 护理部主任
3. 临床科室主任（妇产科）
4. 科护士长（所有）
5. 护士长（所有护理单元）

脐带血采集技术评分标准

科室：   姓名：

项目	总分	技术操作要求	权重				得分	备注
			A	B	C	D		
操作过程	90	洗手，戴口罩	3	2	1	0		
		确认产妇并解释	5	3	1	0		
		评估	10	6	2	0		
		准备并检查用物	8	6	3	0		
		核对产妇	4	3	2	0		
		刷手，穿手术衣，戴无菌手套	3	2	1	0		
		采集脐带血	20	12	4	0		
		拔针	15	9	3	0		
		脱手套及手术衣	2	1	0	0		
		登记	5	3	1	0		
		保存	5	3	1	0		
		通知血库	5	3	1	0		
		整理用物	5	3	1	0		
评价	10	操作流程熟练、节力	4	3	2	0		
		无菌观念强	2	1	0	0		
		保证产妇和新生儿安全	4	3	2	0		
总分	100							

主考教师：   考核日期：

二十一、负压吸引胎头技术

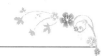

vaccum extraction

【目的与适用范围】

制定本规章与流程的目的是规范接生者进行负压吸引胎头时应遵循的操作程序，以保证母婴安全。

【规章】 无

【名词释义】 无

【流程】

（一）必需品

胎头吸引器、负压吸引器、新生儿复苏暖台、治疗车、治疗盘、产包（侧切剪、线剪、持针器、11cm 平镊及牙镊、9 号长注射针头、16cm 直止血钳 2 把、中号和大号不锈钢盆、尾纱、计血器、20ml 钢尺、14cm 直圆剪刀、16cm 弯止血钳、10cm×10cm 无菌纱布 5 块、接产巾、12cm 有齿及无齿小解剖镊、50ml 小量杯）、敷料包（手术衣、无菌手套 2 副、一次性接产组合大单、一次性接产巾 2 块、大棉垫、11cm×39cm 无菌纱布 10 块、脐圈、无菌棉签 4 根）、灭菌软皂液罐、灭菌碘伏液罐、灭菌冲洗壶、无菌大棉签（≥5 根）、盛有无菌持物钳的容器、一次性 20ml 注射器、2-0 可吸收缝合线、4-0 可吸收缝合线、无菌棉签、检查手套、0.9%氯化钠注射液 250ml、促进子宫收缩类药物（遵医嘱）、局部麻醉药、新生儿复苏药品（遵医嘱）、安尔碘皮肤消毒剂、0.5%碘伏溶液、2.5%碘酒溶液、75%乙醇溶液、1%甲紫溶液、20%软皂液、39~41℃温开水 1000ml、润滑剂、新生儿复苏物品（按需）、小垫、开瓶器、砂轮、速干手消毒剂、污物杯、医疗垃圾桶、生活垃圾桶、利器盒。

（二）操作

操作流程	要点与说明
1. 洗手，戴口罩	
2. 确认产妇并解释　核对产妇床号、姓名及过敏史，向产妇解释操作目的	• 保证产妇正确 • 取得产妇的配合
3. 评估　评估产妇的病情、胎儿大小、骨盆条件及会阴情况	
4. 准备并检查用物　洗手，准备并检查用物 （1）检查各种物品在有效期内，外包装完好，无潮湿、破损，产包灭菌指示胶带变色 （2）核对药名、浓度、剂量、用法、时间正确；检查在有效期之内；无变色、沉淀、混浊、絮状物；瓶装药液瓶口无松动，瓶体无裂痕、渗漏 （3）检查胎头吸引器、负压吸引器连接完好，备用状态 （4）打开新生儿复苏暖台开关，调节温度至 28~34℃，确认围挡已拉起。备好氧气、肩垫、新生儿复苏物品及药品	• 保证新生儿安全
5. 核对产妇　请产妇说出床号、姓名及过敏史，接生者复述其床号、姓名，核对腕带信息；无法正常沟通的产妇，双人核对腕带信息	
6. 安置体位　协助产妇仰卧于产床，取膀胱截石位，暴露会阴部	
7. 导尿	• 防止损伤膀胱
8. 消毒会阴　为产妇进行会阴消毒	
9. 打开产包和敷料包	• 遵循无菌操作原则
10. 刷手，穿手术衣，戴无菌手套	
11. 铺产台	
12. 检查胎方位	
13. 局麻　进行阴部神经阻滞麻醉，局部浸润麻醉	
14. 行会阴切开术	

操作流程	要点与说明
15. 放置胎头吸引器 （1）打开负压吸引器，调节负压在 39.23~49.03kPa 之间 （2）以左手示、中指撑开阴道后壁 （3）将吸引器头端外面涂以润滑剂，右手持吸引器柄，使吸引器头端沿产妇阴道后壁缓缓滑入 （4）吸引部位：胎头后顶部，避开后囟门 （5）右手示指沿吸引器周边一周检查有无阴道壁夹在吸引器与胎头之间	• 动作应轻柔 • 减少阴道内操作的阻力
16. 胎头吸引　每次宫缩时牵引，整个过程中助手协助保护会阴 （1）逐渐增加负压（39.23~49.03kPa），按应娩出胎方位方向稍加旋转，使产轴形成 （2）下次宫缩前增加负压到规定的压力，按产轴方向牵引，并同时旋转 （3）牵拉枕部至耻骨联合下方后，逐渐向上牵引，助胎头仰伸 （4）胎头仰伸娩出后，放开吸引器再娩出胎体 （5）总牵引时间不宜超过 10~20 分钟 （6）左枕位时逆时针方向旋转，右枕位时顺时针方向旋转 （7）如因阻力过大或负压不足发生吸引器滑脱，可重新再放置，一般不宜超过 3 次 （8）注意防止漏气及滑脱，如有漏气时注意检查接头，牵拉过程不见胎头下降时，应复查胎方位是否正确，及时纠正	• 以保证牵引效果，无宫缩时放松但保持负压
17. 新生儿处理　清理新生儿呼吸道，处理脐带，检查新生儿有无产伤	
18. 协助娩出胎盘并检查是否完整	
19. 检查软产道	
20. 缝合会阴侧切伤口	
21. 双人检查　与医师共同行阴道检查及肛查，检查阴道内是否有纱布或其他物品存留，肛查是否有黏膜下血肿等特殊情况	• 保证产妇安全
22. 脱手套及手术衣	

续表

操作流程	要点与说明
23. 安置产妇　协助产妇取舒适体位	• 注意保暖 • 保护隐私
24. 告知注意事项 （1）产后休养时可取自然舒适体位，便后清洗外阴，勤换卫生巾，保持会阴清洁 （2）若出现会阴肿胀、剧痛时，及时告知医护人员	
25. 整理用物　推车至洗涤间，戴手套，计量出血量，整理用物，清点并清洗器械，脱手套，洗手	
26. 核对并签字　核对分娩记录、新生儿病历信息正确后签字	

【参考文件】

1. 王立新. 专科护理临床实用指导妇产科护理. 北京：北京科学技术出版社，2012.

2. 魏丽惠. 妇产科诊疗常规. 北京：中国医药科技出版社，2012.

3. 北京市助产培训教材. 北京市卫生局，北京妇幼保健院. 2011.

4. 曹泽毅. 中华妇产科学（上册）. 第2版. 北京：人民卫生出版社，2004.

【文件保留】 1年

【附件】 无

【质控要点】

1. 每次宫缩时牵引，无宫缩时放松但保持负压。

2. 总牵引时间不宜超过10~20分钟。

3. 如有漏气时注意检查接头，牵拉过程不见胎头下降时，应复查胎方位是否正确，及时纠正。

4. 如因阻力过大或负压不足发生吸引器滑脱，可重新再放置，一般不宜超过3次。

【文件交付】

1. 医疗副院长

2. 护理部主任

3. 临床科室主任（妇产科）

4. 科护士长（所有）

5. 护士长（所有护理单元）

负压吸引胎头技术评分标准

科室：　　　　　　　　　　　　　　　　　　　　　　　　姓名：

项目	总分	技术操作要求	权重				得分	备注
			A	B	C	D		
操作过程	90	洗手，戴口罩	3	2	1	0		
		确认产妇并解释	5	3	1	0		
		评估	10	6	2	0		
		准备并检查用物	3	2	1	0		
		核对产妇	2	1	0	0		
		安置体位	2	1	0	0		
		导尿	2	1	0	0		
		会阴消毒	2	1	0	0		
		打开产包和敷料包	2	1	0	0		
		刷手，穿手术衣，戴无菌手套	2	1	0	0		
		铺产台	2	1	0	0		
		检查胎方位	3	2	1	0		
		局麻	3	2	1	0		
		行会阴切开术	3	2	1	0		
		放置胎头吸引器	10	6	2	0		
		胎头吸引	10	6	2	0		
		新生儿处理	5	3	1	0		
		协助娩出胎盘并检查	2	1	0	0		
		检查软产道	2	1	0	0		
		缝合会阴侧切伤口	3	2	1	0		
		双人检查	2	1	0	0		
		脱手套及手术衣	2	1	0	0		

续表

项目	总分	技术操作要求	权重				得分	备注
			A	B	C	D		
操作过程	90	安置产妇	3	2	1	0		
		整理用物	3	2	1	0		
		告知注意事项	2	1	0	0		
		核对并签字	2	1	0	0		
评价	10	操作流程熟练、节力	4	3	2	0		
		动作轻柔	2	1	0	0		
		保证产妇和新生儿安全	4	3	2	0		
总分	100							

主考教师：　　　　　　　　　　　　　　考核日期：

二十二、 臀助产技术

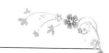

assisted breech delivery and breech extraction technique

【目的与适用范围】

制定本规章与流程的目的是规范接生者进行臀助产时应遵循的操作程序，以保证母婴安全。

【规章】 无

【名词释义】 无

【流程】

（一）必需品

新生儿复苏暖台、治疗车、治疗盘、产包（侧切剪、线剪、持针器、11cm 平镊及牙镊、9 号穿刺针、16cm 直止血钳 2 把、中号和大号不锈钢盆、尾纱、计血器、20ml 钢尺、14cm 直圆剪刀、16cm 弯止血钳、10cm×10cm 无菌纱布 5 块、接产巾、12cm 有齿及无齿小解剖镊、50ml 小量杯）、敷料包（手术衣、无菌手套 2 副、一次性接产组合大单、一次性接产巾 2 块、大棉垫、11cm×39cm 无菌纱布 10 块、脐圈、无菌棉签 4 根）、灭菌软皂液罐、灭菌碘伏液罐、灭菌冲洗壶、无菌大棉签（≥5 根）、盛有无菌持物钳的容器、一次性 20ml 注射器、2-0 可吸收缝合线、4-0 可吸收缝合线、无菌棉签、检查手套、0.9%氯化钠注射液 250ml、促进子宫收缩类药物（遵医嘱）、局部麻醉药、新生儿复苏药品（遵医嘱）、安尔碘皮肤消毒剂、0.5%碘伏溶液、2.5%碘酒溶液、75%乙醇溶液、1%甲紫溶液、20%软皂液、39~41℃温开水 1000ml、新生儿复苏物品（按需）、小垫、开瓶器、砂轮、速干手消毒剂、污物杯、医疗垃圾桶、生活垃圾桶、利器盒。

（二）操作

操作流程	要点与说明
1. 洗手，戴口罩	
2. 确认产妇并解释　核对产妇床号、姓名及过敏史，向产妇解释操作目的	• 保证产妇正确 • 取得产妇的配合
3. 评估　评估产妇的病情、胎儿大小、骨盆条件及会阴情况	
4. 准备并检查用物　洗手，准备并检查用物 （1）检查各种物品在有效期内，外包装完好，无潮湿、破损，产包灭菌指示胶带变色 （2）核对药名、浓度、剂量、用法、时间正确；检查在有效期之内；无变色、沉淀、混浊、絮状物；瓶装药液瓶口无松动，瓶体无裂痕、渗漏 （3）打开新生儿复苏暖台开关，调节温度至 28~34℃，确认围挡已拉起。备好氧气、肩垫、新生儿复苏物品及药品	• 保证新生儿安全
5. 核对产妇　请产妇说出床号、姓名及过敏史，接生者复述其床号、姓名，核对腕带信息；无法正常沟通的产妇，双人核对腕带信息	
6. 安置体位　协助产妇仰卧于产床，取膀胱截石位，暴露会阴部	
7. 会阴消毒　为产妇进行会阴消毒	
8. 打开产包和敷料包	• 遵循无菌操作原则
9. 刷手，穿手术衣，戴无菌手套	
10. 铺产台	
11. 堵臀　当胎臀在阴道口拨露时，用接产巾堵住阴道口，直至手掌感到压力相当大，阴道充分扩张（图 1-22-1） 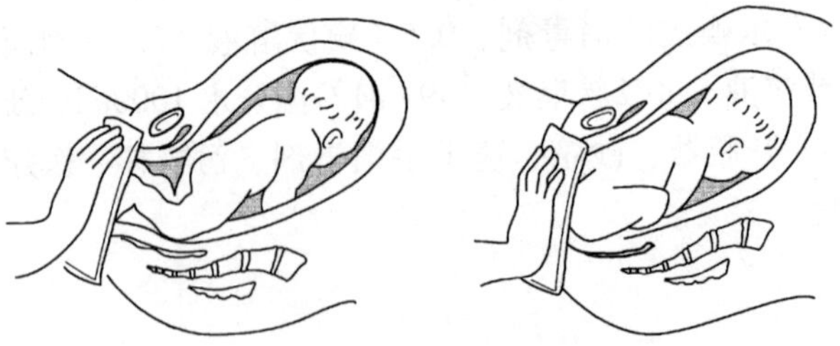	• 充分堵臀，助宫颈扩张

图 1-22-1　堵臀助宫颈扩张

操作流程	要点与说明
12. 导尿	
13. 局麻　进行阴部神经阻滞麻醉，局部浸润麻醉	
14. 行会阴切开术	
15. 协助肩娩出　待胎臀自然娩出至脐部后，协助胎肩娩出 （1）上肢助产滑脱法：右手握住胎儿双足，向前上方提，使后肩显露于会阴，左手示指、中指伸入阴道，由后肩沿上臂至肘关节处，协助后肩及肘关节沿胸前滑出阴道，将胎体放低，前肩由耻骨弓自然娩出（图1-22-2） （2）旋转胎体法：用接产巾包裹胎儿臀部，双手紧握，两手拇指在背侧，另4指在腹侧，将胎体按逆时针方向旋转，同时稍向下牵拉，右肩及右臂娩出，再将胎体顺时针旋转，左肩及左臂娩出（图1-22-3） 图1-22-2　上肢助产滑脱法　　图1-22-3　旋转胎体法	• 动作轻柔
16. 助娩胎头（图1-22-4） （1）将胎背转至前方，使胎头矢状缝与骨盆出口前后径一致 （2）将胎体骑跨在接生者左前臂上，同时接生者左手伸入产妇阴道内，示指及中指扶于胎儿鼻两侧颌骨 （3）接生者右手中指压低胎头枕部使其俯屈，示指及无名指置于胎儿颈部两侧，向下牵拉，使胎头保持俯屈 （4）当胎头枕部抵于耻骨弓时，逐渐将胎体上举，以枕部为支点，娩出胎头	• 脐部娩出后2~3分钟内娩出胎头，最长不超过8分钟

操作流程	要点与说明

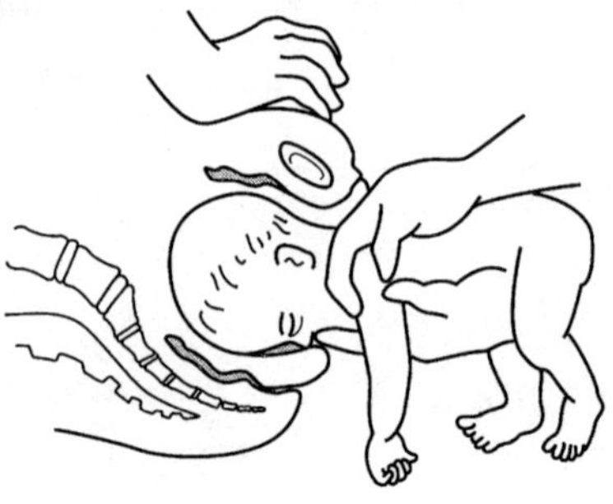

(1) 侧面观　　　　　　　(2) 正面观

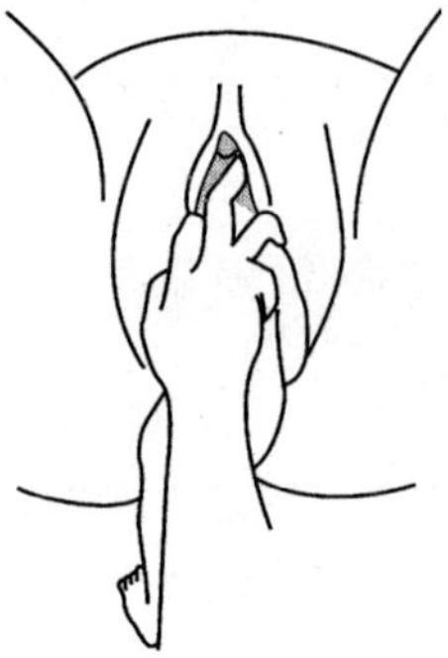

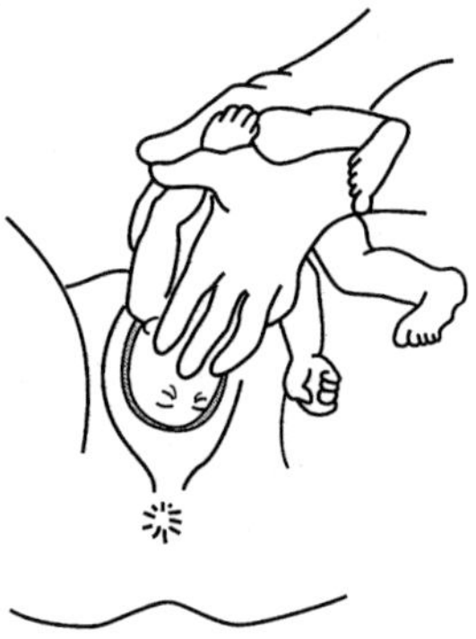

(3) 胎头即将娩出

图 1-22-4　助娩胎头

操作流程	要点与说明
17. 新生儿处理　清理新生儿呼吸道，处理脐带，仔细检查新生儿有无肩臂丛神经损伤	
18. 协助娩出胎盘并检查是否完整	
19. 检查软产道	
20. 缝合会阴侧切伤口	
21. 双人检查　与医师共同行阴道检查及肛查，确认阴道内无纱布或其他物品存留，肛查确认无黏膜下血肿等特殊情况	• 保证产妇安全
22. 脱手套及手术衣	
23. 安置产妇　协助产妇取舒适体位	• 注意保暖 • 保护隐私

续表

操作流程	要点与说明
24. 告知注意事项 （1）产后休养时可取自然舒适体位，便后清洗外阴，勤换卫生巾，保持会阴清洁 （2）若出现会阴肿胀、剧痛时，及时告知医护人员	
25. 整理用物　推车至洗涤间，戴手套，计量出血量，整理用物，清点并清洗器械，脱手套，洗手	
26. 核对并签字　核对分娩记录、新生儿病历信息正确后签字	

【参考文件】

1. 姜梅. 产科临床护理思维与实践. 北京：人民卫生出版社，2013.

2. 谢幸，苟文丽. 妇产科学. 第 8 版. 北京：人民卫生出版社，2013.

3. 北京市助产培训教材. 北京市卫生局，北京妇幼保健院. 2011.

4. 丰有吉，沈铿. 妇产科学. 第 2 版. 北京：人民卫生出版社，2010.

5. 顾美皎，戴钟英，魏丽惠. 临床妇产科学. 第 2 版. 北京：人民卫生出版社，2011.

【文件保留】　1 年

【附件】　无

【质控要点】

1. 应充分堵臀。

2. 脐部娩出后 2~3 分钟内娩出胎头，最长不宜超过 8 分钟。

3. 接生者与医师共同行阴道检查及肛查：检查阴道内是否有纱布或其他物品存留，肛查是否有黏膜下血肿等。

【文件交付】

1. 医疗副院长

2. 医务处处长

3. 护理部主任

4. 临床科室主任（妇产科）

5. 科护士长（所有）

6. 护士长（所有护理单元）

臀助产技术评分标准

科室：   姓名：

项目	总分	技术操作要求	权重 A	B	C	D	得分	备注
操作过程	90	洗手，戴口罩	3	2	1	0		
		确认产妇并解释	5	3	1	0		
		评估	10	6	2	0		
		准备并检查用物	3	2	1	0		
		核对产妇	2	1	0	0		
		安置体位	2	1	0	0		
		会阴消毒	2	1	0	0		
		打开产包和敷料包	2	1	0	0		
		刷手，穿手术衣，戴无菌手套	2	1	0	0		
		铺产台	2	1	0	0		
		堵臀	8	6	3	0		
		导尿	2	1	0	0		
		局麻	3	2	1	0		
		行会阴切开术	3	2	1	0		
		协助胎肩娩出	8	6	3	0		
		助娩胎头	8	6	3	0		
		新生儿处理	5	3	1	0		
		协助娩出胎盘并检查	2	1	0	0		
		检查软产道	2	1	0	0		
		缝合会阴侧切伤口	2	1	0	0		
		双人检查	2	1	0	0		
		脱手套及手术衣	2	1	0	0		
		安置产妇	3	2	1	0		
		告知注意事项	2	1	0	0		
		整理用物	3	2	1	0		
		核对并签字	2	1	0	0		

项目	总分	技术操作要求	权重				得分	备注
			A	B	C	D		
评价	10	操作流程熟练、节力	4	3	2	0		
		动作轻柔	2	1	0	0		
		保证产妇和新生儿安全	4	3	2	0		
总分	100							

主考教师： 考核日期：

二十三、 肩难产处理技术

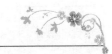

management of shoulder dystocia

【目的与适用范围】

制定本规章与流程的目的是规范接生者为发生肩难产的产妇进行接产时应遵循的操作程序，以保证母婴安全。

【规章】 无

【名词释义】

肩难产（shoulder dystocia）：胎头娩出后，胎儿前肩被嵌顿于耻骨联合上方，用常规助产手法不能娩出胎儿双肩。

【流程】

（一）必需品

新生儿复苏暖台、治疗车、治疗盘、产包（侧切剪、线剪、持针器、11cm 平镊及牙镊、9 号穿刺针、16cm 直止血钳 2 把、中号和大号不锈钢盆、尾纱、计血器、20cm 钢尺、14cm 直圆剪刀、16cm 弯止血钳、10cm×10cm 无菌纱布 5 块、接产巾、12cm 有齿及无齿小解剖镊、50ml 小量杯）、敷料包（手术衣、无菌手套 2 副、一次性接产组合大单、一次性接产巾 2 块、大棉垫、11cm×39cm 无菌纱布 10 块、脐圈、无菌棉签 4 根）、灭菌软皂液罐、灭菌碘伏液罐、灭菌冲洗壶、无菌大棉签（≥5 根）、盛有无菌持物钳的容器、一次性 20ml 注射器、2-0 可吸收缝合线、4-0 可吸收缝合线、无菌棉签、检查手套、0.9%氯化钠注射液 250ml、促进子宫收缩类药物（遵医嘱）、局部麻醉药、新生儿复苏药品（遵医嘱）、安尔碘皮肤消毒剂、0.5%碘伏溶液、2.5%碘酒溶液、75%乙醇溶液、1%甲紫溶液、20%软皂液、39~41℃温开水 1000ml、新生儿复苏物品（按需）、小垫、开瓶器、砂轮、速干手消毒剂、污物杯、医疗垃圾桶、生活垃圾桶、利器盒。

（二）操作

操作流程	要点与说明
1. 洗手，戴口罩	
2. 确认产妇并解释　核对产妇床号、姓名及过敏史，向产妇解释操作目的	• 保证产妇正确 • 取得产妇的配合
3. 评估　评估产妇的病情、胎儿大小、骨盆条件及会阴情况	
4. 准备并检查用物　洗手，准备并检查用物 （1）检查各种物品在有效期内，外包装完好，无潮湿、破损，产包灭菌指示胶带变色 （2）核对药名、浓度、剂量、用法、时间正确；检查在有效期之内；无变色、沉淀、混浊、絮状物；瓶装药液瓶口无松动，瓶体无裂痕、渗漏 （3）打开新生儿复苏暖台开关，调节温度至 28~34℃，确认围挡已拉起。备好氧气、肩垫、新生儿复苏物品及药品	• 保证新生儿安全
5. 核对产妇　请产妇说出床号、姓名及过敏史，接生者复述其床号、姓名，核对腕带信息；无法正常沟通的产妇，双人核对腕带信息	
6. 安置体位　协助产妇仰卧于产床，取膀胱截石位，暴露会阴部	
7. 协助排空膀胱	
8. 消毒会阴　为产妇进行会阴消毒	
9. 打开产包和敷料包	• 遵循无菌操作原则
10. 刷手，穿手术衣，戴无菌手套	
11. 铺产台	
12. 检查胎方位	
13. 局麻　进行阴部神经阻滞麻醉，局部浸润麻醉	
14. 行会阴切开术	• 切口应足够大，保证操作空间
15. 协助胎头娩出	

操作流程	要点与说明
16. 娩胎肩　当胎头娩出后，胎颈回缩，胎肩娩出受阻时，请求援助，采取以下方法	
(1) 屈大腿助产法（McRobert 法）：协助产妇极度屈曲双腿，尽可能紧贴腹部，双手抱膝（图 1-23-1） 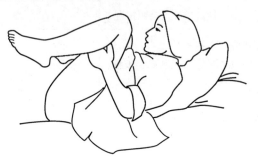 图 1-23-1　屈大腿助产法	• 使腰骶段变直、脊柱弯曲度缩小，减少骨盆倾斜度。此时骨盆径线虽无改变，但骨盆轴方向的改变使骶骨相对后移，骶尾关节增宽，嵌顿于耻骨联合后的前肩自然松动，适当用力向下牵引胎头，前肩即可娩出
(2) 压前肩法（suprapubic pressure）：于产妇耻骨联合上方适度压胎儿前肩，使双肩径缩小，同时向下牵拉胎头，两者相互配合持续加压与牵引，有助于嵌顿的前肩娩出（图 1-23-2） 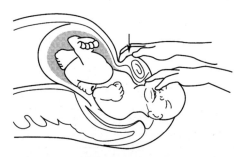 图 1-23-2　压前肩法	
(3) 旋肩法（Wood 法）：将示、中指放入产妇阴道，紧贴胎儿后肩的背面，将后肩向侧上方旋转，助手协助胎头向同方向旋转，当后肩逐渐旋转到前肩位置时娩出（图 1-23-3）	• 旋肩法操作时，胎背在母体右侧用右手，胎背在母体左侧用左手

续表

操作流程	要点与说明
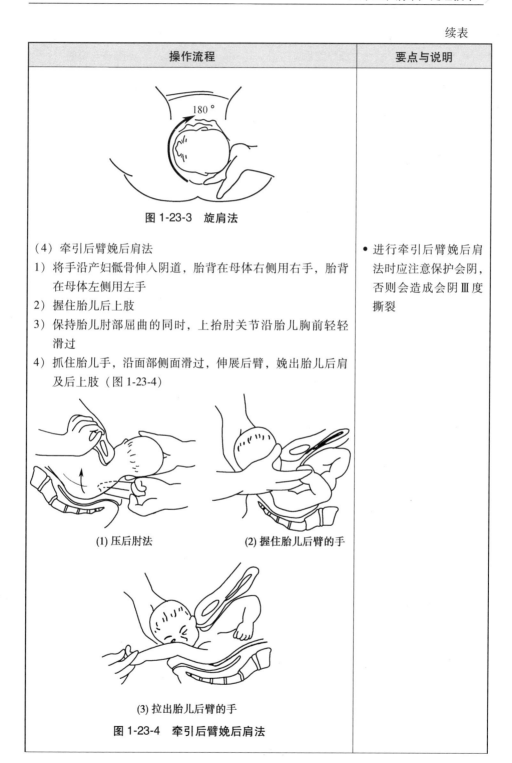图 1-23-3　旋肩法 （4）牵引后臂娩后肩法 1）将手沿产妇骶骨伸入阴道，胎背在母体右侧用右手，胎背在母体左侧用左手 2）握住胎儿后上肢 3）保持胎儿肘部屈曲的同时，上抬肘关节沿胎儿胸前轻轻滑过 4）抓住胎儿手，沿面部侧面滑过，伸展后臂，娩出胎儿后肩及后上肢（图 1-23-4） (1) 压后肘法　　　(2) 握住胎儿后臂的手 (3) 拉出胎儿后臂的手 图 1-23-4　牵引后臂娩后肩法	• 进行牵引后臂娩后肩法时应注意保护会阴，否则会造成会阴Ⅲ度撕裂

操作流程	要点与说明
5）待后肩娩出后，将双肩径转至骨盆斜径上，前肩松动入盆，轻轻牵拉胎头即可娩出前肩 （5）四肢着地法：让产妇双手和双膝撑地，这样依靠重力能帮助后肩下降到骶岬的下方（图1-23-5） 图1-23-5　四肢着地法 （6）Zavanelli助娩法：将胎头转成枕前位或枕后位，使胎头俯屈并缓慢将其还纳回阴道，并紧急行剖宫产娩出胎儿 （7）腹部救援：此种方法极少采用，适用于双肩难产且胎头复位及传统手法均失败而胎儿存活者。采用子宫下段剖宫产术，帮助抬高前肩并使其旋转到斜径上，以便于后肩下降到骶岬下面直接娩出 （8）断锁骨法：若胎儿已死亡时，可剪断胎儿锁骨缩小双肩径，使胎儿易于娩出	• 进行四肢着地法需要足够的人员帮助，有其局限性，可以在以上助产手法失败时使用
17. 新生儿处理　清理新生儿呼吸道，处理脐带	
18. 协助娩出胎盘并检查	
19. 检查软产道	
20. 缝合会阴切口	

操作流程	要点与说明
21. 双人检查　与台下医师共同行阴道检查及肛查：确认阴道内无纱布或其他物品存留，肛查确认无黏膜下血肿等特殊情况	• 保证产妇安全
22. 脱手套及手术衣	
23. 安置产妇　协助产妇取舒适体位	• 注意保暖 • 保护隐私
24. 告知注意事项 （1）产后休养时可取自然舒适体位，便后清洗外阴，勤换卫生巾，保持会阴清洁 （2）若出现会阴肿胀、剧痛时，及时告知医护人员	
25. 整理用物　推车至洗涤间，戴手套，计量出血量，整理用物，清点并清洗器械，脱手套，洗手	
26. 核对并签字　核对分娩记录、新生儿病历信息正确后签字	

【参考文件】

1. 谢幸，苟文丽. 妇产科学. 第 8 版. 北京：人民卫生出版社，2013.
2. 北京市助产培训教材. 北京市卫生局，北京妇幼保健院. 2011.
3. 丰有吉，沈铿. 妇产科学. 第 2 版. 北京：人民卫生出版社，2010.

【文件保留】　1 年

【附件】　无

【质控要点】

1. 旋肩法操作时，胎背在母体右侧用右手，胎背在母体左侧用左手。
2. 进行牵引后臂娩后肩法时应注意保护会阴，否则会造成会阴Ⅲ度撕裂。

【文件交付】

1. 医疗副院长
2. 医务处处长
3. 护理部主任
4. 临床科室主任（妇产科）

5. 科护士长（所有）

6. 护士长（所有护理单元）

肩难产处理技术评分标准

科室： 姓名：

项目	总分	技术操作要求	权重				得分	备注
			A	B	C	D		
操作过程	90	洗手，戴口罩	3	2	1	0		
		确认产妇并解释	5	3	1	0		
		评估	10	6	2	0		
		准备并检查用物	3	2	1	0		
		核对产妇	2	1	0	0		
		安置体位	2	1	0	0		
		排空膀胱	2	1	0	0		
		会阴消毒	2	1	0	0		
		打开产包和敷料包	2	1	0	0		
		刷手，穿手术衣，戴无菌手套	2	1	0	0		
		铺产台	2	1	0	0		
		检查胎方位	2	1	0	0		
		局麻	3	2	1	0		
		会阴切开	3	2	1	0		
		协助胎头娩出	2	1	0	0		
		娩胎肩	20	12	4	0		
		新生儿处理	5	3	1	0		
		协助胎盘娩出并检查	2	1	0	0		
		检查软产道	2	1	0	0		
		缝合会阴切口	2	1	0	0		
		双人检查	2	1	0	0		
		脱手套及手术衣	2	1	0	0		
		安置产妇	3	2	1	0		
		整理用物	3	2	1	0		
		告知注意事项	2	1	0	0		
		核对并签字	2	1	0	0		

续表

项目	总分	技术操作要求	权重				得分	备注
			A	B	C	D		
评价	10	操作流程熟练、节力	4	3	2	0		
		手法正确	2	1	0	0		
		保证产妇和新生儿安全	4	3	2	0		
总分	100							

主考教师： 考核日期：

二十四、母乳喂养技术

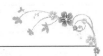

breast feeding

【目的与适用范围】

制定本规章与流程的目的是规范护士协助产妇进行母乳喂养时应遵循的操作程序，促进母乳喂养成功。

【规章】 无

【名词释义】 无

【流程】

（一）必需品

脸盆（自备）、温水（自备）、毛巾（自备）、屏风（按需）。

（二）操作

操作流程	要点与说明
1. 洗手，戴口罩	
2. 评估　评估其病情、乳房清洁情况、乳房泌乳及充盈情况、乳头有无皲裂及新生儿喂养情况	• 取得产妇配合
3. 准备用物　协助备好温水、毛巾。关闭门窗，若有其他产妇需遮挡屏风	• 保护产妇隐私
4. 洗手　洗手，协助产妇洗手	
5. 安置哺乳体位　协助产妇选择舒适体位，如卧位式哺乳体位（图1-24-1）、摇篮式哺乳体位（图1-24-2）、橄榄球式哺乳体位（图1-24-3）、交叉式哺乳体位（图1-24-4）。保持新生儿的头与身体呈一条直线，将新生儿的脸贴近乳房、鼻子对着乳头，将新生儿身体贴近产妇，指导产妇将其抱紧。协助产妇托住新生儿的头部、肩部及臀部。对于稍大的新生儿，托住其上半身即可	• 若新生儿头颈部扭曲，则不能轻松地吸吮和吞咽 • 确保新生儿的安全

操作流程	要点与说明
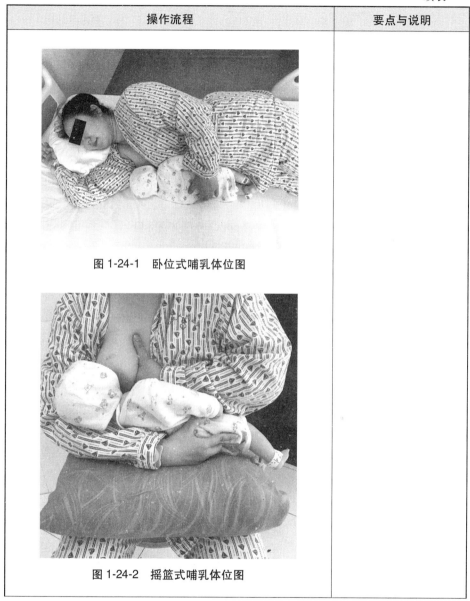 图 1-24-1　卧位式哺乳体位图 图 1-24-2　摇篮式哺乳体位图	

续表

操作流程	要点与说明
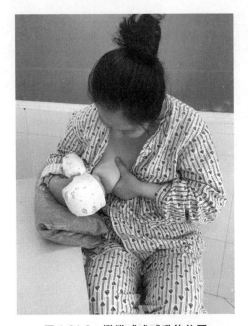 图 1-24-3　橄榄球式哺乳体位图 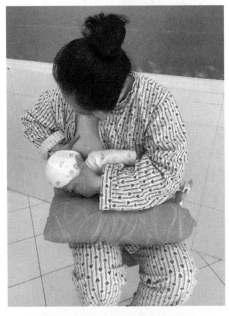 图 1-24-4　交叉式哺乳体位图	

操作流程	要点与说明
6. 协助托起乳房（图 1-24-5） **图 1-24-5 托起乳房** （1）协助产妇用食指支撑乳房基底部，掌心靠在乳房下的胸壁上，拇指放在乳房的上方，两个手指轻压乳房。托乳房的手不要太靠近乳头，避免"剪刀式"或"雪茄式"托乳 （2）若产妇乳房大且下垂，指导其用手托住乳房帮助乳汁流出；若产妇乳房小而高，喂哺时不需要持续托住乳房	• 改善乳房形态，使新生儿容易含接
7. 协助含接 协助产妇用乳头轻轻碰触新生儿的嘴唇，使新生儿张嘴，当新生儿嘴张得很大时，即可将乳头及大部分乳晕放在新生儿口中，进行吸吮	• 评价新生儿含接正确的要点：嘴张得很大，下唇向外翻，舌头呈勺状环绕乳晕，面颊鼓起呈圆形，嘴上方有更多的乳晕，新生儿慢而深地吸吮，有时突然暂停，能看见或听到吞咽
8. 协助拍背 待产妇喂养结束（新生儿停止吸吮，张口，抽出乳头）后，协助产妇将新生儿抱起轻拍背部，使哺乳中新生儿吸入的空气以嗝的形式排出	• 避免溢奶
9. 安置产妇 协助产妇及新生儿取舒适体位。洗手，整理床单位	

操作流程	要点与说明
10. 告知注意事项　告知产妇及家属母乳喂养的注意事项 （1）产妇乳胀或新生儿饥饿时即可按需协助产妇进行母乳喂养 （2）勿用肥皂水、乙醇等刺激性物品清洗乳头 （3）哺乳时吸完一侧乳房，再吸另一侧乳房，若乳量较多，每次可吸吮一侧乳房，下一次哺乳再喂另一侧，做到有效吸吮 （4）乳头皲裂时，哺乳后挤出少许乳汁涂在乳头及乳晕处，促进愈合；患乳腺炎时，不应停止母乳喂养，应继续喂哺或用吸奶器吸空乳房 （5）不可随便给新生儿添加水及其他饮料 （6）加奶指征 1）体重比出生时下降≥10% 2）脱水热 3）出生4~5天后，尿量次数<6次／日，尿色深为砖红色 4）低血糖高危儿：如晚期早产儿、足月小样儿、巨大儿、窒息儿、糖尿病母亲的婴儿，如果母乳喂养不能使婴儿血糖达到正常情况 5）母乳不足性黄疸加重接受蓝光治疗者	
11. 洗手	

【参考文件】

1. 王惠珊，曹彬. 母乳喂养培训教程. 北京：北京大学医学出版社，2014.
2. 临床护理实践指南. 中华人民共和国卫生部. 2011.

【文件保留】　1 年

【附件】　无

【质控要点】　无

【文件交付】

1. 医疗副院长

2. 护理部主任

3. 临床科室主任（妇产科）

4. 科护士长（所有）

5. 护士长（所有护理单元）

母乳喂养技术评分标准

科室：　　　　　　　　　　　　　　　　　　　　　　　　　姓名：

项目	总分	技术操作要求	权重				得分	备注
			A	B	C	D		
操作过程	90	洗手，戴口罩	4	3	2	0		
		评估	12	8	4	0		
		准备用物	4	3	2	0		
		洗手	8	6	3	0		
		安置哺乳体位	20	12	4	0		
		协助托起乳房	12	8	4	0		
		协助含接	12	8	4	0		
		协助拍背	8	6	3	0		
		安置产妇	2	1	0	0		
		告知注意事项	6	4	2	0		
		洗手	2	1	0	0		
评价	10	操作动作熟练、节力、轻柔	5	3	1	0		
		沟通有效	3	2	1	0		
		注意产妇保暖及隐私	2	1	0	0		
总分	100							

主考教师：　　　　　　　　　　　　　　考核日期：

二十五、 医用吸乳器使用技术

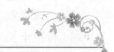

application of the medical breast pump

【目的与适用范围】

制定本规章与流程的目的是规范护士为产妇使用医用吸乳器时应遵循的操作程序，以保证使用安全。

【规章】 无

【名词释义】 无

【流程】

（一）必需品

医用吸乳器、一次性吸乳配件、75%乙醇溶液、纱布、屏风（按需）、速干手消毒剂、医疗垃圾桶、生活垃圾桶。

（二）操作

操作流程	要点与说明
1. 洗手，戴口罩	
2. 核对医嘱　两名护士持执行项目表（附件2）与医嘱核对床号、姓名、医嘱名称、频率、时间，无误后在执行项目表（附件2）上签字	
3. 确认产妇并解释　至产妇床旁，核对产妇床号、姓名，向产妇解释操作目的，关闭门窗，若有其他产妇需遮挡屏风	• 保证产妇正确 • 取得产妇的配合 • 保护产妇隐私
4. 评估　评估产妇的乳房情况及乳汁情况	
5. 准备并检查用物　回处置室，洗手。准备并检查用物 （1）检查各种物品在有效期内，外包装完好，无潮湿、破损 （2）连接医用吸乳器电源，按下"开关键"开机，自检通过，关机	• 保证仪器处于完好状态

112

操作流程	要点与说明
6. 核对产妇　推吸乳器并携物至产妇床旁，请产妇说出床号、姓名，护士复述其床号、姓名，核对腕带信息。持 PDA 登录移动护理，扫描产妇腕带，查看医嘱	• 保证产妇正确
7. 连接电源　连接医用吸乳器电源	
8. 安置产妇　协助产妇取半卧位或坐位，解开上衣，暴露乳房，卫生手消毒	• 注意保暖
9. 放置吸乳护罩　将吸乳配件与医用吸乳器连接，将吸乳护罩放于乳房上，罩住乳头且乳头位于护罩管腔正中央。指导并协助产妇持储奶瓶使护罩与乳房皮肤贴合紧密（图 1-25-1），不能漏空气，按下"开关键"开机 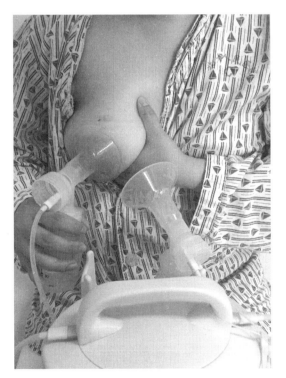 图 1-25-1　使用医用吸乳器	

操作流程	要点与说明
10. 吸乳　旋转负压按钮调节至产妇感觉舒适、无痛感为宜，开始吸乳，吸乳过程中产妇应感到舒适，乳头无痛感，吸乳时间为 15~20 分钟	
11. 吸乳结束　吸乳结束后，取下吸乳护罩，按下"开关键"关机，拔下电源	
12. 再次核对产妇　协助产妇穿衣系扣，卫生手消毒，在 PDA 上点击执行确认，在执行项目表（附件 2）上签字	
13. 评估并记录　评估产妇吸乳后乳房情况，在一般护理记录单（附件 3）上记录	
14. 整理用物　将吸乳配件弃入医疗垃圾桶，医用吸乳器推回处置室，用 75% 乙醇溶液纱布擦拭仪器表面	
15. 注意事项 （1）使用医用吸乳器适应证：母婴分离、产后开奶促进乳汁分泌、泌乳不足、乳胀、乳腺管堵塞、乳腺炎、乳头疼痛、皲裂、乳头扁平凹陷及新生儿含接吸吮困难 （2）若乳汁需要保存，指导产妇按母乳储存方法保存乳汁	

【参考文件】　无

【文件保留】　1 年

【附件】

附件 2　执行项目表
附件 3　一般护理记录单

【质控要点】

1. 使用医院吸乳器前应评估产妇的乳房情况及乳汁情况。
2. 吸乳过程中产妇应感到舒适，乳头无痛感。

【文件交付】

1. 医疗副院长
2. 护理部主任

3. 临床科室主任（妇产科）

4. 科护士长（所有）

5. 护士长（所有护理单元）

医用吸乳器使用技术评分标准

科室：   姓名：

项目	总分	技术操作要求	权重				得分	备注
			A	B	C	D		
操作过程	90	洗手，戴口罩	2	1	0	0		
		核对医嘱	4	3	2	0		
		确认产妇并解释	5	3	1	0		
		评估	6	4	2	0		
		准备并检查用物	6	4	2	0		
		核对产妇	3	2	1	0		
		连接电源	3	2	1	0		
		安置产妇	10	6	2	0		
		放置吸乳护罩	15	9	3	0		
		吸乳	12	8	4	0		
		吸乳结束	10	6	2	0		
		再次核对产妇	4	3	2	0		
		评估并记录	4	3	2	0		
		整理用物	6	4	2	0		
评价	10	操作动作熟练、节力、轻柔	3	2	1	0		
		沟通有效	2	1	0	0		
		产妇感觉舒适，乳头无痛感	5	3	1	0		
总分	100							

主考教师：   考核日期：

二十六、 新生儿油浴技术

newborn oil bath technique

【目的与适用范围】

制定本规章与流程的目的是规范护士为新生儿进行油浴时应遵循的操作程序，避免新生儿皮肤存在潜在感染的风险。

【规章】 无

【名词释义】 无

【流程】

（一）必需品

新生儿复苏暖台、一次性浴巾或治疗巾 1~2 块、一次性小浴巾 ≥5 块、专用浴油、纸尿裤（自备）、新生儿衣物（自备）、检查手套、速干手消毒剂、医疗垃圾桶、生活垃圾桶。

（二）操作

操作流程	要点与说明
1. 洗手，戴口罩	• 若有手表应摘下
2. 环境准备 关闭门窗，打开新生儿复苏暖台开关，调节温度至 28~34℃，确认围挡已拉起	• 注意保暖及安全
3. 准备并检查物品 准备并检查各种物品在有效期内，外包装完好，无潮湿、破损	
4. 核对新生儿 双人持新生儿病历核对新生儿腕带及胸牌信息（床号、母亲姓名、性别及病历号）	• 保证新生儿正确
5. 戴手套	
6. 擦干羊水或胎便 用一次性浴巾或治疗巾擦干新生儿身上的羊水或胎便；若一次性浴巾或治疗巾已湿应及时更换	• 保持干燥、保暖 • 以防热量散失

续表

操作流程	要点与说明
7. 油浴　将一次性小浴巾用专用浴油浸湿，一手轻抚住新生儿需擦拭的部位，另一手用一次性小浴巾轻柔擦拭胎脂或血渍，擦至面部无血渍，皱褶处无胎脂。顺序如下 （1）第 1 块擦拭面部：眼部（从眼内眦向外角擦拭）、鼻、口周、双侧面颊、额头及双侧耳朵 （2）第 2 块擦拭头部：全部头发 （3）第 3 块擦拭双上肢：颈下、双侧腋下及腋窝 （4）第 4 块擦拭双下肢：双侧腹股沟及腘窝 （5）第 5 块擦拭前胸、腹部、背部及双足	
8. 观察　擦拭过程中注意观察新生儿反应，若新生儿肤色、肌张力、反射、心率、呼吸及脐部有异常情况及时报告医师处理	● 严密观察，保证新生儿安全
9. 脱手套，卫生手消毒	
10. 再次核对新生儿　双人持新生儿病历再次核对新生儿腕带及胸牌信息（床号、母亲姓名、性别及病历号）	
11. 安置新生儿　给新生儿穿上纸尿裤 （1）若为阴道分娩，与产妇腕带核对姓名及病历号后及时进行新生儿皮肤接触 （2）若为剖宫产，给新生儿穿上衣服及包被，安置在新生儿复苏暖台上	
12. 整理用物　整理用物，洗手	

【参考文件】　无

【文件保留】　1 年

【附件】　无

【质控要点】

1. 操作过程中注意保暖及新生儿安全。

2. 新生儿油浴后，面部无血渍，皱褶处无胎脂。

3. 操作过程中注意观察新生儿反应，若新生儿肤色、肌张力、反射、心率、呼吸及脐部有异常情况时及时报告医师处理。

【文件交付】

1. 医疗副院长
2. 医务处处长
3. 护理部主任
4. 临床科室主任（妇产科）
5. 科护士长（所有）
6. 护士长（所有护理单元）

新生儿油浴技术评分标准

科室：　　　　　　　　　　　　　　　　　　　　　　　姓名：

项目	总分	技术操作要求	权重				得分	备注
			A	B	C	D		
操作过程	90	洗手，戴口罩	5	3	1	0		
		环境准备	5	3	1	0		
		核对新生儿	10	6	2	0		
		准备并检查用物	8	6	3	0		
		戴手套	3	2	1	0		
		擦干羊水或胎便	6	4	2	0		
		油浴顺序	10	6	2	0		
		油浴方法	10	6	2	0		
		观察	10	6	2	0		
		脱手套、卫生手消毒	3	2	1	0		
		再次核对新生儿	10	6	2	0		
		安置新生儿	6	4	2	0		
		整理用物	4	3	2	0		
评价	10	动作轻柔	4	3	2	0		
		操作过程节力	2	1	0	0		
		密切关注新生儿变化	4	3	2	0		
总分	100							

主考教师：　　　　　　　　　　　　　　　考核日期：

二十七、 新生儿淋浴技术

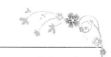

neonatal bath

【目的与适用范围】

制定本规章与流程的目的是规范护士进行新生儿淋浴时应遵循的操作程序，以保证新生儿安全。

【规章】 无

【名词释义】 无

【流程】

（一）必需品

新生儿体重秤、治疗车、治疗盘、75%乙醇溶液、无菌棉签、小垫、垫板、暖灯（按需）、一次性小浴巾、一次性浴巾、沐浴露、纸尿裤、梳子（按需）、医疗垃圾桶、生活垃圾桶。

（二）操作

操作流程	要点与说明
1. 洗手，戴口罩	
2. 确认新生儿并解释 至产妇床旁，核对产妇及新生儿腕带、胸牌信息（床号、母亲姓名、病历号及性别），确认新生儿戴有婴儿防盗标签（图1-27-1），向产妇或家属解释淋浴目的	● 保证新生儿正确

操作流程	要点与说明
 图 1-27-1　婴儿防盗标签	
3. 评估 （1）评估新生儿呼吸、肤色、脐部及周围皮肤情况，若新生儿皮肤有破溃、脓疱等异常情况，及时报告新生儿医师，遵医嘱处理 （2）评估新生儿哺乳情况，待新生儿哺乳结束 1 小时后方可淋浴	• 避免淋浴诱发新生儿溢奶，或淋浴期间新生儿低血糖
4. 协助产妇准备淋浴用物	
5. 准备环境　回新生儿洗澡区，关闭门窗，打开暖灯（按需），调节室温至 26~28℃	• 注意保暖
6. 准备并检查用物　回新生儿洗澡区洗手、卷衣袖过肘，若有手表将其取下。准备并检查各种物品在有效期内，外包装完好，无潮湿、破损。将小垫铺于操作台上	
7. 将新生儿车推至洗澡区　至产妇床旁，核对产妇及新生儿腕带、胸牌信息（床号、母亲姓名、病历号及性别），确认新生儿戴有婴儿防盗标签，携带新生儿淋浴用物，将新生儿车推至洗澡区	• 保证新生儿正确 • 保证新生儿安全，防止坠床
8. 体重秤置零　打开体重秤开关，放置 1 张一次性浴巾后置零，取下浴巾并将其平铺于操作台上	• 将体重秤置零，避免称重误差

操作流程	要点与说明
9. 调试水温 打开可旋转式水龙头调试水温，用手臂内侧试水温，以热而不烫为宜（约39~41℃），将可旋转式龙头置于水池一侧。将垫板平放于水池中，将另一张一次性浴巾平铺于垫板上	• 水温过高，有烫伤新生儿的危险；水温过低，不利于保暖
10. 脱衣物并观察大小便情况 脱去新生儿衣服，一手托新生儿头颈部，一手抓紧新生儿双下肢（图1-27-2），将新生儿轻轻抱起放于水池垫板上（避开可旋转式水龙头），解开纸尿裤，观察大小便情况，将纸尿裤弃于生活垃圾桶 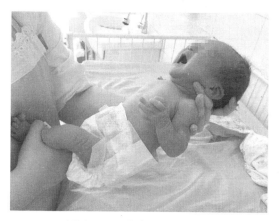 图1-27-2　抱起新生儿姿势	• 保证新生儿安全
11. 清洗面部 以左手托住新生儿头部，并用拇指和中指将新生儿双耳廓托向前方压，以遮住外耳道口（图1-27-3），防止水流入新生儿耳内 （1）右手持一次性小浴巾用清水浸湿并挤出多余水分后，由内眦向外眦擦拭一只眼 （2）调换小浴巾清洁部分后，由内眦向外眦擦拭另一只眼 （3）将小浴巾再次用清水浸湿并挤出多余水分后依次擦洗前额、左右面颊、鼻子、嘴及下巴	• 淋浴过程中动作轻柔快速，注意保暖及安全

操作流程	要点与说明

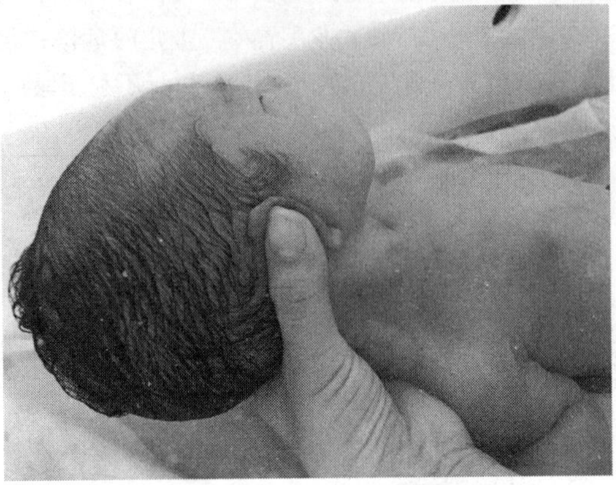

图 1-27-3　遮住外耳道口

操作流程	要点与说明
12. 清洗头部　清洗小浴巾后将沐浴露先滴于小浴巾上，用水浸湿后再涂抹于头部，轻轻揉搓毛发，用小浴巾反复以清水浸湿擦洗直至头部清洁。若为出生后第一次淋浴，可用梳子梳洗干净新生儿头发沾有的胎脂、血块或分泌物	
13. 清洗颈部、躯干及四肢　更换一次性小浴巾浸水，滴沐浴露后依次轻轻擦拭新生儿颈下、前胸、腹部、腋下、手臂、颈后、背部、臀部、双腿及双脚，再用小浴巾以清水浸湿擦洗上述部位直至清洁	• 注意皮肤皱褶部位的清洁
14. 清洗会阴　由上向下用沐浴露及清水清洗会阴 （1）清洗女婴会阴顺序：双侧腹股沟、外阴及肛门 （2）清洗男婴顺序：双侧腹股沟、阴茎、阴囊及肛门	
15. 擦干并观察皮肤　一手托新生儿头颈部，另一手抓紧新生儿双下肢，抱出新生儿并放在操作台的浴巾上，轻轻用浴巾快速擦干新生儿头部及全身皮肤，观察新生儿皮肤情况，若有破溃、脓疱等异常情况，及时报告新生儿医师，遵医嘱处理	• 注意保暖
16. 消毒并观察脐部　一手轻提脐圈棉线，一手用 75% 乙醇溶液棉签环形消毒脐带根部，一圈一根棉签，至脐部没有可见分泌物为止。观察脐周皮肤，若脐轮红肿并有脓性分泌物及时报告新生儿医师处理	• 预防新生儿脐部感染

续表

操作流程	要点与说明
17. 称重并记录　用浴巾包裹新生儿置于体重秤上称重，将体重数值记录在生命体征记录本上，观察新生儿体重变化，将新生儿抱至推车上	
18. 核对新生儿　核对新生儿腕带及胸牌信息（床号、母亲姓名、病历号及性别）后为新生儿穿衣、裹包被，弃浴巾于生活垃圾桶内，洗手	• 保证新生儿安全
19. 送回新生儿　将新生儿抱至产妇床旁，询问产妇姓名，护士复述并与产妇核对腕带、胸牌信息（床号、母亲姓名、病历号及性别），匹配母婴防盗标签（图1-27-4）无误后将新生儿交给产妇 图 1-27-4　匹配母婴防盗标签	
20. 整理用物　整理沐浴用物，洗手	

【参考文件】　无

【文件保留】　1 年

【附件】　无

【质控要点】

1. 接收和送回新生儿时需与产妇/家属核对新生儿腕带及胸牌信息（床号、母亲姓名、病历号及性别），若新生儿佩戴婴儿防盗标签，需确认产妇标签与新生儿防盗标签匹配无误。

2. 淋浴过程中动作轻柔快速，注意保暖及安全。

【文件交付】

1. 医疗副院长
2. 医务处处长
3. 护理部主任
4. 临床科室主任（妇产科）
5. 科护士长（所有）
6. 护士长（所有护理单元）

新生儿淋浴技术评分标准

科室：　　　　　　　　　　　　　　　　　　　　　　　　　　　　姓名：

项目	总分	技术操作要求	权重				得分	备注
			A	B	C	D		
操作过程	90	洗手，戴口罩	3	2	1	0		
		核对确认新生儿并解释	6	4	2	0		
		评估	8	6	3	0		
		准备淋浴用物	3	2	1	0		
		准备环境	5	3	1	0		
		准备并检查用物	3	2	1	0		
		抱新生儿至洗澡区	5	3	1	0		
		体重秤置零	2	1	0	0		
		调试水温	4	3	2	0		
		脱衣物并观察大小便情况	3	2	1	0		
		清洗面部	5	3	1	0		
		清洗颈部、躯干及四肢	10	6	2	0		
		清洗会阴	5	3	1	0		
		擦干并观察皮肤	5	3	1	0		

续表

项目	总分	技术操作要求	权重				得分	备注
			A	B	C	D		
操作过程	90	消毒并观察脐部	4	3	2	0		
		称重并记录	4	3	2	0		
		核对新生儿	5	3	1	0		
		送回新生儿	6	4	2	0		
		整理用物	4	3	2	0		
评价	10	操作动作熟练、节力、轻柔	3	2	1	0		
		沟通有效	2	1	0	0		
		注意新生儿保暖及安全	5	3	1	0		
总分	100							

主考教师：   考核日期：

二十八、 新生儿乙肝疫苗接种技术

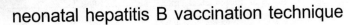

neonatal hepatitis B vaccination technique

【目的与适用范围】

制定本规章与流程的目的是规范护士为新生儿进行乙肝疫苗接种时应遵循的操作程序，以保证新生儿接种安全。

【规章】

1. 乙型肝炎表面抗原阴性母亲的新生儿出生后应立即接种首针乙肝疫苗，1月龄和6月龄时分别接种第二针和第三针乙肝疫苗，剂量为10微克/针。

2. 新生儿出生后24小时内，应立即接种首针乙肝疫苗，最长不得超过24小时（除对疫苗有严重过敏者、患急性疾病、严重慢性疾病、慢性疾病的急性发作期和发热者）。

3. 接种时应配备过敏反应的急救药物和设备，接种后应嘱咐接种对象在接种场所停留观察30分钟，观察有无局部及全身反应。

4. 严禁将乙肝疫苗与其他疫苗在一个注射器内混合后接种。

5. 乙肝疫苗在2~8℃条件下保存、运输，不得冻结，冻融后的乙肝疫苗不得使用。

【名词释义】 无

【流程】

（一）必需品

治疗盘、75%乙醇溶液、无菌棉签、无菌注射盒、一次性注射器、重组乙型肝炎疫苗、速干手消毒剂、医疗垃圾桶、生活垃圾桶、利器盒。

（二）操作

操作流程	要点与说明
1. 洗手，戴口罩	
2. 核对医嘱　两名护士共同持执行项目表（附件2）、注射标签（附件4）与医嘱核对床号、姓名、药名、浓度、剂量、用法、时间，持新生儿病历确认新生儿符合乙肝疫苗接种条件且已签署乙肝疫苗接种知情同意书，在执行项目表（附件2）上签字	• 确保执行的医嘱正确
3. 确认新生儿并解释　至产妇床旁，确认新生儿的床号、姓名，核对产妇及新生儿腕带、胸牌信息（床号、母亲姓名、病历号及性别），告知产妇/家属新生儿接种乙肝疫苗的目的、作用和注意事项	• 保证新生儿正确 • 取得产妇/家属的配合
4. 评估　评估新生儿注射部位皮肤情况	
5. 准备并检查用物　回新生儿室，洗手。准备并检查各种物品在有效期内、一次性物品外包装完整	
6. 抱新生儿至治疗区　至产妇床旁，核对产妇及新生儿腕带、胸牌信息（床号、母亲姓名、病历号及性别），确认新生儿戴有婴儿防盗标签，抱新生儿到治疗区置于操作台上	
7. 检查并抽取重组乙型肝炎疫苗 （1）持执行项目表（附件2）与注射标签（附件4）、重组乙型肝炎疫苗核对药名、浓度、剂量、用法、时间正确；检查在有效期之内；无变色、沉淀、混浊、絮状物；药液瓶口无松动，瓶体无裂痕、渗漏 （2）持 PDA 登录移动护理，扫描注射标签（附件4）进行配药确认 （3）请另一名护士持执行项目表（附件2）与注射标签（附件4）、重组乙型肝炎疫苗核对姓名、病历号、药名、浓度、剂量、用法、时间 （4）打开瓶盖，用75%乙醇溶液棉签由瓶塞中心向外消毒瓶塞顶部及周围，待干 （5）取出一次性注射器，检查注射器完整、无裂缝，拔下针帽置于生活垃圾桶内，检查针头无钩、无弯曲，固定针栓，抽到一次性注射器活塞并回抽至针筒中空气的体积等于需要抽取药液的体积	• 确保药品正确

操作流程	要点与说明
（6）一手扶住小瓶，另一手固定注射器针栓将针头从瓶塞中心或设计好的刺入点刺入瓶中，将注射器中的空气推入小瓶中，将小瓶翻转直立，使针尖在药液液面下，抽取药液	• 向小瓶内注气以增加瓶内压力，利于吸药
8. 一次排气成功　针头保留在小瓶中，一手持注射器针头向上并固定针栓和小瓶，另一手轻拉活塞使药液流入针筒中，缓慢推动活塞排气，药液排至针尖。将注射标签（附件4）贴在一次性注射器上	
9. 再次核对药液　请另外一名护士再次确认姓名、病历号、药名、浓度、剂量、用法、时间，确认无误后，持PDA登录移动护理，扫描注射标签（附件4）进行复核确认。取下小瓶置于治疗盘内，将注射器放入无菌注射盒内	• 确保配药正确
10. 再次核对新生儿　双人持执行项目表（附件2）核对新生儿腕带与胸牌信息（姓名、病历号及性别），持PDA登录移动护理，扫描注射标签（附件4）及新生儿腕带进行确认	• 确保新生儿正确
11. 取合适体位　置新生儿于左侧卧位，脱右侧衣袖，选择右上臂三角肌外侧为注射部位	
12. 第一次消毒　卫生手消毒，一手固定新生儿右上臂，另一手用75%乙醇溶液棉签消毒皮肤（以穿刺点为中心，由内向外螺旋式消毒，直径大于5cm），待干	
13. 第二次消毒　用75%乙醇溶液棉签再次消毒皮肤，消毒范围小于第一次	
14. 拿取药液　从无菌注射盒中取出注射器，与小瓶核对无误	• 保证用药正确
15. 注射（图1-28-1） （1）左手夹干棉签并绷紧皮肤，示指和中指将注射部位皮肤捏起，右手持注射器，中指固定针栓，呈90°快速进针，刺入针梗的1/2 （2）左手同时固定新生儿注射侧肢体及针栓，右手回抽活塞，确定无回血后快速推药，若有回血，需更换针头，重新选择注射部位后注射 （3）注药完毕，将干棉签置于穿刺点旁，快速拔针，用棉签按压穿刺点	• 不得污染消毒区域 • 勿将针梗全部刺入，防止从根部折断 • 固定新生儿注射侧肢体，避免新生儿哭闹导致针头移位

操作流程	要点与说明
 图 1-28-1　注射	
16. 处理用物　确认穿刺点无出血后将棉签弃于医疗垃圾桶，将针头和小瓶弃于器盒、注射器弃于医疗垃圾桶	• 避免针刺伤
17. 核对新生儿　再次核对新生儿腕带（床号、母亲姓名、病历号及性别），给新生儿穿衣、裹好包被。卫生手消毒	• 保证新生儿安全
18. 记录签字　填写新生儿首针乙肝疫苗接种登记卡并签字	
19. 送回新生儿　将新生儿抱至产妇床旁，询问产妇姓名，护士复述并与产妇核对腕带、胸牌信息（床号、母亲姓名、病历号及性别），匹配母婴防盗标签无误后将新生儿交给产妇	
20. 告知注意事项　将新生儿首针乙肝疫苗接种登记卡的底联交给产妇/家属，告知产妇/家属乙肝疫苗接种后注意事项 （1）30 分钟内注意观察新生儿接种疫苗后反应，若有异常及时通知医护人员处理 （2）将新生儿首针乙肝疫苗接种登记卡的底联交至居住地附近的疫苗接种单位	
21. 整理用物　回新生儿治疗区整理用物，洗手	
22. 记录　在新生儿病历及新生儿接种乙肝疫苗登记表上记录乙肝疫苗的接种日期、时间、批号并签字	
23. 观察反应　观察新生儿用药后的反应，若有异常及时报告医师予以处理	

【参考文件】

1. 常用临床护理技术服务规范. 中华人民共和国卫生部. 2010.
2. 北京市乙型肝炎疫苗免疫工作管理规程. 北京市卫生局. 2009.

【文件保留】 1 年

【附件】

附件 2　执行项目表
附件 4　注射标签

【质控要点】

1. 新生儿出生后 24 小时内，应立即接种首针乙肝疫苗，最长不得超过 24 小时。
2. 持新生儿病历确认新生儿符合乙肝疫苗接种条件且已签署乙肝疫苗接种知情同意书。

【文件交付】

1. 医疗副院长
2. 护理部主任
3. 临床科室主任（妇产科）
4. 科护士长（所有）
5. 护士长（所有护理单元）

新生儿乙肝疫苗接种技术评分标准

科室：　　　　　　　　　　　　　　　　　　　　　　姓名：

项目	总分	技术操作要求	权重				得分	备注
			A	B	C	D		
操作过程	90	洗手，戴口罩	2	1	0	0		
		核对医嘱	4	3	2	0		
		确认新生儿并解释	8	6	3	0		
		评估	6	4	2	0		
		准备并检查用物	4	3	2	0		
		抱新生儿至治疗区	5	3	1	0		

续表

项目	总分	技术操作要求	权重				得分	备注
			A	B	C	D		
操作过程	90	检查并抽取重组乙型肝炎疫苗	8	6	3	0		
		一次排气成功	5	3	1	0		
		再次核对药液	4	3	2	0		
		再次核对新生儿	4	3	2	0		
		取合适体位	4	3	2	0		
		第一次消毒	3	2	1	0		
		第二次消毒	3	2	1	0		
		拿取药液	4	3	1	0		
		注射	10	6	2	0		
		核对并送回新生儿	6	4	2	0		
		告知注意事项	4	3	2	0		
		整理用物	2	1	0	0		
		记录	4	3	2	0		
评价	10	操作动作熟练、节力、轻柔	4	3	2	0		
		沟通有效	2	1	0	0		
		注意新生儿保暖及安全	4	3	2	0		
总分	100							

主考教师：　　　　　　　　　　　　　　考核日期：

二十九、 新生儿卡介苗接种技术

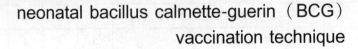

neonatal bacillus calmette-guerin（BCG）
vaccination technique

【目的与适用范围】

制定本规章与流程的目的是规范护士为新生儿进行卡介苗接种时应遵循的操作程序，以保证新生儿接种安全。

【规章】

（一）卡介苗接种人员必须先接受培训，考核合格后方可上岗

（二）卡介苗接种对象是无接种禁忌证的新生儿

（三）新生儿接种卡介苗的禁忌证

1. 早产、难产、体重<2500g、生活能力不够成熟或患有其他疾病的新生儿

2. 难产分娩创伤并有显著临床症状

3. 病理性黄疸

4. 伴有明显先天性畸形或先天性疾病

5. 发热（>37.5℃）

6. 顽固性呕吐或严重消化不良

7. 皮疹或脓皮病

8. 急性传染病

9. 心/肝/肾疾病、结核病等慢性疾病或神经系统疾病

10. 其他特殊情况，如过敏体质、免疫缺陷等

（四）急性传染病患儿痊愈1个月后、其他禁忌证患儿待禁忌证消除半个月后方可接种。

（五）卡介苗在2~8℃条件下避光贮存、运输。

【名词释义】 无

【流程】

（一）必需品

治疗盘、75%乙醇溶液、无菌棉签、无菌注射盒、无菌纱布、一次性1ml注射器、一次性使用无菌自毁型固定剂量疫苗注射器、皮内注射用卡介苗、灭菌注射用水、冰排、砂轮、速干手消毒剂、卡介苗回收密闭容器、医疗垃圾桶、生活垃圾桶、利器盒。

（二）操作

操作流程	要点与说明
1. 洗手，戴口罩	
2. 核对医嘱　两名护士共同持执行项目表（附件2）、注射标签（附件4）与医嘱核对床号、姓名、药名、浓度、剂量、用法、时间，持新生儿病历确认新生儿符合卡介苗接种条件且已签署的卡介苗接种知情同意书，填写北京市新生儿卡介苗接种卡，无误后在执行项目表（附件2）上签字	● 确保执行的医嘱正确
3. 确认新生儿并解释　至产妇床旁，核对新生儿床号、姓名，核对产妇与新生儿腕带、胸牌信息（床号、母亲姓名、病历号及性别），告知产妇/家属新生儿接种卡介苗的目的、作用和注意事项	● 保证新生儿正确 ● 取得产妇/家属的配合
4. 评估　评估新生儿注射部位皮肤及体温情况，若体温≥37.5℃时报告新生儿医师处理	
5. 准备并检查用物　回新生儿治疗区，洗手，准备并检查各种物品在有效期内、一次性物品外包装完整	
6. 抱新生儿至治疗区　至产妇床旁，核对产妇及新生儿腕带、胸牌信息（床号、母亲姓名、病历号及性别），确认新生儿戴有婴儿防盗标签，抱新生儿至治疗区置于操作台上	● 保证新生儿正确
7. 稀释菌苗 （1）持执行项目表（附件2）、注射标签（附件4）、北京市新生儿卡介苗接种卡与皮内注射用卡介苗、灭菌注射用水核对药名、剂量、批号、用法、时间正确；检查在有效期之内；无变色、沉淀、混浊、絮状物；瓶体无裂痕、渗漏 （2）持PDA登录移动护理，扫描注射标签（附件4）进行配药确认	

操作流程	要点与说明
（3）请另一名护士持执行项目表（附件2）、注射标签（附件4）、北京市新生儿卡介苗接种卡与皮内注射用卡介苗、灭菌注射用水核对姓名、病历号、药名、剂量、批号、用法、时间	
（4）用手指轻弹安瓿头部使液体回流至体部	• 轻弹安瓿使药液回流以保证药品剂量准确
（5）用砂轮在安瓿颈部划一锯痕（若安瓿颈部有圆点标记为易掰安瓿，可不用划痕），用乙醇棉签消毒安瓿颈部一周（从划痕边缘起至划痕处），待干	
（6）取无菌纱布，一手持纱布包裹安瓿头部，另一手持安瓿体部，掰开安瓿，依次掰开皮内注射用卡介苗、灭菌注射用水的安瓿	• 纱布包裹安瓿后掰开，减少发生锐器伤的危险
（7）取一次性注射器1ml，检查注射器完整、无裂缝，拔下针帽置于生活垃圾桶内，检查针头无钩、无弯曲，固定针栓，活动注射器活塞并排尽针筒内空气，将注射器的针头插入灭菌注射用水安瓿内药液液面下，针尖斜面向下，抽取药液0.5ml	• 抽药时不可触安瓿口边缘及注射器活塞体部，以免污染药液
（8）持皮内注射用卡介苗安瓿将0.5ml灭菌注射用水注入稀释菌苗，反复抽吸>10次，将一次性注射器针头弃于利器盒，注射器弃于医疗垃圾桶	• 反复抽吸>10次以保证摇匀菌液
8. 抽取菌液并核对 （1）取一次性使用自毁式注射器，检查注射器完整、无裂缝，拔下针帽置于生活垃圾桶内，检查针头无钩、无弯曲，固定针栓，将注射器的针头插入皮内注射用卡介苗安瓿内药液液面下，针尖斜面向下，抽取菌液0.1ml （2）将安瓿放入治疗盘内，一手持注射器针头向上并固定针栓，另一手轻拉活塞使药液流入针筒中，缓慢推动活塞排气，菌液排至针尖。将注射标签（附件4）贴在一次性注射器上	
（3）请另外一名护士再次确认姓名、病历号、药名、浓度、剂量、用法、时间，确认无误后，持PDA登录移动护理，扫描注射标签（附件4）进行复核确认	• 保证配药正确
（4）将注射器放入无菌注射盒，将冰排置于治疗盘内无菌注射盒下方（图1-29-1）	• 确保菌液在使用过程中的温度

操作流程	要点与说明
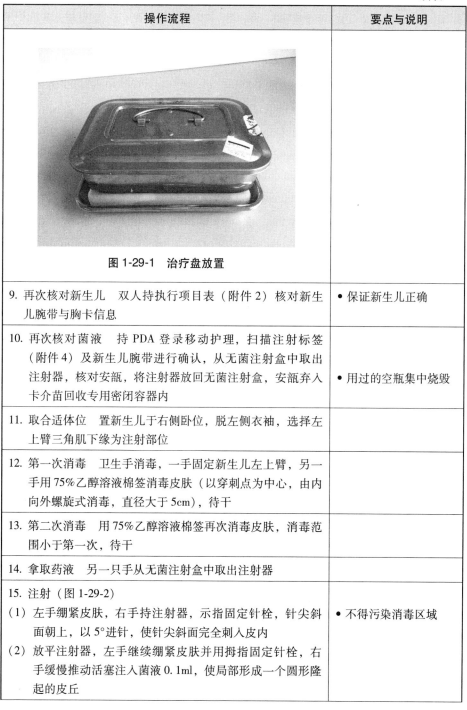 图 1-29-1　治疗盘放置	
9. 再次核对新生儿　双人持执行项目表（附件 2）核对新生儿腕带与胸卡信息	• 保证新生儿正确
10. 再次核对菌液　持 PDA 登录移动护理，扫描注射标签（附件 4）及新生儿腕带进行确认，从无菌注射盒中取出注射器，核对安瓿，将注射器放回无菌注射盒，安瓿弃入卡介苗回收专用密闭容器内	• 用过的空瓶集中烧毁
11. 取合适体位　置新生儿于右侧卧位，脱左侧衣袖，选择左上臂三角肌下缘为注射部位	
12. 第一次消毒　卫生手消毒，一手固定新生儿左上臂，另一手用 75% 乙醇溶液棉签消毒皮肤（以穿刺点为中心，由内向外螺旋式消毒，直径大于 5cm），待干	
13. 第二次消毒　用 75% 乙醇溶液棉签再次消毒皮肤，消毒范围小于第一次，待干	
14. 拿取药液　另一只手从无菌注射盒中取出注射器	
15. 注射（图 1-29-2） （1）左手绷紧皮肤，右手持注射器，示指固定针栓，针尖斜面朝上，以 5° 进针，使针尖斜面完全刺入皮内 （2）放平注射器，左手继续绷紧皮肤并用拇指固定针栓，右手缓慢推动活塞注入菌液 0.1ml，使局部形成一个圆形隆起的皮丘	• 不得污染消毒区域

操作流程	要点与说明
（3）旋转针头至针尖斜面朝下后缓慢拔针，将注射器弃于利器盒 图 1-29-2　注射	• 防止菌液渗出
16. 观察新生儿　观察新生儿反应，确认穿刺点无出血	
17. 记录　卫生手消毒，在北京市新生儿卡介苗接种卡上记录接种日期、疫苗批号、接种单位及接种人	
18. 核对新生儿　核对新生儿腕带及胸牌（床号、母亲姓名、病历号及性别），给新生儿穿衣，裹好包被。卫生手消毒	• 新生儿保暖
19. 送回新生儿　将新生儿抱至产妇床旁，询问产妇姓名，护士复述并与产妇核对腕带、胸牌信息（床号、母亲姓名、病历号及性别），匹配母婴防盗标签无误后将新生儿交给产妇	
20. 告知注意事项　将北京市新生儿卡介苗接种卡交给产妇/家属，并告知卡介苗接种后注意事项 （1）观察新生儿接种疫苗后反应，若有异常及时通知医护人员处理 （2）出院后须将其交至居住地附近的疫苗接种单位 （3）接种后半到一个月局部可出现红肿，小脓疱，随后局部结痂，脱落形成小瘢痕。这是卡介苗正常反应，无需特殊处理	

操作流程	要点与说明
21. 整理用物　回新生儿治疗区整理用物，洗手	
22. 记录　在新生儿病历及新生儿接种卡介苗登记表上记录卡介苗的接种日期、时间、批号并签字	
23. 观察反应　30 分钟内观察新生儿用药后反应，若有异常及时报告医师予以处理	
24. 注意事项 （1）菌苗应在 2~8℃条件下避光贮存，不可直接放在冰上或泡在冰水内，不与其他药品混放 （2）使用前应将菌苗用力充分摇匀。已打开的菌苗应在半小时内用完。用过的空瓶或过期菌苗须烧毁 （3）卡介苗接种应在室内进行，避免日光直接照射 （4）接种后对产妇/家属做好宣传工作 （5）个别婴儿可发生异常反应及并发症，如淋巴结炎、骨髓炎，全身播散性卡介苗感染，诱发湿疹、银屑病等，应及时进行相应处理	

【参考文件】

1. 北京市结核病防治工作规范. 北京市卫生局. 2013.
2. 常用临床护理技术服务规范. 中华人民共和国卫生部. 2010.

【文件保留】　1 年

【附件】

附件 2　执行项目表
附件 4　注射标签

【质控要点】

1. 卡介苗接种前、中、后及接送新生儿环节均要做到双人核对信息。

2. 菌苗应在 2~8℃条件下避光贮存，不可直接放在冰上或泡在冰水内，不与其他药品混放。

3. 稀释菌苗时必须使用一次性注射器 1ml 抽取灭菌注射用水，摇匀菌液时必须反复抽吸>10 次。

4. 接种后对产妇/家属做好宣传工作。

【文件交付】

1. 医疗副院长
2. 护理部主任
3. 临床科室主任（妇产科）
4. 科护士长（所有）
5. 护士长（所有护理单元）

新生儿卡介苗接种技术评分标准

科室：   姓名：

项目	总分	技术操作要求	权重				得分	备注
			A	B	C	D		
操作过程	90	洗手，戴口罩	2	1	0	0		
		核对医嘱	4	3	2	0		
		确认新生儿并解释	8	6	3	0		
		评估	6	4	2	0		
		准备并检查用物	3	2	1	0		
		抱新生儿至治疗区	4	3	2	0		
		稀释菌苗	6	4	2	0		
		抽取菌液并核对	6	4	2	0		
		再次核对新生儿	4	3	2	0		
		再次核对菌液	3	2	1	0		
		取合适体位	3	2	1	0		
		第一次消毒	3	2	1	0		
		第二次消毒	4	3	2	0		
		拿取药液	4	3	2	0		
		注射	10	6	2	0		
		观察新生儿	4	3	2	0		
		核对并送回新生儿	6	4	2	0		
		告知注意事项	4	3	2	0		
		整理用物	2	1	0	0		
		记录	4	3	2	0		

项目	总分	技术操作要求	权重				得分	备注
			A	B	C	D		
评价	10	操作动作熟练、节力、轻柔	4	3	2	0		
		沟通有效	2	1	0	0		
		注意新生儿保暖及安全	4	3	2	0		
总分	100							

主考教师： 考核日期：

三十、 新生儿脐部护理技术

neonate umbilical nursing

【目的与适用范围】

制定本规章与流程的目的是规范护士对新生儿进行脐部护理时应遵循的操作程序，以防止新生儿脐部感染。

【规章】 无

【名词释义】 无

【流程】

（一）必需品

治疗车、治疗盘、75%乙醇溶液、无菌棉签、速干手消毒剂、污物杯、医疗垃圾桶、生活垃圾桶。

（二）操作

操作流程	要点与说明
1. 洗手，戴口罩	
2. 确认新生儿并解释　至产妇床旁，核对产妇及新生儿腕带、胸牌信息（床号、母亲姓名、病历号及性别），向产妇/家属解释脐部护理的目的	• 保证新生儿正确
3. 评估 （1）评估新生儿脐部及周围皮肤情况，若新生儿皮肤有破溃、脓疱等异常情况，及时报告新生儿医师，遵医嘱处理 （2）评估新生儿哺乳情况，新生儿哺乳结束 1 小时后方可进行脐部护理	• 避免脐部护理诱发新生儿溢奶，引起新生儿窒息
4. 准备并检查用物　回治疗室洗手，准备并检查各种物品在有效期内、一次性物品外包装完整	

操作流程	要点与说明
5. 核对新生儿　推车携物至产妇床旁，核对产妇及新生儿腕带、胸牌信息（床号、母亲姓名、病历号及性别）	• 保证新生儿正确
6. 消毒脐部（图 1-30-1） （1）卫生手消毒，充分暴露新生儿脐部 （2）一手轻提脐圈棉线，用 75% 乙醇溶液棉签环形消毒脐带根部，一圈一根棉签，至脐部无可见分泌物为止 （3）为新生儿穿衣，整理衣物 **图 1-30-1　消毒脐部**	• 注意保暖
7. 告知产妇/家属注意事项 （1）观察脐部及周围皮肤状况，若脐轮红肿并有脓性分泌物及时通知医护人员 （2）保持脐部清洁干燥，每天检查脐带断端有无出血，勿强行剥落脐带	
8. 整理用物　卫生手消毒，推车回处置室，整理用物，洗手	
9. 记录　在产科新生儿护理记录单上记录"已教会家属擦脐带"并签字	

【参考文件】　无

【文件保留】　1 年

【附件】　无

【质控要点】

1. 新生儿哺乳结束 1 小时后方可进行脐部护理。

2. 告知产妇及家属观察脐部及周围皮肤状况，若脐轮红肿并有脓性分泌物及时通知医护人员；保持脐部清洁干燥，每天检查脐带断端有无出血，勿强行剥落脐带。

【文件交付】

1. 医疗副院长
2. 护理部主任
3. 临床科室主任（妇产科）
4. 科护士长（所有）
5. 护士长（所有护理单元）

新生儿脐部护理技术评分标准

科室：　　　　　　　　　　　　　　　　　　　　　　　　　　　　姓名：

项目	总分	技术操作要求	权重				得分	备注
			A	B	C	D		
操作过程	90	洗手，戴口罩	4	3	2	0		
		确认新生儿并解释	6	4	2	0		
		评估	10	6	2	0		
		准备并检查用物	10	6	2	0		
		核对新生儿	10	6	2	0		
		消毒脐部	20	12	4	0		
		告知产妇及家属注意事项	20	12	4	0		
		整理用物	6	4	2	0		
		记录	4	3	2	0		
评价	10	操作动作熟练、节力、轻柔	3	2	1	0		
		沟通有效	2	1	0	0		
		注意新生儿保暖及安全	5	3	1	0		
总分	100							

主考教师：　　　　　　　　　　　　　　　　　　　考核日期：

三十一、 新生儿抚触技术

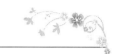

neonatal touching technique

【目的与适用范围】

制定本规章与流程的目的是规范护士指导产妇进行新生儿抚触时应遵循的操作程序，刺激新生儿感觉器官发育，增加母子情感交流。

【规章】 无

【名词释义】 无

【流程】

（一）必需品

大毛巾、婴儿润肤品、纸尿裤、新生儿衣服（按需自备）、速干手消毒剂。

（二）操作

操作流程	要点与说明
1. 洗手，剪指甲，戴口罩	• 避免指甲划伤新生儿
2. 确认新生儿并解释　至产妇床旁，核对新生儿腕带、胸牌信息（床号、母亲姓名、病历号及性别），向产妇解释新生儿抚触的目的	• 保证新生儿正确 • 取得产妇配合
3. 评估 （1）评估新生儿呼吸、肤色、反射、脐部及周围皮肤情况 （2）评估新生儿哺乳情况，饥饿时或哺乳结束 1 小时内不宜进行抚触	• 避免抚触诱发新生儿溢奶，引起新生儿窒息
4. 环境准备　卫生手消毒，关闭门窗，保持室温在 28℃ 以上，条件允许可播放柔和的音乐	• 保暖 • 有助产妇及新生儿彼此放松

操作流程	要点与说明
5. 准备并检查用物　卫生手消毒，协助产妇准备并检查各种物品在有效期内	
6. 新生儿准备　脱去新生儿衣物，保留纸尿裤，将新生儿置于大毛巾上，抚触过程中用大毛巾遮盖新生儿身体	• 保暖
7. 头面部抚触（图1-31-1）　把婴儿润肤品倒在手中，揉搓双手温暖后开始抚触 （1）双手拇指指腹从新生儿眉间开始向两侧推压 （2）再从下颌中央向两侧以上滑行，使上下唇形成微笑状 （3）一手托头，另一只手的指腹从前额发际抚向脑后，最后示、中指分别止于耳后乳突部 （4）换手，同法抚触另半部，重复4~6次 **图1-31-1　头面部抚触**	
8. 胸部抚触（图1-31-2）　双手示、中指指腹放在新生儿的两侧肋缘处，向对侧上方交叉滑行，避开新生儿乳腺，止于肩部，重复4~6次	

操作流程	要点与说明
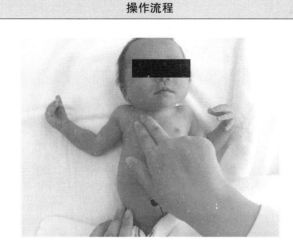 图 1-31-2 胸部抚触	
9. 腹部抚触（图 1-31-3） 双手示、中指指腹依次从新生儿右下腹以顺时针方向滑行经上腹至左下腹，避开新生儿脐部及膀胱，重复 4~6 次 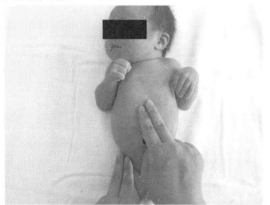 图 1-31-3 腹部抚触	
10. 四肢抚触（图 1-31-4）（图 1-31-5） （1）两手交替握住新生儿的一侧上肢从上臂至手腕轻轻滑行 （2）在滑行过程中从近端向远端分段挤捏。重复 4~6 次，对侧及双下肢做法相同	

续表

操作流程	要点与说明
1）手：两手拇指指腹交替从新生儿掌根向手指方向推进；两手示、中指交替从手背腕部向手指方向推进；将拇指、示指、中指分别置于新生儿手指的两侧，由指根向指尖滑行，抚触每个手指 2）足：做法与手部相同 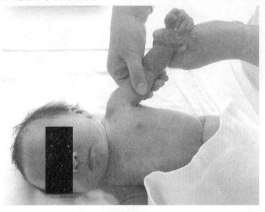 图 1-31-4　四肢抚触（上肢） 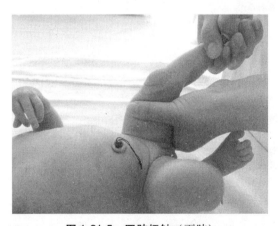 图 1-31-5　四肢抚触（下肢）	

续表

操作流程	要点与说明
11. 背部抚触（图 1-31-6） （1）将新生儿趴在床上，头偏向一侧 （2）以脊柱为中线，双手示、中指指腹分别平行放在脊柱两侧，向相反方向重复平移推进 （3）从背部上端沿脊柱两侧向下推移至骶部 （4）重复 4~6 次 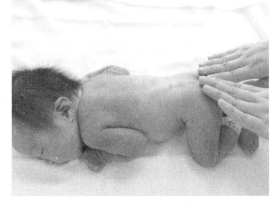 图 1-31-6　背部抚触	
12. 臀部抚触（图 1-31-7）　双手指腹分别置于臀部做圆形滑动，重复 4~6 次 图 1-31-7　臀部抚触	

续表

操作流程	要点与说明
13. 新生儿穿衣　抚触结束，协助产妇给新生儿更换纸尿裤、穿衣	
14. 整理用物　回治疗室，洗手	
15. 注意事项 （1）出生 24 小时后的新生儿可以开始进行抚触 （2）抚触时间一般每次 10~15 分钟，每日 1~2 次。最好选择在新生儿沐浴后进行 （3）抚触时以新生儿全身皮肤微红为宜，注意与新生儿的目光、语言交流 （4）抚触按顺序进行，整套动作连贯，力度适中，轻柔，避免引起新生儿反感和不适 （5）抚触过程观察新生儿的反应，若出现哭闹、肌张力提高、神经质活动、兴奋性增加、肤色出现变化时，暂停抚触，若持续 1 分钟以上应完全停止抚触	

【参考文件】

1. 姜梅. 产科临床护理思维与实践. 北京：人民卫生出版社，2013.
2. 孕期健康教育培训教材. 中国疾病预防控制中心妇幼保健中心. 2008.

【文件保留】　1 年

【附件】　无

【质控要点】

1. 抚触时间一般每次 10~15 分钟，每日 1~2 次。最好选择在新生儿沐浴后进行，饥饿时或哺乳结束 1 小时内不宜进行抚触。

2. 抚触前应先洗净双手，把婴儿润肤品倒在手中，揉搓双手温暖后进行操作。

3. 抚触过程观察新生儿的反应，若出现哭闹、肌张力提高、神经质活动、兴奋性增加、肤色出现变化时，暂停抚触，若持续 1 分钟以上应完全停止抚触。

【文件交付】

1. 医疗副院长

2. 护理部主任

3. 临床科室主任（妇产科）

4. 科护士长（所有）

5. 护士长（所有护理单元）

新生儿抚触技术评分标准

科室： 姓名：

项目	总分	技术操作要求	权重				得分	备注
			A	B	C	D		
操作过程	90	洗手，剪指甲，戴口罩	4	3	2	0		
		确认新生儿并解释	5	3	1	0		
		评估	6	4	2	0		
		环境准备	5	3	1	0		
		准备并检查用物	4	3	2	0		
		新生儿准备	6	4	2	0		
		头面部抚触	8	6	3	0		
		胸部抚触	8	6	3	0		
		腹部抚触	8	6	3	0		
		四肢抚触	10	6	2	0		
		背部抚触	8	6	3	0		
		臀部抚触	8	6	3	0		
		新生儿穿衣	4	3	2	0		
		核对新生儿信息	2	1	0	0		
		整理用物、洗手	4	3	2	0		
评价	10	抚触顺序正确，动作连贯、熟悉、到位	4	3	2	0		
		新生儿安静、舒适、不哭闹	2	1	0	0		
		与新生儿有目光、语言交流	4	3	2	0		
总分	100							

主考教师： 考核日期：

三十二、新生儿遗传代谢病筛查采血技术

blood sampling for newborn screening of inherited metabolic diseases

【目的与适用范围】

制定本规章与流程的目的是规范护士进行新生儿遗传代谢病筛查采血时应遵循的操作程序，以保证血标本质量。

【规章】

1. 各级新生儿疾病筛查负责人及血标本采集人在上岗前必须经北京妇幼保健院新生儿疾病筛查中心认可的业务培训，考核合格后上岗，血标本采集人员应相对固定。

2. 采血前应当将新生儿遗传代谢病筛查的目的、意义、筛查疾病病种、方式、费用等情况如实告知新生儿的监护人，并取得书面同意。

3. 正常血样采集要求在出生 72 小时后，7 天之内，并充分哺乳后进行（哺乳至少 8 次），避免因蛋白负荷不足可能导致的苯丙酮尿症（phenylketonuria，PKU）筛查结果的假阴性；同时，又可避开生理性的促甲状腺素（thyrotropin，TSH）上升，减少先天性甲状腺功能减低症（congenital hypothyroidism，CH）筛查结果的假阳性，以防止漏诊和误诊的发生。血样采集时间一般不宜超过生后 20 天。

【名词释义】 无

【流程】

（一）必需品

治疗盘、75%乙醇溶液、无菌棉签、无菌手套（无粉）、一次性采血针、医用胶带、采血卡、北京市新生儿疾病筛查证明、血片架、速干手消毒剂、医疗垃圾桶、生活垃圾桶、利器盒。

（二）操作

操作流程	要点与说明
1. 洗手，戴口罩	
2. 核对采血卡信息　持采血卡（图 1-32-1）与新生儿病历核对新生儿信息（母亲姓名、孕周、住院号码或病历号、体重、性别、出生日期），确认已签署新生儿遗传代谢病筛查知情同意书 图 1-32-1　采血卡	• 保证采血卡相关信息正确
3. 确认新生儿信息并解释　至产妇床旁 （1）核对新生儿腕带、胸牌信息（床号、母亲姓名、病历号及性别）无误，与产妇核对采血卡上新生儿信息（母亲姓名、孕周、住院号码或病历号、体重、性别、出生日期、户籍、联系人及手机），在"请家长核对信息无误后签字"处签母亲姓名 （2）向产妇/家属解释筛查疾病病种、筛查目的及意义，将北京市新生儿疾病筛查证明交给产妇/家属，告知筛查结果将以短信或电话形式通知，也可自行上网（http：//www.bjchfp.gov.cn/）查询	• 保证采血卡及新生儿相关信息正确 • 采血卡上必须签母亲姓名，若为其他家属签名须注明与新生儿关系
4. 评估　评估新生儿足底皮肤情况，若新生儿皮肤有破溃等异常情况，及时报告新生儿医师，遵医嘱处理	

操作流程	要点与说明
5. 准备并检查用物　回新生儿治疗区洗手，准备并检查各种物品在有效期内，外包装完好，无潮湿、破损	
6. 抱新生儿至治疗区　至产妇床旁，核对产妇及新生儿腕带、胸牌信息（床号、母亲姓名、病历号及性别），确认新生儿戴有婴儿防盗标签，将新生儿抱至新生儿治疗区，放置在治疗台面中央	• 保证新生儿正确 • 保证新生儿安全，防止坠床
7. 准备用物　洗手，准备医用胶带一条贴于治疗盘内侧，打开75%乙醇溶液瓶盖及无菌棉签包装袋	
8. 再次核对新生儿　与另一名护士共同核对采血卡及新生儿腕带信息（床号、母亲姓名、病历号及性别）	• 保证新生儿正确
9. 按摩足跟　打开新生儿包被及衣扣，暴露新生儿足跟部位，用手按摩足跟皮肤	• 增加足跟局部血液循环，便于采血
10. 消毒皮肤　卫生手消毒，戴无菌手套，左手握住新生儿踝关节，暴露其足跟内/外侧缘，用75%乙醇溶液棉签以穿刺点为中心，由内向外螺旋式消毒皮肤，直径≥5cm，用75%乙醇溶液棉签再次消毒皮肤，消毒范围小于第一次，待干	
11. 穿刺　右手拔下一次性采血针帽，将针尖对准新生儿足跟内/外侧缘穿刺点，针面紧贴皮肤，下压采血针按钮穿刺（图1-32-2）后将采血针弃入利器盒，刺入深度<3mm 图1-32-2　穿刺	

操作流程	要点与说明
12. 采集血标本 取无菌棉签擦去第一滴血，从第二滴血开始采集：左手放在距穿刺点较大范围处挤压再放松，当血滴足够大时，右手持采血卡将滤纸片接触血滴（图 1-32-3），自然渗透至滤纸背面呈>8mm 血斑，共采集 3 滴血斑 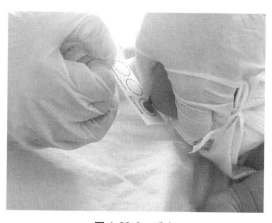 图 1-32-3 采血	• 因第一滴血含有体液或皮肤碎片，影响检测结果
13. 止血 采血完毕，用无菌棉签按压穿刺点至无渗血并用医用胶带固定	
14. 再次核对信息 核对新生儿腕带及采血卡上的信息（母亲姓名、病历号及性别），为新生儿穿衣、裹包被，置新生儿于舒适体位	
15. 放置采血卡 将采血卡平放在血片架上自然待干，脱手套弃入医疗垃圾桶，卫生手消毒	
16. 送回新生儿 将新生儿抱至产妇床旁，询问产妇姓名，护士复述并与产妇核对新生儿腕带、胸牌信息（床号、母亲姓名、病历号及性别），匹配母婴防盗标签无误后将新生儿交给产妇	
17. 整理用物 整理采血用物，洗手	
18. 记录 在新生儿病历上记录筛查采血时间并签字	

续表

操作流程	要点与说明
19. 注意事项 （1）禁止在足跟中心部位、足弓部位、曾经用过的针眼部位、水肿或肿胀部位、手指部位、后足跟弯曲部位采集 （2）采血时不允许挤压和揉搓穿刺点，滤纸片勿触及周围皮肤，禁止在 1 个圆圈处反复多次浸血 （3）采血卡平放待干过程中，避免日光直晒、紫外线照射、受潮、水浸、污染及放置在新装修的房间内，冬季避免放置在暖气上，未晾干的血片不得重叠放置 （4）采血卡自然干燥后，放入封口塑料袋内，保存于4℃冰箱中	• 易造成邻近组织如软骨、肌腱、神经等的损伤

【参考文件】

1. 北京市新生儿疾病筛查工作手册. 北京妇幼保健院和北京市新生儿疾病筛查中心. 2012.

2. 常用临床护理技术服务规范. 中华人民共和国卫生部. 2010.

【文件保留】 1 年

【附件】 无

【质控要点】

1. 采血前持采血卡与新生儿病历及产妇核对新生儿信息，确认已签署新生儿遗传代谢病筛查知情同意书。

2. 取无菌棉签擦去第一滴血，从第二滴血开始采集。

3. 采血时不允许挤压和揉搓穿刺点，滤纸片勿触及周围皮肤，禁止在 1 个圆圈处反复多次浸血。

4. 采血卡平放自然干燥后，放入封口塑料袋内，保存于4℃冰箱中。

【文件交付】

1. 医疗副院长

2. 护理部主任

3. 临床科室主任（妇产科）

4. 科护士长（所有）

5. 护士长（所有护理单元）

新生儿遗传代谢病筛查采血技术评分标准

科室：　　　　　　　　　　　　　　　　　　　　　　　　　　姓名：

项目	总分	技术操作要求	权重				得分	备注
			A	B	C	D		
操作过程	90	洗手，戴口罩	2	1	0	0		
		核对采血卡信息	6	4	2	0		
		确认新生儿信息并解释	6	4	2	0		
		评估	6	4	2	0		
		准备并检查用物	4	3	2	0		
		抱新生儿至洗澡区	5	3	1	0		
		准备用物	4	3	2	0		
		再次核对新生儿	6	4	2	0		
		按摩足跟	6	4	2	0		
		消毒皮肤	4	3	2	0		
		穿刺	8	6	3	0		
		采集血标本	10	6	2	0		
		止血	4	3	2	0		
		核对新生儿	4	3	2	0		
		放置采血卡	5	3	1	0		
		送回新生儿	4	3	2	0		
		整理用物	2	1	0	0		
		记录	4	3	2	0		
评价	10	操作动作熟练、节力、轻柔	3	2	1	0		
		沟通有效	2	1	0	0		
		注意新生儿保暖及安全	5	3	1	0		
总分	100							

主考教师：　　　　　　　　　　　　　　　　　　考核日期：

三十三、 会阴湿热敷技术

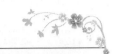

perineal hot-wet compression technique

【目的与适用范围】

制定本规章与流程的目的是规范护士为产妇进行会阴湿热敷时应遵循的操作程序，以保证产妇湿热敷效果。

【规章】 无

【名词释义】 无

【流程】

（一）必需品

治疗车、换药包（弯盘2个、镊子1把、止血钳1把）、无菌棉签、无菌纱布、检查手套、已加热的50%硫酸镁溶液（41~48℃）、凡士林、热水袋、水温计、水壶（内盛60~70℃热水）、布袋/毛巾、小垫、屏风（按需）、速干手消毒剂、医疗垃圾桶、生活垃圾桶。

（二）操作

操作流程	要点与说明
1. 洗手，戴口罩	
2. 核对医嘱　两名护士共同持执行项目表（附件2）与医嘱核对床号、姓名、时间，无误后在执行项目表（附件2）上签字	• 确保执行的医嘱正确
3. 确认产妇并解释　至产妇床旁，核对产妇床号、姓名及过敏史，向产妇解释操作目的，关闭门窗，若有其他产妇需遮挡屏风	• 确保产妇正确 • 取得产妇配合 • 保护产妇隐私
4. 评估　评估其病情、合作程度、会阴清洁及水肿情况、伤口情况	
5. 清洁会阴　按需协助产妇大小便，清洁会阴	• 避免感染

操作流程	要点与说明
6. 准备并检查用物　回处置室，洗手。准备并检查用物 （1）各种物品在有效期内，外包装完好，无潮湿、破损，换药包灭菌指示胶带变色 （2）水温计无裂痕、刻度清晰。测量水温在 60~70℃、50%硫酸镁溶液温度为 41~48℃。若为昏迷、局部知觉麻痹、麻醉未清醒的产妇，湿热敷时水温应低于 50℃ （3）将热水灌至热水袋的 1/2 或 2/3 满，见热水达到袋口即排尽袋内气体，拧紧螺旋盖，倒置热水袋，检查无漏水，用布袋/毛巾裹好	• 避免烫伤产妇 • 湿热敷的温度为 41~48℃，以产妇感到舒适为宜 • 热水袋应用布袋/毛巾包裹，以免直接接触皮肤引起烫伤
7. 核对产妇　推车携物至产妇床旁，请产妇说出床号、姓名及过敏史，护士复述其床号、姓名，核对腕带信息；无法正常沟通的产妇，双人核对腕带信息。持 PDA 登录移动护理，扫描产妇腕带，查看医嘱；进入供应室系统，扫描包条码及产妇腕带进行使用登记	
8. 准备湿热敷用物 （1）打开换药包，取出一个弯盘和镊子，按原折痕包好换药包 （2）将已加热的 50%硫酸镁溶液（41~48℃）倒入取出的弯盘，打开无菌纱布块外包装，用镊子取出纱布并浸入 50%硫酸镁溶液中，将无菌纱布外包装弃于生活垃圾桶内	
9. 安置体位　站于产妇右侧，松开被尾，协助产妇仰卧，脱下对侧裤腿盖在近侧，双腿屈膝、外展，对侧盖好被子，臀下垫小垫，卫生手消毒	• 注意保暖
10. 涂抹凡士林　戴手套，取无菌棉签将凡士林均匀涂抹在热湿敷部位皮肤上，取干纱布覆盖热湿敷部位皮肤	• 保护皮肤
11. 湿热敷　持镊子夹取浸有 50%硫酸镁溶液的无菌纱布块，用止血钳拧至不滴水为宜，将浸有 50%硫酸镁溶液的无菌纱布块覆盖于热敷部位，覆盖面积应是病损范围的 2 倍。将热水袋盖在纱布外	• 使用热水袋保温，延长更换敷料时间
12. 保暖　脱手套，卫生手消毒，为产妇盖好被子，保暖	

续表

操作流程	要点与说明
13. 观察 在热敷过程中，随时评价热敷效果，并为产妇提供生活护理	
14. 操作后处理 (1) 1 次湿热敷时间为 15~30 分钟，热敷结束后，持 PDA 登录移动护理，点击执行确认 (2) 戴手套，取下热水袋置于治疗车下层，持镊子取下纱布置于医疗垃圾桶内，为产妇清洁会阴，更换清洁护理垫 (3) 脱手套，卫生手消毒，为产妇穿好衣裤并整理床单位	
15. 整理用物并记录 卫生手消毒，推车回处置室，整理用物，将热水袋中的水倒净，倒挂晾干后吹入空气，拧紧螺旋盖，放于阴凉处保存；布袋/毛巾洗净后消毒备用。若为传染病病人，热水袋及布袋/毛巾需先消毒后再清洗处理	
16. 记录 洗手，在执行项目表（附件 2）上记录执行时间并签字	

【参考文件】

郑修霞 . 妇产科护理学 . 第 5 版 . 北京：人民卫生出版社，2012.

【文件保留】 1 年

【附件】

附件 2 执行项目表

【质控要点】

1. 评估产妇的会阴清洁情况，按需清洁会阴。
2. 湿热敷的温度为 41~48℃，以产妇感到舒适为宜。

【文件交付】

1. 医疗副院长
2. 护理部主任
3. 临床科室主任（妇产科）

4. 科护士长（所有）

5. 护士长（所有护理单元）

会阴湿热敷技术评分标准

科室：   姓名：

项目	总分	技术操作要求	权重 A	权重 B	权重 C	权重 D	得分	备注
操作过程	90	洗手，戴口罩	2	1	0	0		
		核对医嘱	4	3	2	0		
		确认产妇并解释	6	4	2	0		
		评估	6	4	2	0		
		清洁会阴	2	1	0	0		
		准备并检查用物	12	8	4	0		
		再次核对产妇	5	3	1	0		
		准备湿热敷用物	8	6	3	0		
		安置体位	5	3	1	0		
		涂抹凡士林	5	3	1	0		
		湿热敷	12	8	4	0		
		保暖	5	3	1	0		
		观察	8	6	3	0		
		操作后处理	4	3	2	0		
		整理用物	2	1	0	0		
		记录	4	3	2	0		
评价	10	操作动作熟练、节力	4	3	2	0		
		沟通有效	2	1	0	0		
		关心产妇感受	4	3	2	0		
总分	100							

主考教师：   考核日期：

159

三十四、 坐浴技术

sitz bath

【目的与适用范围】

制定本规章与流程的目的是规范护士为产妇进行坐浴时应遵循的操作程序，以保证产妇坐浴安全。

【规章】 无

【名词释义】 无

【流程】

（一）必需品

坐浴架（30cm 高）、治疗车、无菌纱布、检查手套、坐浴药物、水温计、大量杯、热开水 2000ml、坐浴盆（自备）、屏风（按需）、速干手消毒剂、医疗垃圾桶、生活垃圾桶。

（二）操作

操作流程	要点与说明
1. 洗手，戴口罩	
2. 核对医嘱　两名护士持执行项目表（附件 2）与医嘱核对床号、姓名、药名、浓度、剂量、用法、时间，无误后在执行项目表（附件 2）上签字	• 确保执行的医嘱正确
3. 确认产妇并解释　至产妇床旁，核对产妇床号、姓名及过敏史，向产妇解释操作目的	• 保证产妇正确 • 取得产妇的配合
4. 评估　评估产妇的病情、合作程度、会阴清洁情况	
5. 协助产妇准备　协助产妇排空膀胱，按需清洁会阴，准备坐浴盆及坐浴架，关闭门窗，若有其他产妇需遮挡屏风	• 保护产妇隐私
6. 准备并检查用物　回处置室，洗手。准备并检查用物 （1）各种物品在有效期内，外包装完好，无潮湿、破损 （2）水温计无裂痕，刻度清晰	

续表

操作流程	要点与说明
7. 配制坐浴溶液（以片剂为例） （1）将热开水 2000ml 倒入大量杯，等待其降温，水温计测水温为 41~43℃ （2）两名护士持执行项目表（附件 2）核对坐浴药物的名称、浓度、剂量、用法、时间。打开药片外包装，将所需剂量的坐浴药物放入大量杯的温开水中待其自然溶解，外包装弃入生活垃圾桶	• 水温过高易烫伤黏膜 • 坐浴溶液严格遵医嘱及说明书配制，浓度过高容易造成黏膜损伤，浓度过低影响治疗效果
8. 核对产妇　推车携物（治疗车上层放大量杯、无菌纱布、检查手套）至产妇床旁，请产妇说出床号、姓名及过敏史，护士复述其床号、姓名，核对腕带信息；无法正常沟通的产妇，双人核对腕带信息	• 保证产妇正确
9. 摆放坐浴盆　卫生手消毒，戴手套，将大量杯中配好的坐浴溶液倒入坐浴盆中，将坐浴盆置于坐浴架上	
10. 坐浴　协助产妇脱裤子至膝部以下，将全臀和外阴部浸泡于溶液内坐浴，持续约 20 分钟	• 便于产妇保暖
11. 蘸干会阴部及臀部　坐浴结束，用无菌纱布蘸干产妇会阴部及臀部，脱手套，弃入医疗垃圾桶，卫生手消毒	
12. 穿衣并整理床单位　协助产妇更换清洁内裤，穿好裤子取舒适体位，整理床单位。卫生手消毒	
13. 记录　在执行项目表（附件 2）上记录执行时间并签字	
14. 整理用物　推车回处置室，整理用物，洗手	
15. 注意事项　产后 7 天内的产妇禁止坐浴	• 避免盆腔感染

【参考文件】

1. 郑修霞. 妇产科护理学. 第 5 版. 北京：人民卫生出版社，2012.

2. 临床护理实践指南. 中华人民共和国卫生部. 2011.

3. 常用临床护理技术服务规范. 中华人民共和国卫生部. 2010.

【文件保留】　1 年

【附件】

附件2 执行项目表

【质控要点】

1. 坐浴溶液严格遵医嘱及说明书配制。
2. 坐浴溶液水温保持在 41~43℃之间。
3. 产妇产后 7 天内禁止坐浴。

【文件交付】

1. 医疗副院长
2. 护理部主任
3. 临床科室主任（妇产科）
4. 科护士长（所有）
5. 护士长（所有护理单元）

坐浴技术评分标准

科室：　　　　　　　　　　　　　　　　　　　　　　　　　　　　姓名：

项目	总分	技术操作要求	权重				得分	备注
			A	B	C	D		
操作过程	90	洗手，戴口罩	2	1	0	0		
		核对医嘱	4	3	2	0		
		确认产妇并解释	6	4	2	0		
		评估	6	4	2	0		
		协助产妇准备	2	1	0	0		
		准备并检查用物	6	4	2	0		
		配制坐浴溶液	12	8	4	0		
		核对产妇	4	3	2	0		
		摆放坐浴盆	10	6	2	0		
		坐浴	12	8	4	0		
		蘸干会阴部及臀部	8	6	3	0		
		穿衣并整理床单位	8	6	3	0		
		记录	5	3	1	0		
		整理用物	5	3	1	0		

续表

项目	总分	技术操作要求	权重				得分	备注
			A	B	C	D		
评价	10	操作动作熟练、节力	4	3	2	0		
		沟通有效	2	1	0	0		
		关心产妇感受	4	3	2	0		
总分	100							

主考教师： 考核日期：

三十五、 阴道消毒技术

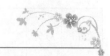

vaginal disinfection technique

【目的与适用范围】

制定本规章与流程的目的是规范护士为病人进行阴道消毒时应遵循的操作程序，以减少宫腔感染的机会。

【规章】 无

【名词释义】 无

【流程】

（一）必需品

治疗车、治疗盘、无菌包（弯盘 2 个）、盛有无菌持物钳的容器、一次性窥阴器、无菌大棉签、检查手套、0.05% 醋酸氯己定溶液、小垫、屏风（按需）、速干手消毒剂、医疗垃圾桶、生活垃圾桶。

（二）操作

操作流程	要点与说明
1. 洗手，戴口罩	
2. 核对医嘱　两名护士持执行项目表（附件 2）与医嘱核对床号、姓名、医嘱内容、执行时间，无误后在执行项目表上签字	• 确保执行的医嘱正确
3. 解释并评估　至病人床旁，核对床号、姓名，向病人解释操作目的并评估病情、合作程度、会阴部局部皮肤情况、阴道出血及性生活史。若病人无性生活史或有阴道出血，禁止进行阴道消毒；若病人有阴道溃疡，动作应轻柔	• 保护病人隐私 • 取得病人的配合 • 注意禁忌证
4. 按需协助病人排便排尿	
5. 准备并检查用物　回处置室，洗手。准备并检查用物 （1）检查各种物品在有效期内，外包装完好，无潮湿、破损，无菌包灭菌指示胶带变色	

操作流程	要点与说明
（2）核对药名、浓度、用法、时间；检查在有效期之内；无变色、沉淀、混浊、絮状物；袋装药液外包装密封完整，无渗漏	
6. 核对病人 （1）至病人床旁，请病人说出床号、姓名及过敏史，护士复述其床号、姓名，核对腕带信息；无法正常沟通的病人，双人核对腕带信息。持 PDA 登录移动护理，扫描病人腕带，查看医嘱；进入供应室系统，扫描换药包条码进行使用登记 （2）将病人带入处置室，关闭门窗	• 保护隐私
7. 安置体位 铺小垫，协助病人上妇科检查床，取膀胱截石位，脱下一侧裤腿盖于对侧，卫生手消毒	• 病人上下检查床时预防跌倒 • 为病人保暖
8. 准备物品 （1）打开无菌包，用无菌持物钳夹取无菌大棉签放入一个弯盘内，将 0.05%醋酸氯己定溶液倒入弯盘内、浸湿棉签 （2）打开窥阴器外包装，用无菌持物钳夹取窥阴器，置于另一个弯盘内，外包装弃于生活垃圾桶内 （3）打开妇科检查灯	
9. 会阴消毒 戴手套，用浸有 0.05%醋酸氯己定溶液的无菌大棉签消毒会阴，擦洗每个部位均需更换无菌大棉签，擦净为止，用过的大棉棒弃于医疗垃圾桶内。消毒顺序为 （1）阴阜（横向擦洗，自上而下） （2）一侧大、小阴唇（纵向擦洗） （3）另一侧大、小阴唇（纵向擦洗） （4）尿道口、阴道口、肛门	• 初步消毒会阴，防止将分泌物带入阴道
10. 放置窥阴器 （1）将窥阴器前后两叶闭合，用 1 根 0.05%醋酸氯己定大棉签润滑前端 （2）左手拇食指分开两侧小阴唇，暴露阴道口，嘱病人深呼吸	• 减轻窥阴器插入阴道口时的不适感

操作流程	要点与说明
（3）右手持准备好的窥阴器避开尿道口周围斜行插入阴道口，动作应轻柔，沿阴道侧后壁缓慢插入阴道内，然后向上向后推进，边推进边将两叶转平，并逐渐张开两叶，直至完全暴露宫颈 （4）固定窥阴器于阴道内	• 注意观察阴道出血与溃疡
11. 阴道内消毒　用浸有 0.05% 醋酸氯己定的大棉签由内而外消毒阴道，消毒每个部位均需更换无菌大棉签，根据病人阴道内情况，每个部位可增加消毒次数，擦净为止 （1）宫颈 （2）四周穹窿 （3）阴道内壁右侧 （4）阴道内壁左侧 （5）阴道内壁上面（旋转窥阴器 90°） （6）阴道内壁下面	• 动作应轻柔，避免损伤阴道内壁
12. 撤出窥阴器　闭合窥阴器两叶，缓慢撤出，毁形后弃入医疗垃圾桶	
13. 安置病人　脱手套，卫生手消毒，协助病人穿衣、下检查床，感谢病人配合	
14. 告知注意事项　告知病人若有阴道出血及其他不适及时告知医护人员	• 保证病人安全
15. 记录　持 PDA 登录移动护理，点击执行确认，在一般护理记录单上（附件 3）记录	
16. 整理用物　卫生手消毒，关闭妇科检查灯，整理用物，洗手	

【参考文件】

常用临床护理技术服务规范. 中华人民共和国卫生部. 2010.

【文件保留】 1 年

【附件】

附件 2　执行项目表

附件 3　一般护理记录单

【质控要点】

1. 病人无性生活史或有阴道出血，禁止进行阴道消毒。
2. 擦洗每个部位均需更换无菌大棉签。

【文件交付】

1. 医疗副院长
2. 医务处处长
3. 护理部主任
4. 临床科室主任（妇产科）
5. 科护士长（所有）
6. 护士长（所有护理单元）

阴道消毒技术评分标准

科室：　　　　　　　　　　　　　　　　　　　　姓名：

项目	总分	技术操作要求	权重				得分	备注
			A	B	C	D		
操作过程	90	洗手，戴口罩	3	2	1	0		
		核对医嘱	4	3	2	0		
		解释并评估	5	3	1	0		
		协助病人排便排尿	8	6	3	0		
		准备并检查用物	5	3	1	0		
		核对病人	4	3	2	0		
		安置体位	6	4	2	0		
		准备物品	6	4	2	0		
		会阴消毒	6	4	2	0		
		放置窥阴器	10	8	4	0		
		阴道内消毒	8	4	2	0		
		撤出窥阴器	10	6	3	0		
		安置病人	5	3	1	0		
		告知注意事项	4	3	2	0		
		记录	2	1	0	0		
		整理用物	4	3	2	0		

项目	总分	技术操作要求	权重				得分	备注
			A	B	C	D		
评价	10	操作动作熟练、节力	4	3	2	0		
		沟通有效	2	1	0	0		
		关心病人感受	4	3	2	0		
总分	100							

主考教师：　　　　　　　　　　　　　考核日期：

三十六、尿动力学检查技术

urodynamics technique

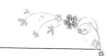

【目的与适用范围】

制定本规章与流程的目的是规范护士为病人进行尿动力学检查时应遵循的操作程序，以保证检查顺利进行。

【规章】 无

【名词释义】 无

【流程】

（一）必需品

尿动力学检查仪、一次性无菌导尿包、盛有卵圆钳的容器、盛有无菌持物钳的容器、一次性输液器2个、无菌手套、检查手套、一次性20ml注射器2支、无菌棉签、安尔碘皮肤消毒剂、0.5%碘伏溶液、0.9%氯化钠注射液2袋、专用尿管、专用肛管、三通连接管3根、泵管、测压管、避孕套、医用胶带、小垫、速干手消毒剂、医疗垃圾桶、生活垃圾桶、利器盒。

（二）操作

操作流程	要点与说明
1. 洗手，戴口罩	
2. 核对病人并解释 （1）请病人说出姓名及检查项目，护士复述病人姓名及治疗项目。两名医护人员共同持就诊卡和检查单，核对病人姓名、年龄、就诊卡号、检查项目 （2）向病人解释操作目的	

续表

操作流程	要点与说明
3. 评估 （1）查看尿常规化验单并评估是否有泌尿系感染，若有泌尿系感染，禁止进行尿动力学检查 （2）评估病人是否有阴道出血，若有阴道出血禁止进行检查	• 有泌尿系感染者检查后会加重病情 • 有阴道出血检查容易引发盆腔感染
4. 准备并检查用物　洗手，准备并检查用物 （1）准备并检查各种物品在有效期之内，外包装完好，无潮湿、破损 （2）核对药名、浓度、剂量、用法、时间正确；检查在有效期之内；无变色、沉淀、混浊、絮状物	
5. 准备环境　关闭门窗，在检查床上铺小垫	• 保护病人隐私 • 防止交叉感染
6. 准备仪器 （1）连接尿动力学检查仪电源，打开开关，自检通过，打开检查程序 （2）将输液器插入 0.9% 氯化钠注射液中，排气后连接泵管，再次排气，将泵管固定在尿动力学检查仪的灌注泵上 （3）将测压管插入另一袋 0.9% 氯化钠注射液中，将 0.9% 氯化钠注射液放入加压袋中，并将加压力袋压力打到到绿色标志区后打开三通，将测压管内空气排净，连接尿道压感应器 （4）将 3 根三通连接管分别接在膀胱压、腹压、尿道压 3 个感应器上，用 20ml 注射器抽取 0.9% 氯化钠注射液，在三通处排气，将三通开关指向下端，摘下感应器小帽，排感应器内的空气，盖紧小帽；将三通开关指向上端排管道内的空气，排气结束将三通开关指向水平方向	• 遵循无菌原则 • 管路内有气泡会影响检查结果
7. 录入病人信息　在检查程序中录入病人姓名、年龄、诊断、病史、合并症、联系电话	
8. 检查尿流率　进入"尿流率"检查程序，将尿流率测量仪及量杯放置在坐便架下，避免坐便架漏斗接触量杯，点击"全部置零"，协助病人脱下裤子坐到坐便架上，点击"允许排尿"后，嘱病人排尿，待其排尿结束后点击"停止""保存"。协助病人起身，倒掉尿液	• 坐便架漏斗接触量杯尿液会顺着量杯壁流下，影响尿量计量

操作流程	要点与说明
9. 完全膀胱测压 （1）安置体位：协助病人上检查床，脱左侧裤腿，取膀胱截石位，将尿流率测量仪及量杯放在漏斗架上置于检查床尾，调节检查床的高度使病人的耻骨联合高度与尿动力学检查仪的感应器高度一致，卫生手消毒	• 注意保暖 • 以免尿液流到漏斗外，影响结果
（2）消毒会阴：打开导尿包，常规消毒会阴	
（3）置尿管	
1）戴无菌手套，待配合护士打开导尿管包装后，取出导尿管	
2）左手分开大小阴唇，配合护士协助消毒尿道口处。将导尿管轻轻插入尿道 8~10cm，配合护士用医用胶带将其固定在左侧大腿内侧	• 将尿管插入 8~10cm，保证导尿管上测尿道压开口位于病人膀胱内
（4）测残余尿：用 20ml 注射器抽净残余尿液并倒入量杯中，记录检查仪屏幕显示的尿量，配合护士戴手套将量杯中的尿液倒净放回原处，脱手套，卫生手消毒并记录残余尿量	• 仪器程序不能自动记录尿量
（5）置肛管：配合护士用 20ml 注射器抽取 0.9% 氯化钠注射液将肛管排气，红色开口盖上帽，关闭肛管的三通。待配合护士戴手套、将肛管前端套上避孕套后，操作护士用卵圆钳持肛管球囊位置插入肛门 10cm	• 肛管球囊内有气泡会影响检查效果
（6）仪器置零：保持 3 个三通连接管开口与感应器高度一致，在"完全膀胱测压"界面选择"全部置零"，在"尿道压"界面选择"全部置零"，置零后关闭测压管三通，回到"完全膀胱测压"界面	• 膀胱压与尿道压的压力不一致会影响检查结果
（7）改变体位：将床调整呈 90°角，协助病人变为坐姿	• 坐姿比平卧位更容易引出漏尿压
（8）连接管路：将尿管绿色头连接泵管、红色头连接膀胱压感应器、白色头连接尿道压感应器、肛管红色开口连接腹压感应器	• 连接错误不能做检查
（9）进行完全膀胱测压：将膀胱压与腹压的压力数值调整到±4 以内，依次点击"膀胱压等于腹压"及"执行"，点击"咳嗽"嘱病人咳嗽看膀胱压与腹压图标一致，点击"低速灌注"开始向膀胱内灌注 0.9% 氯化钠注射液，灌注过程中观察病人反应	

操作流程	要点与说明
1）指导病人体会初感、初急迫、强急迫的感觉：①初感：有尿意的感觉；②初急迫：正常情况下需要排尿的感觉；③强急迫：憋不住尿的感觉 2）告知病人出现初感、初急迫、强急迫的感觉时及时告知护士：①初感时：待病人有初感时点击"初感""咳嗽"，嘱病人轻咳嗽，看膀胱压与腹压图标是否一致，漏尿严重病人初感时嘱病人加腹压及咳嗽，看是否漏尿；②初急迫时：待病人有初急迫的感觉时点击"初急迫""加腹压"，嘱病人加腹压（屏气做排便的动作），看是否漏尿，有漏尿让病人停止加腹压，点击"漏尿压"进行标注；没有漏尿再嘱病人咳嗽，先轻咳再逐渐用力咳嗽，咳嗽的过程中有漏尿即让病人停止咳嗽点击"漏尿压"进行标注；没有引出漏尿的病人要求咳嗽的压力达到 $120 \sim 140cmH_2O$；③强急迫时：待病人有强急迫的感觉时点击"停止灌注""强急迫""允许排尿"，嘱病人排尿，排尿过程中防止尿管脱落（灌注到 450ml 没引出"强急迫"也停止灌注），待排尿结束点击"停止""保存"	• 在灌注过程中病人也在产尿，灌注量超过 450ml 易造成膀胱过度充盈
10. 检查尿道压 （1）再次灌注：在"完全膀胱测压"界面下再次灌注 0.9% 氯化钠注射液 80ml （2）改变体位：协助病人变成平卧位 （3）测尿道压：测压过程中嘱病人放松会阴肌肉。点击"尿道压"配合护士协助将尿管固定在拉杆架上，打开测压管三通开关，点击"膀胱压等于尿道压"，点击"执行"，嘱病人轻咳观察膀胱压与尿道压图标一致，嘱病人放松，点击"拉杆启动"，待尿管拔出后，点击"停止""保存" （4）配合护士协助将尿管、肛管与连接管分开，轻轻拔出肛管，脱手套，卫生手消毒	• 排空的膀胱影响尿道压结果
11. 安置病人　协助病人下床、穿衣，感谢病人配合，卫生手消毒	• 预防跌倒
12. 告知病人注意事项　告知病人三天内多饮水	• 预防泌尿系感染
13. 整理用物　整理用物，洗手	

【参考文件】 无

【文件保留】 1 年

【附件】 无

【质控要点】

1. 操作过程中严格无菌操作。
2. 插尿管、肛管时动作轻柔。
3. 告知病人三天内多饮水，预防泌尿系感染。

【文件交付】

1. 医疗副院长
2. 护理部主任
3. 临床科室主任（妇产科）
4. 科护士长（所有）
5. 护士长（所有护理单元）

尿动力学检查技术评分标准

科室：   姓名：

项目	总分	技术操作要求	权重				得分	备注
			A	B	C	D		
操作过程	90	洗手，戴口罩	3	2	1	0		
		核对病人并解释	3	2	1	0		
		评估	5	3	1	0		
		准备并检查用物	3	2	1	0		
		准备环境	3	2	1	0		
		准备仪器	3	2	1	0		
		录入病人信息	3	2	1	0		
		检查尿流率	4	3	2	0		
		安置体位	2	1	0	0		
		消毒会阴	2	1	0	0		

项目	总分	技术操作要求	权重				得分	备注
			A	B	C	D		
操作过程	90	置尿管	8	6	3	0		
		测残余尿	5	3	1	0		
		置肛管	5	3	1	0		
		仪器置零	3	2	1	0		
		改变体位	2	1	0	0		
		连接管路	6	4	2	0		
		进行完全膀胱测压	12	8	4	0		
		检查尿道压	6	4	2	0		
		安置病人	4	2	1	0		
		告知病人注意事项	6	4	2	0		
		整理用物	2	1	0	0		
评价	10	操作动作熟练、节力、轻柔	4	3	2	0		
		沟通有效	3	2	1	0		
		关心病人感受	3	2	1	0		
总分	100							

主考教师：　　　　　　　　　　　　　　考核日期：

三十七、 盆底功能筛查技术

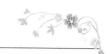

pelvic floor function test technique

【目的与适用范围】

制定本规章与流程的目的是规范护士为病人进行盆底功能筛查时应遵循的操作程序，以保证筛查顺利进行。

【规章】 无

【名词释义】 无

【流程】

（一）必需品

盆底功能筛查仪、阴道探头、检查手套、一次性 50ml 注射器、一次性电极片 3 个、无油避孕套、润滑导电膏、小垫、速干手消毒剂、医疗垃圾桶、生活垃圾桶、利器盒。

（二）操作

操作流程	要点与说明
1. 洗手，戴口罩	
2. 核对病人并解释 （1）请病人说出姓名及检查项目，护士复述病人姓名及治疗项目。两名医护人员共同持就诊卡和检查单，核对病人姓名、年龄、就诊卡号、检查项目 （2）向病人解释操作目的	
3. 评估 （1）评估病人是否有阴道炎，若有阴道炎禁止进行筛查 （2）评估病人是否有阴道出血，若有阴道出血禁止进行筛查	• 有阴道炎病人筛查后有可能加重病情 • 阴道出血时进行筛查，易发生盆腔感染

操作流程	要点与说明
4. 准备并检查用物　准备并检查各种物品在有效期之内，外包装完好，无潮湿、破损	
5. 准备环境　关闭门窗、检查床上铺小垫	• 保护病人隐私 • 防止交叉感染
6. 准备仪器　连接电源，打开开关，自检通过	
7. 选择筛查程序　录入编号、病人姓名、出生日期、联系电话，依次点击"泌尿评估""盆底肌肉评估""保存"，录入病人身高、体重，点击"评估"，选择"压力计测试"，点击"妇女泌尿学""确认"	
8. 安置体位　协助病人上诊床，脱去右侧裤腿，取30°角仰卧位，卫生手消毒	• 预防跌倒 • 注意保暖
9. 置入阴道探头　戴手套，将阴道探头套上避孕套，在避孕套顶端涂润滑导电膏，左手分开大小阴唇，右手将阴道探头轻轻放入病人阴道内，嘱病人并拢双腿，避免病人用力时探头脱出。脱去手套，卫生手消毒，将阴道探头与筛查仪连接	• 探头脱出影响筛查结果
10. 连接腹部电极　将3个一次性电极片分别贴在病人双侧腹直肌及一侧髂前上棘处，连接筛查仪，卫生手消毒	• 在检查过程中监测病人腹部肌肉是否放松
11. 调整生物反馈　点击屏幕右上角"√" （1）调节腹部通道：嘱病人咳嗽，设定"建议范围"，调至基线稳定，点击"下一步"	• 根据每个病人肌力情况设定"建议范围"，可以避免筛查过程中图标过高、过低病人看不清楚而影响筛查效果
（2）调节阴道通道：向阴道探头球囊内注入10~15ml空气，边注入空气边询问病人阴道内是否有胀的感觉，待病人有感觉即停止注入空气；若病人没有感觉，注入空气不超过20ml。嘱病人用力收缩会阴肌肉，设定建议范围，调至基线稳定，点击"下一步"	• 注入空气超过20ml有可能造成球囊破裂，损伤病人阴道
12. 筛查Ⅱ类肌　根据图形显示嘱病人快收、快放阴道肌肉，尽量保持与图形一致，连续筛查5组，筛查过程中腹部肌肉要放松，筛查结束自动进入Ⅰ类肌筛查	• 筛查Ⅱ类肌要求速度

操作流程	要点与说明
13. 筛查Ⅰ类肌　根据图形显示嘱病人收缩阴道及肛门肌肉，控制好力度及速度，像绘图一样，尽量与图形保持一致，连续筛查5组，筛查过程中腹部肌肉要放松	• 筛查Ⅰ类肌要求持续时间
14. 筛查结束　取下电极片，卫生手消，戴手套，抽出阴道探头球囊内的空气，缓慢撤出阴道探头，动作轻柔，脱手套，卫生手消毒	• 减轻病人不适感
15. 安置病人　协助病人下床、穿衣，感谢病人配合，卫生手消毒	• 预防跌倒
16. 评估筛查结果　筛查仪自动汇总出Ⅱ类肌图形，根据5次筛查图形完成情况汇总出结果，点击"下一步"，筛查仪自动汇总出Ⅰ类肌图形，根据5次筛查图形完成情况汇总出结果	
17. 填写筛查报告　根据电脑汇总结果填写盆底功能筛查报告	
18. 告知病人注意事项　嘱病人持筛查报告就诊	
19. 记录　将筛查结果记录在筛查记录本上	
20. 整理用物　整理用物，洗手	

【参考文件】　无

【文件保留】　1年

【附件】　无

【质控要点】

嘱病人双腿并拢，避免用力时探头脱出。

【文件交付】

1. 医疗副院长

2. 护理部主任

3. 临床科室主任（妇产科）

4. 科护士长（所有）

5. 护士长（所有护理单元）

盆底功能筛查技术评分标准

科室：   姓名：

项目	总分	技术操作要求	权重 A	B	C	D	得分	备注
操作过程	90	洗手，戴口罩	3	2	1	0		
		核对病人并解释	3	2	1	0		
		评估	5	3	1	0		
		准备并检查用物	3	2	1	0		
		准备环境	5	3	1	0		
		准备仪器	3	2	1	0		
		选择筛查程序	5	3	1	0		
		安置体位	2	1	0	0		
		置入阴道探头	4	3	2	0		
		连接腹部电极	4	3	2	0		
		调节腹部通道	5	3	1	0		
		调节阴道通道	10	6	2	0		
		筛查Ⅱ类肌	7	5	2	0		
		筛查Ⅰ类肌	7	5	2	0		
		撤出阴道探头	4	3	2	0		
		安置病人	3	2	1	0		
		评估筛查结果	4	3	2	0		
		填写筛查报告	3	2	1	0		
		告知病人注意事项	6	4	2	0		
		记录	2	1	0	0		
		整理用物	2	1	0	0		
评价	10	操作动作熟练、节力、轻柔	4	3	2	0		
		沟通有效	3	2	1	0		
		关心病人感受	3	2	1	0		
总分	100							

主考教师：   考核日期：

三十八、 盆底肌生物反馈-电刺激治疗技术

pelvic floor muscle treatment technique

【目的与适用范围】

制定本规章与流程的目的是规范护士为病人进行盆底肌生物反馈-电刺激治疗时应遵循的操作程序，以保证治疗顺利进行。

【规章】 无

【名词释义】 无

【流程】

（一）必需品

盆底治疗仪、阴道探头、检查手套、一次性电极片 3 个、小垫、速干手消毒剂、医疗垃圾桶、生活垃圾桶。

（二）操作

操作流程	要点与说明
1. 洗手，戴口罩	
2. 核对病人并解释 （1）请病人说出姓名及治疗项目，护士复述病人姓名及治疗项目。两名医护人员共同持就诊卡和治疗单，核对病人姓名、年龄、就诊卡号、治疗项目 （2）向病人解释操作目的	
3. 评估 （1）评估病人是否有阴道炎，若有阴道炎禁止进行治疗	• 有阴道炎病人治疗后有可能加重病情
（2）评估病人是否有阴道出血，若有阴道出血禁止进行治疗	• 有阴道出血治疗后易造成盆腔感染

续表

操作流程	要点与说明
4. 准备并检查用物　准备并检查各种物品在有效期之内，外包装完好，无潮湿、破损	
5. 准备环境　拉上隔帘，检查床上铺小垫	• 保护隐私 • 防止交叉感染
6. 准备仪器　连接盆底治疗仪电源，打开开关，自检通过	
7. 录入病人信息　录入病人姓名、年龄、诊断、身高、体重、联系电话	• 连续治疗直接选择病人姓名即可进入治疗程序
8. 安置体位　协助病人上诊床，脱去右侧裤腿，取 30° 角仰卧位，卫生手消毒	• 预防跌倒 • 注意保暖
9. 置入阴道探头　戴手套，左手分开大小阴唇右手将阴道探头轻轻放入病人阴道内，放到不能推动为止，嘱病人并拢双腿，避免用力时探头脱出，脱手套，卫生手消毒，将阴道探头与治疗仪连接	• 探头金属部分放到阴道内，防止电刺激时灼伤外阴 • 探头脱出影响治疗效果
10. 贴电极片　将 3 个一次性电极片分别贴在双侧腹直肌及一侧髂前上棘处，连接治疗仪，卫生手消毒	
11. 选择治疗方案　根据病人诊断，选择相应的治方案	• 根据病情选择合适的治疗方案
12. 调节基线 （1）调节阴道探头基线：点击"移到基线"，嘱病人用力收缩会阴肌肉，点击"建议范围"，点击"下一步" （2）调节腹部电极基线：点击"移到基线"，嘱病人咳嗽，点击"建议范围"，点击"下一步""确定"，出现电刺激界面	• 根据每个病人肌力情况设定"建议范围"，可以避免治疗过程中图标过高、过低病人看不清楚而影响治疗效果
13. 电刺激治疗 （1）在电刺激界面点击"+"调整电刺激强度，缓慢增加调节到病人可耐受的强度，点击"确定"开始治疗 （2）在治疗的过程中嘱病人自然放松，观察病人的感受，根据病人感受随时调整电刺激强度。治疗结束自动进入生物反馈界面	• 强度大增加病人痛苦，强度小达不到治疗效果

续表

操作流程	要点与说明
14. 生物反馈 进入生物反馈程序后根据图标显示，嘱病人收缩会阴肌肉并控制好力度，尽量与图标保持一致，治疗过程中观察图形变化及时指导病人 （1）速收速放：嘱病人收缩会阴部肌肉 1 秒后放松 1 秒，连续做 5 次（即 1 组），放松 10 秒后重复，共做 5 组 （2）持续收缩：嘱病人收缩会阴部肌肉 5 秒后放松 10 秒，连续做 5 次（即 1 组），共做 5 组，也可根据不同的图形做	• 切换到生物反馈时及时指导病人根据图形收缩会阴肌肉 • 锻炼 Ⅱ 类肌纤维肌力 • 锻炼 Ⅰ 类肌纤维肌力
15. 电刺激与生物反馈交替进行 电刺激与生物反馈交替进行，交替进行 20 次	
16. 治疗结束 取下电极片，戴手套，缓慢撤出阴道探头，脱手套，卫生手消毒	• 撤阴道探头动作轻柔，减轻病人不适感
17. 安置病人 协助病人下床、穿衣，感谢病人配合，卫生手消毒	• 预防跌倒
18. 告知病人注意事项 嘱病人每天早、晚进行盆底肌肉收缩锻炼，每次 5~10 分钟	• 病人回家练习能增加治疗效果
19. 记录 将治疗情况记录在治疗记录单上	
20. 整理用物 整理用物，洗手	

【参考文件】 无

【文件保留】 1 年

【附件】 无

【质控要点】

1. 探头金属部分放到阴道内，防止电刺激时灼伤外阴。
2. 嘱病人并拢双腿以免用力时探头脱出，以免灼伤外阴。
3. 根据病人感受缓慢调节电刺激。

【文件交付】

1. 医疗副院长
2. 护理部主任

3. 临床科室主任（妇产科）

4. 科护士长（所有）

5. 护士长（所有护理单元）

盆底肌生物反馈-电刺激治疗技术评分标准

科室：   姓名：

项目	总分	技术操作要求	权重				得分	备注
			A	B	C	D		
操作过程	90	洗手，戴口罩	3	2	1	0		
		核对病人并解释	3	2	1	0		
		评估	5	3	1	0		
		准备并检查用物	3	2	1	0		
		准备环境	5	3	1	0		
		准备仪器	3	2	1	0		
		录入病人信息	5	3	1	0		
		安置体位	2	1	0	0		
		置入阴道探头	4	3	2	0		
		贴电极片	3	2	1	0		
		选择治疗方案	7	5	2	0		
		调节基线	10	6	2	0		
		电刺激治疗	10	6	2	0		
		生物反馈	10	6	2	0		
		撤出阴道探头	5	3	1	0		
		安置病人	2	1	0	0		
		告知病人注意事项	6	4	2	0		
		记录	2	1	0	0		
		整理用物	2	1	0	0		
评价	10	操作动作熟练、节力、轻柔	4	3	2	0		
		沟通有效	3	2	1	0		
		关心病人感受	3	2	1	0		
总分	100							

主考教师：   考核日期：

三十九、 盆底肌生物反馈治疗技术

biofeedback therapy technique

【目的与适用范围】

制定本规章与流程的目的是规范护士为病人进行盆底生物反馈治疗时应遵循的操作程序，以保证治疗顺利进行。

【规章】 无

【名词释义】 无

【流程】

（一）必需品

盆底治疗仪、阴道探头、检查手套、一次性电极片3个、小垫、速干手消毒剂、医疗垃圾桶、生活垃圾桶。

（二）操作

操作流程	要点与说明
1. 洗手，戴口罩	
2. 核对病人并解释 （1）请病人说出姓名及治疗项目，护士复述病人姓名及治疗项目。两名医护人员共同持就诊卡和治疗单，核对病人姓名、年龄、就诊卡号、治疗项目 （2）向病人解释操作目的	
3. 评估 （1）评估病人是否有阴道炎，若有阴道炎禁止进行治疗 （2）评估病人是否有阴道出血，若有阴道出血禁止进行治疗	• 有阴道炎病人治疗后有可能加重病情 • 有阴道出血治疗后易造成盆腔感染

续表

操作流程	要点与说明
4. 准备并检查用物 准备并检查各种物品在有效期之内，外包装完好，无潮湿、破损	
5. 准备环境 关闭门窗，检查床上铺小垫	• 保护隐私 • 防止交叉感染
6. 准备仪器 连接盆底治疗仪电源，打开开关，自检通过	
7. 录入病人信息 录入病人姓名、年龄、诊断、身高、体重、联系电话，并记录在生物反馈记录单上	• 连续治疗直接选择病人姓名即可进入治疗程序
8. 安置体位 协助病人上诊床，脱去右侧裤腿，取 30° 角仰卧位，卫生手消毒	• 预防跌倒 • 注意保暖
9. 置入阴道探头 戴手套，将阴道探头轻轻放入病人阴道内，放到不能推动为止，嘱病人并拢双腿，脱手套，卫生手消毒，将阴道探头与治疗仪连接	• 避免用力时探头脱出
10. 贴电极片 将 3 个一次性电极片分别贴在双层腹直肌及一侧髂前上棘处，连接治疗仪，卫生手消毒	
11. 选择治疗方案 根据病人诊断，选择相应的生物反馈治疗方案	• 根据病情选择合适的治疗方案以保证治疗效果
12. 调节基线 (1) 调节阴道探头基线：点击"移到基线"，嘱病人用力收缩会阴肌肉，点击"建议范围"，点击"下一步" (2) 调节腹部电极基线：点击"移到基线"，嘱病人咳嗽，点击"建议范围"，点击"下一步""确定"，进入生物反馈程序	• 根据每个病人肌力情况设定"建议范围"，可以避免治疗过程中图标过高、过低病人看不清楚而影响治疗效果
13. 生物反馈 进入生物反馈程序，根据图标显示，让病人收缩会阴肌肉并控制好力度，尽量与图标保持一致 (1) 速收速放：嘱病人收缩会阴部肌肉 1 秒后放松 1 秒，连续做 5 次（即 1 组），放松 10 秒后重复，共做 5 组 (2) 持续收缩：嘱病人收缩会阴部肌肉 5 秒后放松 10 秒，连续做 5 次（即 1 组），共做 5 组，也可根据不同的图形做	• 锻炼 II 类肌纤维肌力 • 锻炼 I 类肌纤维肌力
14. 治疗结束 取下电极片，戴手套，缓慢撤出阴道探头，脱手套，卫生手消毒	• 撤出阴道探头动作轻柔，减轻病人不适感

操作流程	要点与说明
15. 安置病人　协助病人下床、穿衣，感谢病人配合，卫生手消毒	• 预防跌倒
16. 告知病人注意事项　嘱病人每天早、晚进行盆底肌肉收缩锻炼，每次 5~10 分钟	• 病人回家练习能增加治疗效果
17. 记录　治疗结果记录在治疗记录单上	
18. 整理用物　整理用物，洗手	

【参考文件】　无

【文件保留】　1 年

【附件】　无

【质控要点】

1. 嘱病人并拢双腿以免用力时探头脱出。
2. 嘱病人治疗过程中尽量与图标保持一致。

【文件交付】

1. 医疗副院长
2. 护理部主任
3. 临床科室主任（妇产科）
4. 科护士长（所有）
5. 护士长（所有护理单元）

盆底肌生物反馈治疗技术评分标准

科室：　　　　　　　　　　　　　　　　　　　　　　　　　姓名：

项目	总分	技术操作要求	权重				得分	备注
			A	B	C	D		
操作过程	90	洗手，戴口罩	3	2	1	0		
		核对病人并解释	3	2	1	0		
		评估	5	3	1	0		

项目	总分	技术操作要求	权重				得分	备注
			A	B	C	D		
操作过程	90	准备并检查用物	3	2	1	0		
		准备环境	5	3	1	0		
		准备仪器	3	2	1	0		
		录入病人信息	5	3	1	0		
		安置体位	2	1	0	0		
		置入阴道探头	5	3	1	0		
		贴电极片	3	2	1	0		
		选择治疗方案	10	6	2	0		
		调节阴道探头基线	7	5	2	0		
		调节腹部电极基线	7	5	2	0		
		速收速放	5	3	1	0		
		持续收缩	5	3	1	0		
		撤出阴道探头	4	3	2	0		
		安置病人	5	3	1	0		
		告知病人注意事项	6	4	2	0		
		记录	2	1	0	0		
		整理用物	2	1	0	0		
评价	10	操作动作熟练、节力、轻柔	4	3	2	0		
		沟通有效	3	2	1	0		
		关心病人感受	3	2	1	0		
总分	100							

主考教师：   考核日期：

四十、 盆底肌电刺激技术

electrical stimulation of pelvic floor
muscle technique
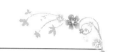

【目的与适用范围】

制定本规章与流程的目的是规范护士为病人进行盆底肌电刺激治疗时应遵循的操作程序，以保证治疗顺利进行。

【规章】 无

【名词释义】 无

【流程】

（一）必需品

盆底治疗仪、阴道探头、检查手套、一次性电极片 3 个、小垫、速干手消毒剂、医疗垃圾桶、生活垃圾桶。

（二）操作

操作流程	要点与说明
1. 洗手，戴口罩	
2. 核对病人并解释 （1）请病人说出姓名及治疗项目，护士复述病人姓名及治疗项目。两名医护人员共同持就诊卡和治疗单，核对病人姓名、年龄、就诊卡号、治疗项目 （2）向病人解释操作目的	
3. 评估 （1）评估病人是否有阴道炎，若有阴道炎则禁止进行治疗	• 有阴道炎的病人电刺激强度达不到治疗要求，治疗后有可能加重病情

续表

操作流程	要点与说明
（2）评估病人是否有阴道出血，若有阴道出血禁止进行治疗	• 阴道出血进行治疗后易发生盆腔感染
4. 准备并检查用物　准备并检查各种物品在有效期之内，外包装完好，无潮湿、破损	
5. 准备环境　关闭门窗，检查床上铺小垫	• 保护隐私 • 防止交叉感染
6. 准备仪器　连接盆底治疗仪电源，打开开关，自检通过	
7. 录入病人信息　录入病人姓名、年龄、诊断、身高、体重、联系电话，并记录在盆底电刺激记录单上	• 连续治疗直接选择病人姓名即可进入治疗程序
8. 安置体位　协助病人上诊床，脱去右侧裤腿，取 30°角仰卧位，卫生手消毒	• 预防跌倒 • 注意保暖
9. 置阴道探头　戴手套，将阴道探头轻轻放入病人阴道内，放到不能推动为止，嘱病人并拢双腿，脱手套，连接治疗仪，卫生手消毒	• 探头金属部分放到阴道内，防止电刺激时灼伤外阴
10. 贴电极片　将 3 个一次性电极片分别贴在病人双层腹直肌及一侧髂前上棘处，连接治疗仪	
11. 选择治疗方案　根据病人诊断，选择相应的电刺激治疗方案	• 以保证治疗效果
12. 调节电刺激强度　在电刺激模式调整电刺激强度，缓慢增加调节到病人可耐受的最大强度	• 强度过高增加病人痛苦，强度过低达不到治疗效果
13. 电刺激治疗 （1）在治疗的过程中嘱病人自然放松，避免探头脱出 （2）随时询问病人感受，根据病人感受调整电刺激强度	• 探头脱出后电刺激时易造成外阴灼伤
14. 治疗结束　戴手套，缓慢撤出阴道探头，动作轻柔，脱手套，取下电极片，卫生手消毒	• 减轻病人不适感
15. 安置病人　协助病人下床、穿衣，感谢病人配合，卫生手消毒	• 预防跌倒
16. 告知病人注意事项　嘱病人每天早、晚进行盆底肌肉收缩锻炼，每次约 5~10 分钟	• 病人回家练习能增加治疗效果

操作流程	要点与说明
17. 记录　将电刺激强度记录在治疗记录单上	
18. 整理用物　整理用物，洗手	

【参考文件】　无

【文件保留】　1 年

【附件】　无

【质控要点】

1. 探头金属部分放到阴道内，防止电刺激时灼伤外阴。
2. 嘱病人并拢双腿避免用力时探头脱出。
3. 根据病人感受缓慢调节电刺激强度。

【文件交付】

1. 医疗副院长
2. 护理部主任
3. 临床科室主任（妇产科）
4. 科护士长（所有）
5. 护士长（所有护理单元）

盆底肌电刺激技术评分标准

科室：　　　　　　　　　　　　　　　　　　　　　　　　姓名：

项目	总分	技术操作要求	权重				得分	备注
			A	B	C	D		
操作过程	90	洗手，戴口罩	3	2	1	0		
		核对病人并解释	3	2	1	0		
		评估	5	3	1	0		
		准备并检查用物	3	2	1	0		
		准备环境	5	3	1	0		
		准备仪器	3	2	1	0		

续表

项目	总分	技术操作要求	权重				得分	备注
			A	B	C	D		
操作过程	90	录入病人信息	5	3	1	0		
		安置体位	2	1	0	0		
		置阴道探头	6	4	2	0		
		贴电极片	5	3	1	0		
		选择治疗方案	10	6	2	0		
		调节电刺激强度	10	6	2	0		
		电刺激治疗	12	8	4	0		
		撤出阴道探头	4	3	2	0		
		安置病人	4	3	2	0		
		告知病人注意事项	6	4	2	0		
		记录	2	1	0	0		
		整理用物	2	1	0	0		
评价	10	操作动作熟练、节力、轻柔	4	3	2	0		
		沟通有效	3	2	1	0		
		关心病人感受	3	2	1	0		
总分	100							

主考教师：   考核日期：

四十一、 盆底肌训练技术

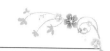

pelvic floor muscle training technique

【目的与适用范围】

制定本规章与流程的目的是规范护士为病人进行盆底肌训练时应遵循的操作程序，以保证训练效果。

【规章】 无

【名词释义】 无

【流程】

（一）必需品

检查手套、小垫、速干手消毒剂、医疗垃圾桶、生活垃圾桶。

（二）操作

操作流程	要点与说明
1. 洗手，戴口罩	
2. 核对病人并解释 （1）请病人说出姓名及治疗项目，护士复述病人姓名及治疗项目。两名医护人员共同持就诊卡和治疗单，核对病人姓名、年龄、就诊卡号、治疗项目 （2）向病人解释操作目的	
3. 评估 （1）评估病人是否有阴道炎，若有阴道炎禁止进行训练 （2）评估病人是否有阴道出血，若有阴道出血禁止进行训练	• 有阴道炎病人训练后有可能加重病情 • 阴道出血时进行训练，易发生盆腔感染
4. 准备并检查用物 准备并检查各种物品在有效期之内，外包装完好，无潮湿、破损	

续表

操作流程	要点与说明
5. 准备环境　关闭门窗，检查床上铺小垫	• 保护隐私 • 防止交叉感染
6. 安置体位　协助病人上诊床，脱去右侧裤腿，取平卧位，卫生手消毒	• 预防跌倒 • 注意保暖
7. 盆底肌训练 （1）戴手套 （2）感受病人阴道收缩力及腹部肌肉状态：将右手的食指与中指放到病人阴道内 3 点和 9 点位置，嘱病人收缩阴道肌肉，用手指感受病人阴道收缩力的大小，同时将左手放于腹部，感知腹部肌肉是否处于放松状态，训练过程中嘱病人保持腹部肌肉放松	• 腹部肌肉收缩会增加盆腔压力，盆腔压力增加会使会阴收缩力下降
（3）速收速放：嘱病人收缩会阴部肌肉 1 秒后放松 1 秒，连续做 5 次（即 1 组），用手指感受病人肌力大小	• 训练Ⅱ类肌纤维
（4）持续收缩：嘱病人持续收缩会阴部肌肉 5 秒后放松 10 秒，连续做 5 次（即 1 组），用手指感受病人肌力大小及持续时间是否够 5 秒	• 训练Ⅰ类肌纤维
（5）速收速放与持续收缩交替进行，循环重复 5 次	
（6）训练结束后将手指缓慢从病人阴道内退出，脱手套，卫生手消毒	• 减轻病人不适感
8. 安置病人　协助病人下床、穿衣，感谢病人配合，卫生手消毒	• 预防跌倒
9. 告知病人注意事项　嘱病人每天早、晚进行盆底肌肉收缩训练，每次速收速放与持续收缩交替循环重复 5 次	• 病人回家练习能增加治疗效果
10. 记录　将治疗结果记录在治疗记录单上	
11. 整理用物　整理用物，洗手	

【参考文件】　无

【文件保留】　1 年

【附件】　无

【质控要点】

盆底肌锻炼时，需腹部肌肉呈放松状态。

【文件交付】

1. 医疗副院长
2. 护理部主任
3. 临床科室主任（妇产科）
4. 科护士长（所有）
5. 护士长（所有护理单元）

盆底肌训练技术评分标准

科室：   姓名：

项目	总分	技术操作要求	权重				得分	备注
			A	B	C	D		
操作过程	90	洗手，戴口罩	3	2	1	0		
		核对病人并解释	3	2	1	0		
		评估	5	3	1	0		
		准备并检查用物	3	2	1	0		
		准备环境	5	3	1	0		
		安置体位	3	2	1	0		
		戴手套	5	3	1	0		
		感受病人阴道收缩力及腹部肌肉状态	8	6	3	0		
		速收速放	12	8	4	0		
		持续收缩	12	8	4	0		
		速收速放与持续收缩交替进行	12	8	4	0		
		退出手指	5	3	1	0		
		安置病人	4	3	2	0		
		告知病人注意事项	6	4	2	0		
		记录	2	1	0	0		
		整理用物	2	1	0	0		

项目	总分	技术操作要求	权重				得分	备注
			A	B	C	D		
评价	10	操作动作熟练、节力、轻柔	4	3	2	0		
		沟通有效	3	2	1	0		
		关心病人感受	3	2	1	0		
总分	100							

主考教师：　　　　　　　　　　　　　　　考核日期：

四十二、 子宫托阴道放置技术

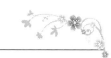

pessary treatment technique

【目的与适用范围】

制定本规章与流程的目的是规范护士为病人放置子宫托时应遵循的操作程序，以保证操作顺利进行。

【规章】 无

【名词释义】 无

【流程】

（一）必需品

子宫托、检查手套、润滑剂、小垫、速干手消毒剂、医疗垃圾桶、生活垃圾桶。

（二）操作

操作流程	要点与说明
1. 洗手，戴口罩	
2. 核对病人并解释 （1）请病人说出姓名及治疗项目，护士复述病人姓名及治疗项目。两名医护人员共同持就诊卡和治疗单，核对病人姓名、年龄、就诊卡号、治疗项目 （2）向病人解释操作目的	
3. 评估 （1）评估病人是否阴道出血，若有阴道出血禁止放置子宫托 （2）了解子宫脱垂程度	• 阴道出血时易发生盆腔感染 • 根据脱垂程度选择子宫托型号
4. 准备并检查用物　各种物品在有效期之内，外包装完好，无潮湿、破损	

续表

操作流程	要点与说明
5. 准备环境　关闭门窗、检查床上铺小垫	• 保护病人隐私 • 防止交叉感染
6. 讲解子宫托用法　一边讲解子宫托用法一边演示 （1）向病人展示子宫托模型，通过盆腔模型、子宫托模型及图解，讲解子宫托放置方法及位置 （2）请病人触压子宫托，了解其材质及弯曲度	
7. 安置体位　协助病人上诊床，脱去右侧裤腿，取截石位，卫生手消毒	• 预防跌倒 • 注意保暖
8. 润滑子宫托　打开子宫托包装，在子宫托边缘涂 1cm 长润滑剂	• 避免挫伤外阴
9. 放置子宫托　操作同时教会病人自己放置子宫托，操作过程中及时询问病人感受 （1）环形子宫托（图 1-42-1） 图 1-42-1　环形子宫托 1）戴手套，右手将子宫托对折成半圆形（图 1-42-2），保持涂有润滑剂的部位朝上 2）左手分开大小阴唇，右手握紧子宫托沿水平方向放入阴道口，保持右手握紧子宫托的姿势不变	 • 子宫托不对折直接放入阴道，病人会有不适感 • 若松开右手，子宫托最大径在阴道口处，病人会有不适感

续表

操作流程	要点与说明
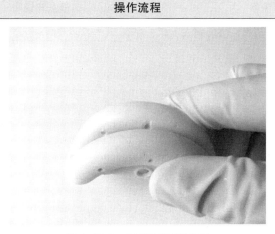 **图 1-42-2 对折后的子宫托** 3）右手握住子宫托，左手放到子宫托下缘，推子宫托至阴道内 4）将右手示指与中指放入阴道内，触到子宫托下缘，向上推子宫托直至无法推动，退出手指 （2）短柄型子宫托（图 1-42-3） 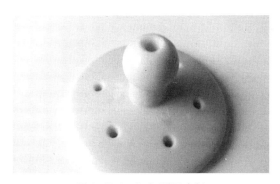 **图 1-42-3 短柄型子宫托** 1）戴手套，左手分开大小阴唇，右手持子宫托，短柄向外 2）右手持子宫托用子宫托外缘在小阴唇 2 点的位置向上轻推，同时左手分开小阴唇 8 点位置，旋转向阴道内推送子宫托 3）右手示指与中指放入阴道内，触到子宫托圆盘后轻向上推子宫托，直至无法推动	• 子宫托放置不到位病人会有异物感 • 推送过程动作轻柔，尽量减轻病人不适感

续表

操作流程	要点与说明
10. 安置病人 脱手套，卫生手消毒，协助病人下床、穿衣，感谢病人配合。卫生手消毒	• 预防跌倒
11. 告知病人注意事项 (1) 若佩戴子宫托 24 小时后出现排尿排便困难、疼痛或出血等，及时就医 (2) 三天后复查，了解带托情况及阴道黏膜情况，是否需要更换尺码等 (3) 每 2 周取出子宫托 1 次：可临睡前取出，用清水清洗干净，用沸水浸泡，次日晨起再放置	
12. 记录 将病人姓名、年龄、联系方式、子宫托型号记录在子宫托登记本上	• 便于复诊
13. 整理用物 整理用物，洗手	

【参考文件】 无

【文件保留】 1 年

【附件】 无

【质控要点】

告知病人若佩戴子宫托 24 小时后出现排尿排便困难、疼痛或出血等，及时就医。

【文件交付】

1. 医疗副院长
2. 护理部主任
3. 临床科室主任（妇产科）
4. 科护士长（所有）
5. 护士长（所有护理单元）

子宫托阴道放置技术评分标准

科室：   姓名：

项目	总分	技术操作要求	权重				得分	备注
			A	B	C	D		
操作过程	90	洗手，戴口罩	3	2	1	0		
		核对病人并解释	3	2	1	0		
		评估	5	3	1	0		
		准备并检查用物	3	2	1	0		
		准备环境	5	3	1	0		
		讲解子宫托用法	12	8	4	0		
		安置体位	3	2	1	0		
		润滑子宫托	5	3	1	0		
		放置子宫托	12	8	4	0		
		操作同时教会病人自己放置子宫托	12	8	4	0		
		操作过程中及时询问病人感受	12	8	4	0		
		安置病人	5	3	1	0		
		告知病人注意事项	6	4	2	0		
		记录	2	1	0	0		
		整理用物	2	1	0	0		
评价	10	操作动作熟练、节力、轻柔	4	3	2	0		
		沟通有效	3	2	1	0		
		关心病人感受	3	2	1	0		
总分	100							

主考教师：   考核日期：

四十三、 人工破膜引产术护理配合

nursing cooperation of artificial rupture of membrane

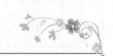

【目的与适用范围】

制定本规章与流程的目的是规范护士配合医师为产妇进行人工破膜引产术时应遵循的程序，以保证护士更好地配合医师完成人工破膜引产术。

【规章】 无

【名词释义】 无

【流程】

（一）必需品

胎心外电子监护仪或多普勒胎心监测仪、治疗车、内诊包、无菌手套、检查手套、灭菌软皂液罐、灭菌碘伏液罐、灭菌冲洗壶 1 个、无菌大棉签（≥5根）、0.5%碘伏溶液、0.05%醋酸氯己定溶液、39~41℃温开水 1000ml、20%软皂液、小垫、速干手消毒剂、生活垃圾桶、医疗垃圾桶。

（二）操作

操作流程	要点与说明
1. 洗手，戴口罩	
2. 确认产妇并解释　核对产妇床号、姓名，向产妇解释操作目的	• 保证产妇正确 • 取得产妇的配合
3. 评估　评估产妇的病情、膀胱充盈情况及合作程度	
4. 协助产妇排空膀胱	• 人工破膜后，需保持卧位
5. 准备并检查用物　洗手，准备并检查用物 （1）检查各种物品在有效期内，外包装完好，无潮湿、破损，内诊包灭菌指示胶带变色	

操作流程	要点与说明
（2）连接电源后开机自检，数码显示正常，关机，拔电源，检查各导线连接完好，探头完好；若使用多普勒胎心监测仪，则按下电源开关，数码显示正常后关闭 （3）检查探头连接完好，电量充足	
6. 核对产妇　请产妇说出床号、姓名及过敏史，护士复述其床号、姓名，核对腕带信息；无法正常沟通的产妇，双人核对腕带信息	
7. 安置体位　协助产妇仰卧于产床，取膀胱截石位，暴露会阴部	• 注意保暖
8. 消毒会阴	
9. 打开内诊包　打开内诊包，将 0.5% 碘伏溶液和 0.05% 醋酸氯己定溶液分别倒入两个量杯中	• 遵循无菌操作原则
10. 听胎心　待医师刺破或钳破胎膜后，使用多普勒胎心监测仪或胎心外电子监护仪立即听胎心，若出现胎心 >160 次/分、<120 次/分或其他异常情况及时报告医师处理	
11. 安置产妇　协助产妇由产床移到铺有小垫的病床，采取卧位，臀部抬高，并转运回待产室	• 注意产妇安全 • 人工破膜后，产妇采取卧位，臀部抬高，防止脐带脱垂
12. 行胎心外电子监护，观察胎心及宫缩情况	
13. 观察　观察病人生命体征，若出现面色苍白、呼吸音减弱、血压下降、羊水性状发生改变等及时报告医师予以处理；并告知产妇绝对卧床，臀高位，若出现气促、心悸、咳泡沫痰及时告知医护人员	• 严密观察，保证产妇安全
14. 整理用物，洗手	
15. 记录　在待产记录单上记录胎心、宫缩及特殊情况	

【参考文件】

教育部医学教育临床教学研究中心专家组编写. 中国医学生临床技能操作指南. 北京：人民卫生出版社，2012.

【文件保留】　1 年

【附件】 无

【质控要点】

1. 医师刺破或钳破胎膜后，使用多普勒胎心监测仪或胎心外电子监护仪立即听胎心。

2. 人工破膜后，产妇采取卧位，臀部抬高，防止脐带脱垂。

【文件交付】

1. 医疗副院长
2. 医务处处长
3. 护理部主任
4. 临床科室主任（妇产科）
5. 科护士长（所有）
6. 护士长（所有护理单元）

人工破膜引产术护理配合评分标准

科室：　　　　　　　　　　　　　　　　　　　　　　　　姓名：

项目	总分	技术操作要求	权重				得分	备注
			A	B	C	D		
操作过程	90	洗手，戴口罩	3	2	1	0		
		确认产妇并解释	5	3	1	0		
		评估	10	6	2	0		
		协助产妇排空膀胱	2	1	0	0		
		准备并检查用物	8	6	3	0		
		核对产妇	3	2	1	0		
		安置体位	4	3	2	0		
		消毒会阴	15	9	3	0		
		打开内诊包	10	6	2	0		
		听胎心	10	6	2	0		
		安置产妇	4	3	2	0		
		行胎心外监护	10	6	2	0		

项目	总分	技术操作要求	权重				得分	备注
			A	B	C	D		
操作过程	90	观察	2	1	0	0		
		整理用物	2	1	0	0		
		记录	2	1	0	0		
评价	10	与医师配合熟练，默契	4	3	2	0		
		无菌观念强	2	1	0	0		
		随时关注产妇感受	4	3	2	0		
总分	100							

主考教师：　　　　　　　　　　　　考核日期：

四十四、 产钳助产护理配合

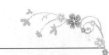

nursing cooperation of forceps delivery

【目的与适用范围】

制定本规章与流程的目的是规范助产士协助医师进行产钳助产时应遵循的操作程序，以保证助产士更好地配合医师完成产钳助产。

【规章】 无

【名词释义】 无

【流程】

（一）必需品

新生儿复苏暖台、治疗车、治疗盘、产包（侧切剪、线剪、持针器、11cm平镊及牙镊、9号穿刺针、16cm直止血钳2把、中号和大号不锈钢盆、尾纱、计血器、20cm钢尺、14cm直圆剪刀、16cm弯止血钳、10cm×10cm无菌纱布5块、接产巾、12cm有齿及无齿小解剖镊、50ml小量杯）、敷料包（手术衣、无菌手套2副、一次性接产组合大单、一次性接产巾2块、大棉垫、11cm×39cm无菌纱布10块、脐圈、无菌棉签4根）、产钳、灭菌软皂液罐、灭菌碘伏液罐、灭菌冲洗壶、无菌大棉签（≥5根）、盛有无菌持物钳的容器、一次性20ml注射器、2-0可吸收缝合线、4-0可吸收缝合线、无菌棉签、检查手套、一次性导尿管、0.9%氯化钠注射液250ml、促进子宫收缩类药物（遵医嘱）、局部麻醉药、新生儿复苏药品（遵医嘱）、安尔碘皮肤消毒剂、0.5%碘伏溶液、2.5%碘酒溶液、75%乙醇溶液、1%甲紫溶液、20%软皂液、39～41℃温开水1000ml、新生儿复苏物品（按需）、小垫、开瓶器、砂轮、速干手消毒剂、污物杯、医疗垃圾桶、生活垃圾桶、利器盒。

（二）操作

操作流程	要点与说明
1. 洗手，戴口罩	

操作流程	要点与说明
2. 确认产妇并解释　核对产妇床号、姓名及过敏史，向产妇解释操作目的	• 保证产妇正确 • 取得产妇的配合
3. 评估　评估产妇的病情、胎儿大小、骨盆条件及会阴情况	
4. 准备并检查用物　洗手，准备并检查用物 （1）检查各种物品在有效期内，外包装完好，无潮湿、破损，产包灭菌指示胶带变色 （2）核对药名、浓度、剂量、用法、时间正确；检查在有效期之内；无变色、沉淀、混浊、絮状物；瓶装药液瓶口无松动，瓶体无裂痕、渗漏 （3）打开新生儿复苏暖台开关，调节温度至28~34℃，确认围挡已拉起。备好氧气、肩垫、新生儿复苏物品及药品	• 保证新生儿安全
5. 核对产妇　请产妇说出床号、姓名及过敏史，护士复述其床号、姓名，核对腕带信息；无法正常沟通的产妇，双人核对腕带信息	
6. 安置体位　协助产妇仰卧于产床，取膀胱截石位，暴露会阴部	
7. 遵医嘱导尿	• 避免损伤膀胱
8. 消毒会阴　为产妇进行会阴消毒	
9. 打开产包和敷料包	• 遵循无菌操作原则
10. 刷手，穿手术衣，戴无菌手套	
11. 铺产台	
12. 检查胎方位 （1）将1块无菌纱布覆盖肛门 （2）左手将外垫无菌纱布的接产巾置于会阴部，遮挡肛门，若无菌纱布污染，及时更换 （3）右手行阴道检查，确定胎方位	
13. 行阴部神经阻滞麻醉，会阴局部麻醉	
14. 行会阴切开术	
15. 协助固定产钳　站于医师左侧，当医师放置好产钳左叶后，协助固定产钳把柄，医师同法放置产钳右叶	• 固定好产钳把柄，保持不移位

操作流程	要点与说明
16. 协助胎儿俯屈并保护会阴　医师在产妇宫缩牵拉产钳时，助产士左手协助胎儿俯屈，右手保护会阴	• 注意与医师的配合
17. 协助胎儿娩出　当胎儿双顶径通过阴道口时，示意医师停止牵拉，待医师依次卸下产钳右叶、左叶后，助产士协助胎头娩出，然后协助完成外旋转，娩出胎肩、娩出新生儿	• 注意与医师的配合
18. 新生儿处理　清理新生儿呼吸道，处理脐带，由医师完成新生儿有无产伤的评价，包括锁骨骨折，头皮血肿、头皮撕裂或擦伤、面神经瘫痪等	
19. 协助娩出胎盘并检查是否完整	
20. 检查软产道　与医师共同仔细检查宫颈和阴道有无裂伤及裂伤程度	
21. 缝合会阴伤口　配合医师缝合会阴伤口	
22. 双人检查　与医师共同行阴道检查及肛查：确认阴道内无纱布或其他物品存留，肛查确认无黏膜下血肿等特殊情况	• 保证产妇安全
23. 脱手套及手术衣	
24. 安置产妇　协助产妇取舒适体位	• 注意保暖 • 保护隐私
25. 告知注意事项 （1）产后休养时可取自然舒适体位，便后清洗外阴，勤换卫生巾，保持会阴清洁 （2）若出现会阴肿胀、剧痛时，及时告知医护人员	
26. 整理用物　推车至洗涤间，戴手套，计量出血量，整理用物，清点并清洗器械，脱手套，洗手	
27. 核对并签字　核对分娩记录、新生儿病历信息正确后签字	

【参考文件】

1. 姜梅. 产科临床护理思维与实践. 北京：人民卫生出版社，2013.
2. 北京市助产培训教材. 北京市卫生局，北京妇幼保健院. 2011.

【文件保留】　1 年

【附件】 无

【质控要点】

助产士与医师共同行阴道检查及肛查：确认阴道内无纱布或其他物品存留，肛查确认无黏膜下血肿等特殊情况。

【文件交付】

1. 医疗副院长
2. 医务处处长
3. 护理部主任
4. 临床科室主任（妇产科）
5. 科护士长（所有）
6. 护士长（所有护理单元）

产钳助产护理配合评分标准

科室：　　　　　　　　　　　　　　　　　　　　　　　　　姓名：

项目	总分	技术操作要求	权重				得分	备注
			A	B	C	D		
操作过程	90	洗手，戴口罩	3	2	1	0		
		确认产妇并解释	5	3	1	0		
		评估	10	6	2	0		
		准备并检查用物	3	2	1	0		
		核对产妇	2	1	0	0		
		安置体位	2	1	0	0		
		导尿	2	1	0	0		
		会阴消毒	2	1	0	0		
		打开产包和敷料包	2	1	0	0		
		刷手，穿手术衣，戴无菌手套	2	1	0	0		
		铺产台	2	1	0	0		
		检查胎方位	2	1	0	0		
		麻醉	2	1	0	0		
		行会阴切开术	3	2	1	0		

续表

项目	总分	技术操作要求	权重				得分	备注
			A	B	C	D		
操作过程	90	协助固定产钳	10	6	2	0		
		协助胎儿俯屈并保护会阴	8	6	3	0		
		协助胎儿娩出	6	4	2	0		
		新生儿处理	2	1	0	0		
		协助娩出胎盘并检查	2	1	0	0		
		检查软产道	3	2	1	0		
		缝合会阴伤口	3	2	1	0		
		双人检查	2	1	0	0		
		脱手套及手术衣	2	1	0	0		
		安置产妇	3	2	1	0		
		告知注意事项	2	1	0	0		
		整理用物	3	2	1	0		
		核对并签字	2	1	0	0		
评价	10	操作流程熟练、节力	4	3	2	0		
		与医师配合默契	2	1	0	0		
		保证产妇和新生儿安全	4	3	2	0		
总分	100							

主考教师：   考核日期：

四十五、 产后刮宫术护理配合

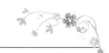

nursing cooperation of Postpartum curettage

【目的与适用范围】

制定本规章与流程的目的是规范护士配合医师为产妇进行产后刮宫术时应遵循的程序，以保证护士更好地配合医师完成产后刮宫术。

【规章】 无

【名词释义】 无

【流程】

（一）必需品

B超机、治疗车、治疗盘、安尔碘皮肤消毒剂、无菌棉签、一次性输液器、留置针、无菌透明敷料、无菌纱布、一次性5ml注射器、刮宫包、无菌大棉签、无菌手套、缩宫素注射液、0.5%碘伏溶液、0.05%醋酸氯己定溶液、止血带、小垫、砂轮、网套、输液架、速干手消毒剂、医疗垃圾桶、生活垃圾桶、利器盒。

（二）操作

操作流程	要点与说明
1. 洗手，戴口罩	
2. 确认产妇并解释　核对产妇床号、姓名，向产妇解释操作目的	• 保证产妇正确 • 取得产妇的配合
3. 评估　评估产妇的病情、膀胱充盈情况及合作程度	
4. 协助产妇排空膀胱　若产妇不能自行排尿，遵医嘱导尿	
5. 准备并检查用物　洗手，准备并检查各种物品在有效期内，外包装完好，无潮湿、破损，刮宫包灭菌指示胶带变色，B超机呈备用状态	

续表

操作流程	要点与说明
6. 核对产妇　请产妇说出床号、姓名及过敏史，护士复述其床号、姓名，核对腕带信息；无法正常沟通的产妇，双人核对腕带信息	
7. 开放静脉　遵医嘱为产妇开放静脉通路	
8. 安置体位　协助产妇仰卧于产床，取膀胱截石位，暴露会阴部	● 注意保暖
9. 会阴消毒　为产妇进行会阴消毒	
10. 打开刮宫包　打开刮宫包和无菌手套，将 0.5%碘伏溶液和 0.05%醋酸氯己定溶液分别倒入两个量杯中	● 遵循无菌操作原则
11. 遵医嘱抽取并静脉给予缩宫素　抽吸药液详见配药技术	
12. 打开 B 超机，协助医师操作	
13. 观察　医师操作过程中观察产妇面色、意识、血压、脉搏及呼吸情况	
14. 安置产妇　待医师产后刮宫结束后，协助产妇由产床移到病床，并转运至病房，观察产妇阴道出血量及颜色	
15. 整理用物，洗手	

【参考文件】

教育部医学教育临床教学研究中心专家组编写. 中国医学生临床技能操作指南. 北京：人民卫生出版社，2012.

【文件保留】　1 年

【附件】　无

【质控要点】　无

【文件交付】

1. 医疗副院长
2. 医务处处长
3. 护理部主任

4. 临床科室主任（妇产科）

5. 科护士长（所有）

6. 护士长（所有护理单元）

产后刮宫术护理配合评分标准

科室： 姓名：

项目	总分	技术操作要求	A	B	C	D	得分	备注
操作过程	90	洗手，戴口罩	3	2	1	0		
		确认产妇并解释	5	3	1	0		
		评估	10	6	2	0		
		协助产妇排空膀胱	2	1	0	0		
		准备并检查用物	10	6	2	0		
		核对产妇	5	3	1	0		
		开放静脉	10	6	2	0		
		安置体位	5	3	1	0		
		会阴消毒	10	6	2	0		
		打开刮宫包	5	3	1	0		
		遵医嘱给予缩宫素	10	6	2	0		
		打开B超机，协助医师操作	5	3	1	0		
		观察	4	3	2	0		
		安置产妇	4	3	2	0		
		整理用物	2	1	0	0		
评价	10	与医师配合熟练，默契	4	3	2	0		
		无菌观念强	2	1	0	0		
		随时关注产妇感受	4	3	2	0		
总分	100							

权重：A B C D

主考教师： 考核日期：

四十六、 负压吸引术护理配合
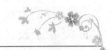

cooperative nursing of vacuum aspiration

【目的与适用范围】

制定本规章与流程的目的是规范护士配合医师为病人进行负压吸引术时应遵循的操作程序，以保证操作顺利进行。

【规章】 无

【名词释义】

负压吸引术（vacuum aspiration）是利用负压吸引的原理，将妊娠物从宫腔内吸出，称为负压吸引术。

【流程】

（一）必需品

负压吸引器、超声仪、人工流产手术包（手术窥阴器、弯盘、长弯钳 2 把、宫颈钳、子宫探针、宫颈扩张器、吸管 6~8 号、胎盘钳、刮匙、小量杯 2 个）、人工流产手术敷料包（孔巾、腿套 2 条、袖套 2 只、长棉签 2 根、治疗巾 2 块）、一次性使用吸引管、无菌手套、2.5% 碘酊、75% 乙醇溶液、小垫、速干手消毒剂、医疗垃圾桶、生活垃圾桶。

（二）操作

操作流程	要点与说明
1. 洗手，戴口罩，戴圆帽	
2. 解释并评估 （1）核对病人姓名、就诊卡号，询问过敏史 （2）向病人解释操作目的 （3）评估病人的孕周、合并症、有无阴道出血	• 手术前核对，确保病人正确 • 取得病人的配合 • 保证术中病人安全

操作流程	要点与说明
3. 病人准备 （1）安排病人戴帽子、口罩、换手术衣、手术鞋，于手术等候区域等候 （2）嘱病人术前半小时憋尿	• 超声引导下手术
4. 准备并检查用物 （1）检查各种物品在有效期内，外包装完好，无潮湿、破损，手术包灭菌指示胶带变色 （2）将人工流产负压吸引器及超声仪安放在便于医师操作的位置，连接电源，开机，自检通过	
5. 核对病人　请病人说出姓名及治疗项目，护士复述其姓名及治疗项目，两名医护人员共同持病人就诊卡和治疗单，核对病人姓名、年龄、就诊卡号、治疗项目及治疗部位	• 手术前再次核对，确保病人正确
6. 安置体位　协助病人取截石位，臀下垫小垫	
7. 会阴阴道冲洗　为病人进行会阴阴道冲洗，更换小垫，若病人有阴道出血，禁阴道冲洗	• 预防逆行感染
8. 放置物品 （1）按无菌原则打开人工流产手术包 （2）将2.5%碘酊、75%乙醇溶液分别倒入小量杯内，协助医师戴无菌手套	
9. 配合 （1）与手术医师一起核对病人信息 （2）按下人工流产负压吸引器的储气键，将一次性使用吸引器管连接于人工流产负压吸引器上	• 遵循无菌操作原则，预防术后感染
10. 观察 （1）术中注意观察病人生命体征 （2）腹痛及阴道出血情况	
11. 手术结束 （1）请病人说出姓名及治疗项目，护士复述 （2）冻结超声仪	
12. 安置病人　协助病人穿衣至观察区，卫生手消毒	
13. 告知注意事项 （1）询问病人主诉，观察生命体征及阴道出血情况	

续表

操作流程	要点与说明
（2）告知病人注意事项 1）若有大汗，面色苍白，恶心，呕吐等症状及时告知医护人员 2）2周内或阴道出血未净前禁止盆浴，每日清洗会阴，保持会阴清洁 3）术后阴道出血超过月经量、腹痛、发热时随时就诊，1个月后复查 4）1个月内禁止同房 5）指导避孕方法 （3）2小时后无不适方可离开	• 预防术后感染，保证病人术后安全
14. 整理用物 （1）更换手术床单位 （2）断开人工流产负压吸引器及超声仪的电源，将其归位并处于备用状态，洗手	
15. 记录　在医疗保健机构计划生育手术登记本上记录	

【参考文件】

1. 谢幸，苟文丽. 妇产科学. 第8版. 北京：人民卫生出版社，2013.
2. 北京市计划生育技术服务规范. 北京市卫生局. 2008.

【文件保留】　1年

【附件】　无

【质控要点】　无

【文件交付】

1. 医疗副院长
2. 医务处处长
3. 护理部主任
4. 临床科室主任（妇产科）
5. 科护士长（所有）
6. 护士长（所有护理单元）

负压吸引术护理配合评分标准

科室：   姓名：

项目	总分	技术操作要求	权重				得分	备注
			A	B	C	D		
操作过程	90	洗手、戴口罩、戴圆帽	4	3	2	0		
		解释并评估	6	4	2	0		
		病人准备	5	3	1	0		
		准备并检查用物	6	4	2	0		
		核对病人	5	3	1	0		
		安置体位	5	3	1	0		
		会阴阴道冲洗	6	4	2	0		
		放置物品	4	3	2	0		
		配合	20	12	4	0		
		观察	10	6	2	0		
		手术结束	4	3	2	0		
		安置病人	4	3	2	0		
		告知注意事项	4	3	2	0		
		整理用物	4	3	2	0		
		记录	3	2	0	0		
评价	10	保证病人安全，安置体位舒适	4	3	2	0		
		沟通有效	2	1	0	0		
		关心病人感受	2	1	0	0		
		操作熟练节力	2	1	0	0		
总分	100							

主考教师：   考核日期：

四十七、 经腹行羊膜腔穿刺术护理配合

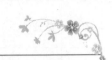

nursing cooperation of amniocentesis

【目的与适用范围】

制定本规章与流程的目的是规范护士配合医师为产妇经腹行羊膜腔穿刺术时应遵循的程序，以保证操作顺利进行。

【规章】 无

【名词释义】

经腹壁羊膜腔穿刺术（amniocentesis）是在妊娠中晚期时用穿刺针经腹壁、子宫壁进入羊膜腔抽取羊水供临床分析诊断，或注入药物或生理盐水用于治疗的一种方法。

【流程】

（一）必需品

B超机、血压计、听诊器、治疗车、羊膜腔穿刺包、羊膜腔穿刺套针、一次性注射器、无菌手套、无菌敷料、2.5%碘酊、75%乙醇溶液、盛有浸有泡500mg/L含氯消毒剂毛巾的无菌罐、耦合剂、纱布（≥2块）、速干手消毒剂、医疗垃圾桶、生活垃圾桶。

（二）操作

操作流程	要点与说明
1. 洗手，戴口罩	
2. 确认产妇并解释 查看已签署的知情同意书后，核对产妇床号、姓名，向产妇解释操作目的	• 保证产妇正确 • 取得产妇的配合
3. 评估 评估产妇的病情、膀胱充盈情况及合作程度	
4. 协助产妇排空膀胱	• 避免操作中损伤膀胱

操作流程	要点与说明
5. 准备并检查用物　洗手，准备并检查用物 （1）检查各种物品在有效期内，外包装完好，无潮湿、破损，穿刺包灭菌指示胶带变色 （2）检查血压计在检测日期内，水银柱连续，袖带宽窄适宜、充放气无问题。驱尽袖带内气体，将血压计向右倾斜45°关闭水银槽开关 （3）B超机呈备用状态	
6. 核对产妇　请产妇说出床号、姓名及过敏史，护士复述其床号、姓名，核对腕带信息；无法正常沟通的产妇，双人核对腕带信息	
7. 安置体位　协助产妇平卧于检查床上，卫生手消毒	
8. 测量血压　为产妇测量血压，将结果报告医师	
9. 打开穿刺包　按无菌操作原则打开羊膜腔穿刺包，先将2.5%碘酊、75%乙醇溶液分别倒入两个小量杯中，再分别将一次性注射器、羊膜腔穿刺套针放入穿刺包内	
10. 协助产妇暴露腹部皮肤	
11. 打开B超机，协助医师操作，若需向羊膜腔注入药物或生理盐水，遵医嘱协助操作	
12. 穿刺后处理　核对产妇床号、姓名后，协助医师用无菌敷料覆盖并按压穿刺点，医师超声观察胎心及胎盘情况	
13. 观察　在医师穿刺过程中，观察产妇的面色、意识、脉搏及呼吸情况；穿刺完毕后，需观察30分钟，注意产妇皮肤穿刺点有无渗血、渗液，是否出现腹痛、阴道出血、阴道流液等异常情况	
14. 安置产妇　待医师穿刺结束后，协助产妇整理好衣物	
15. 告知注意事项 （1）保持敷料干燥：需24小时 （2）若出现腹痛、阴道出血、阴道流液等不适随诊 （3）禁止性生活2周 （4）免体力活动2周	
16. 整理用物，洗手	

【参考文件】

1. 北京市产前诊断与产前筛查工作规范（试行）. 北京市卫生局. 2011.
2. 北京市计划生育技术服务规范. 北京市卫生局. 2008.

【文件保留】 1 年

【附件】 无

【质控要点】 无

【文件交付】

1. 医疗副院长
2. 医务处处长
3. 护理部主任
4. 临床科室主任（妇产科）
5. 科护士长（所有）
6. 护士长（所有护理单元）

经腹行羊膜腔穿刺术护理配合评分标准

科室：   姓名：

项目	总分	技术操作要求	权重				得分	备注
			A	B	C	D		
操作过程	90	洗手，戴口罩	3	2	1	0		
		确认产妇并解释	5	3	1	0		
		评估	10	6	2	0		
		协助产妇排空膀胱	2	1	0	0		
		准备并检查用物	8	6	3	0		
		核对产妇	5	3	1	0		
		安置体位	5	3	1	0		
		测量血压	10	6	2	0		
		打开穿刺包	5	3	1	0		
		协助产妇暴露腹部皮肤	3	2	1	0		

项目	总分	技术操作要求	权重				得分	备注
			A	B	C	D		
操作过程	90	打开B超机，协助医师操作	2	1	0	0		
		穿刺后处理	10	6	2	0		
		观察	2	1	0	0		
		安置产妇	5	3	1	0		
		告知注意事项	10	6	2	0		
		整理用物	5	3	1	0		
评价	10	与医师配合熟练，默契	4	3	2	0		
		无菌观念强	2	1	0	0		
		随时关注产妇感受	4	3	2	0		
总分	100							

主考教师：　　　　　　　　　　　　　　考核日期：

四十八、 经腹行脐血管穿刺术护理配合

nursing cooperation of umbilical blood vessel puncture

【目的与适用范围】

制定本规章与流程的目的是规范护士配合医师为产妇经腹行脐血管穿刺术时应遵循的程序，以保证操作顺利进行。

【规章】 无

【名词释义】

经腹行脐血管穿刺术（umbilical blood vessel puncture）是在超声引导下，将脐血管穿刺套针快速经腹壁、子宫壁穿刺入脐血管，拔出针芯，连接注射器后抽取需要量的脐血供临床分析诊断，主要用于有医学指征的孕 18 周以后的产前诊断以及某些宫内治疗。

【流程】

（一）必需品

B 超机、血压计、听诊器、治疗车、脐血管穿刺包、脐血管穿刺套针、无菌手套、无菌敷料、2.5% 碘酊、75% 乙醇溶液、盛有浸有泡 500mg/L 含氯消毒剂毛巾的无菌罐、耦合剂、纱布（≥2 块）、速干手消毒剂、医疗垃圾桶、生活垃圾桶。

（二）操作

操作流程	要点与说明
1. 洗手，戴口罩	
2. 确认产妇并解释　查看已签署的知情同意书后，核对产妇床号、姓名，向产妇解释操作目的	• 保证产妇正确 • 取得产妇的配合
3. 评估　评估产妇的病情、膀胱充盈情况及合作程度	

操作流程	要点与说明
4. 协助产妇排空膀胱	• 避免操作中损伤膀胱
5. 准备并检查用物　洗手，准备并检查用物 （1）检查各种物品在有效期内，外包装完好，无潮湿、破损，穿刺包灭菌指示胶带变色 （2）检查血压计在检测日期内，水银柱连续，袖带宽窄适宜、充放气无问题。驱尽袖带内气体，将血压计向右倾斜45°关闭水银槽开关 （3）B超机呈备用状态	
6. 核对产妇　请产妇说出床号、姓名及过敏史，护士复述其床号、姓名，核对腕带信息；无法正常沟通的产妇，双人核对腕带信息	
7. 安置体位　协助产妇平卧于检查床上，卫生手消毒	
8. 测量血压　为产妇测量血压，将结果报告医师	
9. 打开穿刺包　按无菌操作原则打开脐血管穿刺包，先将2.5%碘酊、75%乙醇溶液分别倒入两个小量杯中，再将脐血管穿刺套针放入穿刺包内	
10. 协助产妇暴露腹部皮肤	
11. 打开B超机，协助医师操作	
12. 穿刺后处理　核对产妇床号、姓名后，医师超声观察脐血管穿刺点有无渗血、血肿、胎心及胎盘情况，协助医师用无菌敷料覆盖并按压穿刺点	
13. 观察　在医师穿刺过程中，观察产妇的面色、意识、脉搏及呼吸情况；穿刺完毕后，注意观察产妇皮肤穿刺点有无渗血、渗液，是否出现腹痛、阴道出血、阴道流液等异常情况	
14. 安置产妇　待医师穿刺结束后，协助产妇整理好衣物	
15. 告知注意事项 （1）保持敷料干燥：需72小时 （2）若出现腹痛、阴道出血、阴道流液等不适随诊 （3）禁止性生活2周 （4）免体力活动2周	
16. 整理用物，洗手	

【参考文件】

1. 北京市产前诊断与产前筛查工作规范（试行）. 北京市卫生局. 2011.
2. 北京市计划生育技术服务规范. 北京市卫生局. 2008.

【文件保留】 1 年

【附件】 无

【质控要点】 无

【文件交付】

1. 医疗副院长
2. 医务处处长
3. 护理部主任
4. 临床科室主任（妇产科）
5. 科护士长（所有）
6. 护士长（所有护理单元）

经腹行脐血管穿刺术护理配合评分标准

科室：   姓名：

项目	总分	技术操作要求	权重				得分	备注
			A	B	C	D		
操作过程	90	洗手，戴口罩	3	2	1	0		
		确认产妇并解释	5	3	1	0		
		评估	10	6	2	0		
		协助产妇排空膀胱	2	1	0	0		
		准备并检查用物	8	6	3	0		
		核对产妇	5	3	1	0		
		安置体位	5	3	1	0		
		测量血压	10	6	2	0		
		打开穿刺包	5	3	1	0		
		协助产妇暴露腹部皮肤	3	2	1	0		

续表

项目	总分	技术操作要求	权重				得分	备注
			A	B	C	D		
操作过程	90	打开 B 超机，协助医师操作	2	1	0	0		
		穿刺后处理	10	6	2	0		
		观察	2	1	0	0		
		安置产妇	5	3	1	0		
		告知注意事项	10	6	2	0		
		整理用物	5	3	1	0		
评价	10	与医师配合熟练，默契	4	3	2	0		
		无菌观念强	2	1	0	0		
		随时关注产妇感受	4	3	2	0		
总分	100							

主考教师：   考核日期：

四十九、 经阴道后穹窿穿刺术护理配合

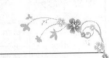

cooperative nursing of culdocentesis

【目的与适用范围】

制定本规章与流程的目的是规范护士配合医师为病人进行经阴道后穹窿穿刺术时应遵循的操作程序，以保证操作顺利进行。

【规章】 无

【名词释义】

经阴道后穹窿穿刺术（culdocentesis）是妇产科临床常用的辅助诊断方法。直肠子宫陷凹是腹腔最低部位，腹腔内的积血、积液、积脓易积存于该处。阴道后穹窿顶端与直肠子宫陷凹贴接，选择经阴道后穹窿穿刺术进行抽出物的肉眼观察、化验、病理检查。

【流程】

（一）必需品

无影地灯、超声仪、心电监护、负压吸引泵、取卵包（外层为冲洗包，包括：弯盘、卵圆钳、棉球 4 个，内层：治疗盘、弯盘、治疗杯、窥阴器、弯钳、卵圆钳 2 把、孔巾、腿套 2 个、探头套、棉球、纱布）、取卵针、针导、无菌手套（无粉）、0.5％碘伏溶液、含有效氯浓度为 2000mg/L 的消毒液、耦合剂、小垫、废液瓶、圆凳、医疗垃圾桶、生活垃圾桶、利器盒。

（二）操作

操作流程	要点与说明
1. 洗手，戴口罩，戴圆帽，更换手术衣及手术鞋	
2. 核对医嘱　持手术通知单（附件 5）核对病人姓名、身份证病历号、手术名称、手术方式、日期	

续表

操作流程	要点与说明
3. 解释并评估 （1）核对病人姓名，病历号，向病人解释操作目的 （2）查看病历了解病人感染四项结果 （3）评估是否腹痛、膀胱充盈情况等，嘱病人排尿，若有腹痛，及时报告医师	● 减轻病人不良情绪 ● 避免术中损伤膀胱
4. 病人准备　安排病人戴帽子、口罩、换手术衣、手术鞋，于手术等候区域等候	
5. 准备并检查用物 （1）检查各种物品在有效期内，外包装完好，无潮湿、破损，无菌包灭菌指示胶带变色 （2）将超声仪连接电源，打开开关，自检用过，将超声仪调节到阴式 B 超模式下，调节 B 超引导线，将 B 超放大至 2 倍模式，按下"冻结"键 （3）负压吸引泵负压调节到 -200～-300mmHg （4）备好废液瓶	● 仪器设备处于正常工作备用状态 ● 便于医师操作，清晰暴露手术视野
6. 核对病人　请病人说出姓名及手术方式，护士复述其姓名及手术方式，两名医护人员共同持手术通知单（附件 5），核对病人姓名、身份证、病历号、手术名称、手术方式、日期，无误后将病人带入手术室	
7. 安置体位 （1）协助病人取截石位，将小垫垫于病人臀下 （2）将无影灯置于距手术床中线 45°角位置，放置在手术医师左侧，光源对准手术部位 （3）通知医师手术	● 便于医生操作
8. 放置物品 （1）打开取卵包第 1 层包布，取出冲洗包 （2）打开冲洗包，取出其中 1 把卵圆钳，打开取卵包的第 2 层包皮 （3）持卵圆钳依次将腿套、孔巾、探头套置于无菌台的左上方，将治疗盘置于无菌台的右上方、弯盘置于无菌台左下方、小弯钳放于弯盘左侧，将治疗杯、若干棉球及窥阴器放入弯盘内，将 2 把卵圆钳横放于无菌台右侧，将其余棉球及纱布置于治疗盘内	● 手术台器械摆放便于医师操作

操作流程	要点与说明
(4) 打开无菌手套，手持无菌手套内面，将耦合剂挤入无菌手套的中指或无名指内，先将阴式探头插入其中（手套外面保持无菌），再手持卵圆孔将探头套穿过已套好无菌手套的阴式探头并置于无菌台台面上（要求探头套的上端暴露探头，下端需完全遮盖探头手柄）。最后将取卵针置于无菌台面上	• 无菌手套避免污染
(5) 医生卫生手消毒后戴无菌手套，安装针导于探头上 (6) 将0.5%碘伏倒入无菌包内的弯盘里备用 (7) 废液瓶放在圆凳上 (8) 连接取卵针，一接头连接到负压吸引泵上，另一接头与废液瓶连接紧密	• 连接紧密、避免漏气
9. 会阴擦洗　用0.5%碘伏棉球消毒会阴	• 预防感染
10. 配合 (1) 与手术医师一起核对病人信息 (2) 解除超声仪冻结状态 (3) 配合医师手术	
11. 观察 (1) 观察腹水的颜色、量 (2) 观察病人意识、面色、脉搏及呼吸 (3) 观察腹痛及阴道出血情况	• 发现病情变化及时处理
12. 手术结束 (1) 再次请病人说出姓名，护士复述并核对手术通知单 (2) 告知病人腹水量 (3) 冻结超声仪	• 保护超声仪
13. 安置病人　协助病人到休息区	• 观察阴道出血情况
14. 告知注意事项 (1) 术后观察半小时，注意腹痛、阴道出血情况，若无不适方可离开手术室 (2) 遵医嘱用药 (3) 术后避免剧烈活动	
15. 整理用物 (1) 将取卵针毁形后放入利器盒 (2) 将用过的无菌包放到污物间 (3) 擦拭超声仪探头	• 避免针刺伤

续表

操作流程	要点与说明
（4）关闭所有仪器设备，擦拭后放回原处 （5）更换手术床单位	• 保证手术床整洁
16. 消毒处理引流液　用含有效氯浓度为 2000mg/L 的消毒液浸泡引流出的腹水，半小时后丢弃	• 遵循控感原则
17. 洗手	

【参考文件】

谢幸，苟文丽. 妇产科学. 第 8 版. 北京：人民卫生出版社，2013.

【文件保留】　1 年

【附件】

附件 5　手术通知单

【质控要点】　无

【文件交付】

1. 医疗副院长
2. 医务处处长
3. 护理部主任
4. 临床科室主任（妇产科）
5. 科护士长（所有）
6. 护士长（所有护理单元）

经阴道后穹窿穿刺术护理配合评分标准

科室：　　　　　　　　　　　　　　　　　　　　　　　　　姓名：

项目	总分	技术操作要求	权重				得分	备注
			A	B	C	D		
操作过程	90	洗手、戴口罩帽子、换衣、换鞋	4	3	2	0		
		核对医嘱	6	4	2	0		

续表

项目	总分	技术操作要求	权重				得分	备注
			A	B	C	D		
操作过程	90	解释并评估	6	4	2	0		
		病人准备	3	2	1	0		
		准备并检查用物	5	3	1	0		
		核对病人	5	3	1	0		
		安置体位	5	3	1	0		
		放置物品	6	4	2	0		
		会阴擦洗	10	6	2	0		
		配合	20	12	4	0		
		观察	3	2	1	0		
		手术结束	3	2	1	0		
		安置病人	3	2	1	0		
		告知注意事项	3	2	1	0		
		整理用物	3	2	1	0		
		消毒处理引流液	3	2	1	0		
		洗手	2	1	0	0		
评价	10	操作动作熟练、节力	4	3	2	0		
		沟通有效	2	1	0	0		
		关心病人感受	4	3	2	0		
总分	100							

主考教师：　　　　　　　　　　　　考核日期：

五十、经皮附睾精子抽吸术护理配合

cooperative nursing of percutaneous epididymal sperm aspiration

【目的与适用范围】

制定本规章与流程的目的是规范护士配合医师为病人进行经皮附睾精子抽吸术时应遵循的操作程序，以保证操作顺利进行。

【规章】 无

【名词释义】 无

【流程】

（一）必需品

男科穿刺包、无菌纱布、无菌棉签、一次性 2ml 注射器、一次性 10ml 注射器、无菌手套（无粉）、无菌敷料、0.5%碘伏溶液、安尔碘皮肤消毒剂、0.9%氯化钠注射液、2%利多卡因注射液、培养液、小垫、砂轮、医疗垃圾桶、生活垃圾桶、利器盒。

（二）操作

操作流程	要点与说明
1. 洗手，戴口罩，戴圆帽，更换手术衣及手术鞋	
2. 核对医嘱　持手术通知单（附件 5）核对病人姓名、病历号、手术名称、手术方式、日期，无误后方可执行	• 手术前双人核对
3. 确认病人并解释 （1）核对病人姓名，病历号 （2）向病人解释操作目的及取精的过程	• 消除病人紧张情绪 • 取得病人的配合
4. 病人准备　嘱病人排便排尿，安排病人更换手术衣、手术鞋、戴口罩及圆帽，于手术等候区等候	

操作流程	要点与说明
5. 准备并检查用物　洗手，准备并检查用物 （1）检查各种物品在有效期内，外包装完好，无潮湿、破损，无菌包灭菌指示胶带变色 （2）核对药名、浓度、剂量、用法、时间正确；检查在有效期之内；无变色、沉淀、混浊、絮状物	
6. 核对病人　请病人说出姓名及手术名称，护士复述其姓名及手术名称，两名医护人员共同持病人手术通知单（附件5），核对病人姓名、病历号、手术名称，手术方式、时间，无误后将病人带入手术室	• 保证病人体位正确
7. 安置体位　协助病人平卧于手术床上，将小垫垫于病人臀下，洗手	
8. 放置物品 （1）打开穿刺包 （2）将所需一次性 2ml 注射器、一次性 10ml 注射器、无菌敷料放入穿刺包内 （3）将 0.5% 碘伏溶液倒入治疗盘内	• 遵循无菌操作原则
9. 配合 （1）与医师共同核对 2% 利多卡因注射液、0.9% 氯化钠注射液 （2）将药物名称朝向医师，医师再次确认后，协助医师抽吸药液 （3）抽药完毕，与医师再次核对确认无误后将空安瓿弃入利器盒 （4）待医师为病人进行局部麻醉后，协助医师用一次性 2ml 注射器抽吸培养液，方法同抽吸药液 （5）待医师穿刺后将装有组织的 2ml 注射器传递至实验室 （6）与医师、实验室人员一起核对病人信息	• 避免给药错误 • 保证病人和标本正确
10. 手术结束　再次请病人说出姓名，护士复述并核对手术通知单	
11. 安置病人　协助病人下床，更换衣服，带病人去休息区，感谢病人配合	

操作流程	要点与说明
12. 告知注意事项 （1）嘱病人用冰块冷敷穿刺部位半小时后方可自行离开，若出现穿刺部位出血、阴囊肿胀等异常情况，及时告知医护人员或就医 （2）告知病人穿刺当天注意休息，避免剧烈运动 （3）指导病人遵医嘱服用抗生素	• 预防穿刺部位出血及阴囊肿胀
13. 整理用物 （1）将用过的手术包放到污物间 （2）更换手术床单位 （3）洗手	• 保证手术室整洁

【参考文件】

王晓峰，朱积川，邓春华. 中国男科疾病诊断治疗指南. 北京：人民卫生出版社，2013.

【文件保留】 1 年

【附件】

附件 5　手术通知单

【质控要点】　无

【文件交付】

1. 医疗副院长
2. 医务处处长
3. 护理部主任
4. 临床科室主任（妇产科）
5. 科护士长（所有）
6. 护士长（所有护理单元）

经皮附睾精子抽吸术护理配合评分标准

科室：   姓名：

项目	总分	技术操作要求	权重				得分	备注
			A	B	C	D		
操作过程	90	洗手、戴圆帽、戴口罩、换鞋	4	3	2	0		
		核对医嘱	6	4	2	0		
		确认病人并解释	4	3	2	1		
		病人准备	5	3	1	0		
		准备并检查用物	6	4	2	0		
		核对病人	8	6	3	0		
		安置体位	5	3	1	0		
		放置物品	10	6	2	0		
		配合	20	12	4	0		
		手术结束	6	4	2	0		
		安置病人	6	4	2	0		
		告知注意事项	6	4	2	0		
		整理用物	4	3	2	0		
评价	10	操作配合熟练、流利	3	2	1	0		
		沟通有效	3	2	1	0		
		关心病人感受	4	3	2	0		
总分	100							

主考教师：   考核日期：

五十一、超声引导下卵泡穿刺术护理配合

cooperative nursing of ultrasound-guided transvaginal oocyte retrieval

【目的与适用范围】

制定本规章与流程的目的是规范护士配合医师为病人进行超声引导下取卵时应遵循的操作程序，以保证操作顺利进行。

【规章】 无

【名词释义】

超声引导下卵泡穿刺术（ultrasound-guided transvaginal oocyte retrieval）：是在 B 型超声引导下经阴道后穹隆穿刺取卵，用于各种助孕技术。

【流程】

（一）必需品

无影地灯、超声仪、心电监护、负压吸引泵、取卵包（外层为冲洗包，包括：弯盘、卵圆钳、棉球 4 个，内层：治疗盘、弯盘、治疗杯、窥阴器、弯钳、卵圆钳 2 把、孔巾、腿套 2 个、探头套、棉球、纱布）、取卵针、针导、无菌手套（无粉）、0.9% 氯化钠注射液、0.5% 碘伏溶液、试管架、耦合剂、小垫、医疗垃圾桶、生活垃圾桶、利器盒。

（二）操作

操作流程	要点与说明
1. 洗手，戴口罩，戴圆帽，换手术衣、手术鞋	
2. 核对医嘱 （1）持手术通知单（附件 5）核对病人夫妻双方姓名、身份证病历号、手术名称、手术方式、日期 （2）核对三证原件（夫妻双方身份证、结婚证、生育证）	

操作流程	要点与说明
3. 解释并评估 （1）核对病人姓名，病历号，向病人解释操作的目的 （2）查看病历了解病人感染四项结果 （3）评估过敏史、是否腹痛、膀胱充盈程度等情况，嘱病人排尿，若病人腹痛，报告医师予以处理 （4）告知病人在麻醉下双腿固定的重要性	• 减轻病人不良情绪 • 避免术中损伤膀胱
4. 病人准备　安排病人戴帽子、口罩、换手术衣、手术鞋，于手术等候区域等候	
5. 准备并检查用物 （1）检查各种物品在有效期内，外包装完好，无潮湿、破损，取卵包灭菌指示胶带变色 （2）将超声仪、心电监护连接电源，打开开关，自检用过，将超声仪调节到阴式 B 超模式下，调节 B 超引导线，将 B 超放大至 2 倍模式，按下"冻结"键 （3）将试管架连接电源，打开开关，加热指示灯亮起，预热 （4）连接负压吸引泵电源，打开开关，调节负压至-110mmHg （5）遵医嘱配制阴道擦洗药液	• 各种仪器设备处于正常工作备用状态
6. 核对病人　请病人说出夫妻双方姓名及手术方式，护士复述其姓名及手术方式，两名医护人员共同持手术通知单（附件 5），核对病人夫妻双方姓名、身份证、病历号、手术名称、手术方式、日期，无误后将病人带入手术室	
7. 安置体位 （1）协助病人上手术床，取截石位，双腿固定于腿架上，臀下垫小垫 （2）将无影地灯放置手术床中线 45° 角位置，光源对准手术部位 （3）遵医嘱开放静脉、测量体温、给予心电监测 （4）在取卵记录单（附件 6）上记录病人生命体征 （5）通知医师手术	• 便于医师检查和操作
8. 放置物品 （1）打开取卵包第一层包布，取出冲洗包 （2）打开冲洗包，取出其中一把卵圆钳，打开取卵包的第二层包皮	• 遵循无菌操作原则

操作流程	要点与说明
（3）持卵圆钳依次将腿套、孔巾、探头套置于无菌台的左上方，将治疗盘置于无菌台的右上方、弯盘置于无菌台左下方、小弯钳放于弯盘左侧，将治疗杯、若干棉球及窥阴器放入弯盘内，将两把卵圆钳横放于无菌台右侧，将其余棉球及纱布置于治疗盘内 （4）打开无菌手套，手持无菌手套内面，将耦合剂挤入无菌手套的中指或无名指内，先将阴式探头插入其中（手套外面保持无菌），再手持卵圆钳将探头套穿过已套好无菌手套的阴式探头并置于无菌台面上（要求探头套的上端暴露探头，下端需完全遮盖探头手柄）。最后将取卵针也置于无菌台面上 （5）医生卫生手消毒后戴无菌手套，安装针导于探头上 （6）将阴道擦洗药液倒入无菌包内的弯盘里备用 （7）待实验室工作人员备好试管，持单与其核对试管（含培养液）上病人的姓名，将所有试管置于预热好的试管架上 （8）持卵圆钳将取卵针与试管、负压吸引泵紧密连接	• 手术台器械摆放便于医师操作
9. 会阴擦洗　用 0.5%碘伏棉球消毒病人会阴	• 预防感染
10. 配合 （1）与医师、麻醉医师、实验室工作人员一起核对病人信息 （2）解除超声仪冻结状态 （3）关闭手术室灯光及无影地灯 （4）医师用培养液冲洗取卵针时，协助医师确认取卵针通畅 （5）在医师取卵过程中，注意观察试管内卵泡液面的高度，到达 5~7ml 时及时更换试管 （6）将试管传递给实验室工作人员	• 注意卵泡液保温（手握住试管） • 避免卵泡液吸入到负压吸引泵内
11. 观察并记录　在医师取卵过程中时，观察病人生命体征及阴道出血情况，记录取卵时间并签字	
12. 手术结束 （1）开启灯手术室灯光及无影地灯 （2）与医师核对，遵医嘱给药 （3）冻结超声仪	• 保护超声仪

操作流程	要点与说明
13. 安置病人 （1）置病人于平卧位，放置床档，给病人保暖，等待病人苏醒 （2）病人清醒后，再次请病人说出夫妻双方姓名，护士复述并核对手术通知单 （3）术后观察1小时，注意病人腹痛及阴道出血情况，如有异常，及时报告医师	• 确保病人安全 • 及时发现病情
14. 整理用物 （1）将取卵针毁形后放入利器盒 （2）将用过的无菌包放到污物间 （3）关闭所有仪器设备 （4）擦拭超声仪探头及所有仪器设备，按原处摆放 （5）更换手术床单位	• 避免针刺伤 • 处于备用状态 • 保证手术床整洁
15. 告知注意事项 （1）与实验室工作人员核对取卵数并告知病人 （2）告知病人移植日期及时间，移植当日需携带三证（夫妻双方身份证、结婚证、生育证）原件 （3）告知病人用药、饮食、活动的注意事项 （4）告知病人避免感冒发热	• 以免影响移植手术
16. 记录 洗手，在取卵记录单（附件6）上记录取卵数，并将其归入病历	

【参考文件】

谢幸，苟文丽. 妇产科学. 第8版. 北京：人民卫生出版社，2013.

【文件保留】 1年

【附件】

附件5 手术通知单

附件6 取卵记录单

【质控要点】

1. 注意卵泡液温度。
2. 勿将卵泡液吸入到负压吸引泵内。

【文件交付】

1. 医疗副院长
2. 医务处处长
3. 护理部主任
4. 临床科室主任（妇产科）
5. 科护士长（所有）
6. 护士长（所有护理单元）

超声引导下卵泡穿刺术护理配合评分标准

科室：   姓名：

项目	总分	技术操作要求	权重				得分	备注
			A	B	C	D		
操作过程	90	洗手、戴口罩、圆帽、换衣、换鞋	3	2	1	0		
		核对医嘱	8	6	3	0		
		解释并评估	5	3	1	0		
		病人准备	4	3	2	0		
		准备并检查用物	6	4	2	0		
		核对病人	8	6	3	0		
		安置体位	6	4	2	0		
		放置物品	6	4	2	0		
		会阴擦洗	10	6	2	0		
		配合	10	6	2	0		
		观察并记录	5	3	1	0		
		手术结束	5	3	1	0		
		安置病人	5	3	1	0		
		整理用物	3	2	1	0		
		告知注意事项	4	3	2	0		
		记录	2	1	0	0		

续表

项目	总分	技术操作要求	权重				得分	备注
			A	B	C	D		
评价	10	操作动作熟练、节力	4	3	2	0		
		沟通有效	2	1	0	0		
		关心病人感受	4	3	2	0		
总分	100							

主考教师： 考核日期：

五十二、卵巢囊肿穿刺术护理配合

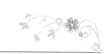

cooperative nursing of ovarian cyst aspiration

【目的与适用范围】

制定本规章与流程的目的是规范护士为配合医师进行卵巢囊肿穿刺术时应遵循的操作程序，以保证操作顺利进行。

【规章】 无

【名词释义】 无

【流程】

（一）必需品

无影地灯、超声仪、取卵包（外层为冲洗包，包括：弯盘、卵圆钳 2 把、棉球 4 个，内层：治疗盘、弯盘、治疗杯、窥阴器、弯钳、卵圆钳 2 把、孔巾、腿套 2 个、探头套、棉球及纱布）、取卵针、针导、无菌手套（无粉）、一次性 50ml 注射器、0.5% 碘伏溶液、含有效氯浓度为 2000mg/L 的消毒液、耦合剂、小垫、医疗垃圾桶、生活垃圾桶、利器盒。

（二）操作

操作流程	要点与说明
1. 洗手，戴口罩，戴圆帽，更换手术衣及手术鞋	
2. 核对医嘱　持手术通知单（附件 5）核对病人姓名、病历号、手术名称、手术方式、时间，无误后方可执行	
3. 解释并评估 （1）核对病人姓名，病历号，向病人解释操作的目的 （2）查看病历了解病人感染四项结果 （3）评估膀胱充盈等情况，嘱病人排尿	• 减轻病人不良情绪 • 避免术中损伤膀胱

操作流程	要点与说明
4. 病人准备　安排病人戴圆帽、戴口罩、更换手术衣及手术鞋，于手术等候区等候	
5. 准备并检查用物 （1）检查各种物品在有效期内，外包装完好，无潮湿、破损，取卵包灭菌指示胶带变色 （2）连接超声仪电源，打开开关，自检通过，将超声仪调节到阴式B超模式下，调节B超引导线，将B超放大至2倍模式，按下"冻结"键	● B超仪处于备用状态
6. 核对病人　请病人说出姓名及手术名称，护士复述其姓名及手术名称，两名医护人员共同持病人手术通知单（附件1），核对病人姓名、病历号、手术名称，手术方式、时间，无误后将病人带入手术室	
7. 安置体位 （1）协助病人取截石位，将小垫垫于病人臀下 （2）将无影灯置于距手术床中线45°角位置，放置在手术医师左侧，光源对准手术部位 （3）通知医师手术	● 便于医师检查和操作
8. 放置物品 （1）打开取卵包第一层包布，取出冲洗包 （2）打开冲洗包，取出其中一把卵圆钳，打开取卵包的第二层包布 （3）持卵圆钳依次将腿套、孔巾及探头套置于无菌台的左上方，将治疗盘置于无菌台的右上方，将弯盘置于无菌台左下方、小弯钳放于弯盘左侧，在弯盘内放入治疗杯、若干棉球及窥阴器，将包内两把卵圆钳横放于无菌台右侧、其余棉球及纱布置于治疗盘内 （4）打开针导、取卵针以及一次性注射器50ml外包装，持卵圆钳置于无菌台面上 （5）打开无菌手套，手持无菌手套内面，将耦合剂挤入无菌手套的中指或无名指内，先将阴式探头插入其中（手套外面保持无菌），再手持卵圆钳将探头套穿过已套好无菌手套的阴式探头并置于无菌台面上（要求探头套的上端暴露探头，下端需完全遮盖探头手柄）。最后将取卵针也置于无菌台面上 （6）医生卫生手消毒后戴无菌手套，安装针导于探头上	● 遵循无菌操作原则 ● 手术台器械的摆放以方便医师使用 ● 避免感染

续表

操作流程	要点与说明
（7）废液瓶放在圆凳上 （8）将0.5%碘伏溶液倒入无菌包内的弯盘里备用	
9. 会阴擦洗　用0.5%碘伏棉球消毒病人会阴	• 预防感染
10. 配合 （1）与手术医师一起核对病人信息 （2）解除超声仪的冻结状态 （3）戴无菌手套，将一次性注射器与取卵针连接，回抽注射器针栓 （4）告知病人穿刺时不要躲避，若有不适及时告知医师 （5）待医师穿刺成功后，护士回抽一次性注射器，观察超声下囊肿大小的变化，告知医师囊肿液的颜色、性状及量	• 检查取卵针通畅
11. 观察　术中注意观察病人神志、面色及阴道出血情况	• 及时发现病情变化
12. 手术结束 （1）再次请病人说出姓名，护士复述，告知病人囊肿液的性状及量 （2）脱手套 （3）冻结超声仪	• 延长超声仪使用寿命
13. 安置病人　协助病人至休息区，给病人保暖，感谢病人的配合	• 避免病人受凉
14. 告知病人注意事项 （1）术后观察半小时，注意阴道出血情况，若阴道出血大于月经量及时告知医护人员；若无不适半小时方可离开手术室 （2）遵医嘱用药 （3）术后避免剧烈活动，禁食生冷刺激的食物	
15. 整理用物 （1）取卵针毁形后放入利器盒 （2）用过的手术包放到污物间 （3）更换手术床单位 （4）关闭所有仪器设备，擦拭仪器设备，按原处摆放 （5）用含有效氯浓度为2000mg/L的消毒液将囊肿液浸泡半小时后丢弃	• 避免针刺伤 • 保证手术床整洁 • 遵循控感原则
16. 洗手	

【参考文件】 无

【文件保留】 1 年

【附件】

附件 5　手术通知单

【质控要点】 无

【文件交付】

1. 医疗副院长
2. 医务处处长
3. 护理部主任
4. 临床科室主任（妇产科）
5. 科护士长（所有）
6. 护士长（所有护理单元）

卵巢囊肿穿刺术护理配合评分标准

科室：　　　　　　　　　　　　　　　　　　　　　　　　　　　　姓名：

项目	总分	技术操作要求	权重				得分	备注
			A	B	C	D		
操作过程	90	洗手、戴帽子、戴口罩、换鞋	3	2	1	0		
		核对医嘱	6	4	2	0		
		解释并评估	5	3	1	0		
		病人准备	4	3	2	1		
		准备并检查用物	5	3	1	0		
		核对病人	6	4	2	0		
		安置体位	4	3	2	0		
		放置物品	8	6	3	0		
		会阴擦洗	8	6	3	0		
		配合	20	6	2	0		
		观察	10	6	2	0		

续表

项目	总分	技术操作要求	权重				得分	备注
			A	B	C	D		
操作过程	90	手术结束	2	1	0	0		
		安置病人	2	1	0	0		
		告知病人注意事项	3	2	1	0		
		整理用物	2	1	0	0		
		洗手	2	1	0	0		
评价	10	操作动作熟练、节力	4	3	2	0		
		沟通有效	2	1	0	0		
		关心病人感受	4	3	2	0		
总分	100							

主考教师：   考核日期：

五十三、 宫腔内人工授精术护理配合

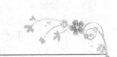

cooperative nursing of intrauterine insemination

【目的与适用范围】

制定本规章与流程的目的是规范护士配合医师为病人进行宫腔内人工授精术时应遵循的操作程序，以保证操作顺利进行。

【规章】 无

【名词解释】

宫腔内人工授精（intrauterine insemination，IUI）：将精液洗涤处理后，去除精浆，取 0.3~0.5ml 精子悬浮液，在女方排卵期间，通过导管经宫颈管注入宫腔内授精。

【流程】

（一）必需品

人工授精包（内层：孔巾、治疗盘、小弯钳、卵圆钳、探针、宫颈钳、治疗杯、棉球、纱布，外层为冲洗包，包括：治疗盘、卵圆钳 2 把、棉球 4 个）一次性 1ml 注射器、人工授精管、无菌手套（无粉）、0.9% 氯化钠注射液、小垫、无影地灯、医疗垃圾桶、生活垃圾桶、利器盒。

（二）操作

操作流程	要点与说明
1. 洗手、戴口罩、戴圆帽	
2. 核对医嘱 （1）持手术通知单（附件 5）核对病人夫妻双方姓名、身份证病历号、手术名称、手术方式、日期 （2）核对三证原件（夫妻双方身份证、结婚证、生育证）	

操作流程	要点与说明
3. 解释并评估 （1）核对病人姓名，病历号，向病人解释操作的目的 （2）评估病人膀胱充盈情况，嘱病人术前半小时憋尿	• 取得病人的配合 • 利于手术顺利进行
4. 病人准备　安排病人戴圆帽、戴口罩，更换手术衣、手术鞋，于手术等候区等候	
5. 准备并检查用物 （1）检查各种物品在有效期内，外包装完好，无潮湿、破损，人工授精包灭菌指示胶带变色 （2）0.9%氯化钠注射液无沉淀混浊，瓶口无松动，瓶身无裂痕，在有效期内并打开，注明开瓶日期及时间	• 确保物品、药品在有效期内使用
6. 核对病人　请病人说出夫妻双方姓名及手术方式，护士复述其姓名及手术方式，两名医护人员共同持手术通知单（附件5），核对病人夫妻双方姓名、身份证、病历号、手术名称、手术方式、日期，无误将病人带入手术室	• 保证病人正确
7. 安置体位 （1）协助病人上手术床，取截石位，将小垫垫于病人臀下 （2）将无影灯置于距手术床中线45°角位置，光源对准手术部位 （3）通知医师手术	
8. 放置物品　将人工授精包置于操作台上，按无菌原则打开并放置物品 （1）打开人工授精包第一层包布，取出冲洗包 （2）打开冲洗包，取出一把卵圆钳打开人工授精包第二层包布 （3）持卵圆钳摆放无菌物品：将孔巾放置无菌台左上方、弯盘置于左下方，将窥阴器及若干棉球置入弯盘内、小弯钳放置在弯盘左侧，将卵圆钳、宫颈钳及探针放置无菌台右侧，将纱布放于治疗盘内 （4）持卵圆钳将人工授精管、一次性注射器1ml置于无菌台 （5）将适量的0.9%氯化钠倒入弯盘及冲洗盘内，冲洗盘浸湿至少2个棉球	• 遵循无菌操作原则 • 便于医师使用
9. 会阴擦洗　用0.9%氯化钠棉球清洁会阴	• 避免感染

续表

操作流程	要点与说明
10. 配合 （1）与手术医师、实验室人员、病人共同核对处理后的精液试管上及手术通知单（附件 5）上夫妻双方的姓名 （2）待医师将注射器与人工授精管连接后，打开盛有精液的试管，将标有病人夫妻双方姓名的一侧面向医师，协助医师抽取精液 （3）待医师抽取精液后，与手术医师、病人再次共同核对精液 试管上夫妻双方姓名，确认无误后将空的精液试管弃入医疗垃圾桶 （4）医师将人工授精管置入病人子宫腔内	• 保证精液正确 • 精液抽出无残留
11. 手术结束　请病人说出姓名，护士复述并核对手术通知单	
12. 安置病人　协助病人取平卧位，整理衣物，给病人保暖，感谢病人的配合	• 避免病人受凉
13. 告知注意事项 （1）平躺 1 小时可离开手术室 （2）第二日来院复查，14 天可抽血检查是否妊娠 （3）术后避免剧烈活动，禁食生冷刺激的食物	• 避免精液反流 • 保证病人术后治疗的连续性
14. 整理用物 （1）将用过的手术包放到污物间 （2）关闭无影地灯 （3）更换手术床单位	• 保证手术室整洁
15. 洗手并记录　洗手，在宫腔内人工授精手术记录（附件 7）上签名，并将其归入门诊病历	

【参考文件】

谢幸，苟文丽. 妇产科学. 第 8 版. 北京：人民卫生出版社，2013.

【文件保留】　1 年

【附件】

附件 5　手术通知单
附件 7　宫腔内人工授精手术记录

【质控要点】 无

【文件交付】

1. 医疗副院长
2. 医务处处长
3. 护理部主任
4. 临床科室主任（妇产科）
5. 科护士长（所有）
6. 护士长（所有护理单元）

宫腔内人工授精术护理配合评分标准

科室：　　　　　　　　　　　　　　　　　　　　　　姓名：

项目	总分	技术操作要求	权重				得分	备注
			A	B	C	D		
操作过程	90	洗手，戴口罩，戴圆帽	4	3	2	0		
		核对医嘱	6	4	2	0		
		解释并评估	2	1	0	0		
		病人准备	4	3	2	0		
		准备并检查用物	8	6	3	0		
		核对病人	8	6	3	0		
		安置体位	3	2	1	0		
		放置物品	8	6	3	0		
		会阴擦洗	10	6	2	0		
		配合	20	12	4	0		
		手术结束	3	2	1	0		
		安置病人	3	2	1	0		
		告知注意事项	6	4	2	0		
		整理用物	3	2	1	0		
		洗手并记录	2	1	0	0		

续表

项目	总分	技术操作要求	权重				得分	备注
			A	B	C	D		
评价	10	操作动作熟练、节力	4	3	2	0		
		沟通有效	2	1	0	0		
		关心病人感受	4	3	2	0		
总分	100							

主考教师： 考核日期：

五十四、 体外受精-胚胎移植技术护理配合

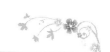

cooperative nursing of in vitro fertilization and embryo transplantation

【目的与适用范围】

制定本规章与流程的目的是规范护士配合医师为病人进行体外受精-胚胎移植技术时应遵循的操作程序，以保证操作顺利进行。

【规章】 无

【名词释义】

体外受精-胚胎移植技术（in vitro fertilization and embryo transplantation）：是指从妇女卵巢内取出卵子，在体外与精子发生受精并培养 3~5 日，再将发育到卵裂期或囊胚期阶段的胚胎移植到宫腔内，使其着床发育成胎儿的全过程，俗称为"试管婴儿"。

【流程】

（一）必需品

无影地灯、超声仪、电视机、移植包（内层：孔巾、治疗盘、弯盘、治疗杯、卵圆钳、宫颈钳、小弯钳、长棉签、棉球及纱布，外层为冲洗包，包括：弯盘、卵圆钳 2 把、棉球 4 个）、移植管、无菌手套（无粉）、0.9%氯化钠注射液、耦合剂、小垫、医疗垃圾桶、生活垃圾桶、利器盒。

（二）操作

操作流程	要点与说明
1. 洗手，戴口罩，戴圆帽	
2. 核对医嘱 （1）持手术通知单（附件 5）核对病人夫妻双方姓名、身份证病历号、手术名称、手术方式、日期	

操作流程	要点与说明
（2）核对三证原件（夫妻双方身份证、结婚证、生育证）	
3. 解释并评估 （1）核对病人姓名，病历号，向病人解释操作目的 （2）评估病人膀胱充盈程度，嘱病人术前半小时憋尿	• 取得病人配合 • 利于超声引导下手术
4. 病人准备　安排病人更换手术衣、手术鞋，戴口罩、圆帽，于手术等候区等候	
5. 准备并检查用物　洗手，准备并检查用物 （1）检查各种物品在有效期内，外包装完好，无潮湿、破损，移植包灭菌指示胶带变色 （2）将超声仪连接电源，打开开关，自检通过，按下"冻结"键，将电视机连接电源，打开开关 （3）检查0.9%氯化钠注射液无沉淀混浊，瓶口无松动，瓶身无裂痕，在有效期内并打开，注明开瓶日期及时间	• 仪器设备处于正常工作状态 • 确保液体在有效期内使用
6. 核对病人　请病人说出夫妻双方姓名及手术方式，护士复述其姓名及手术方式，两名医护人员共同持手术通知单（附件5），核对病人夫妻双方姓名、身份证、病历号、手术名称、手术方式、日期，无误后将病人带入手术室	• 保证病人正确
7. 安置体位 （1）协助病人上手术床、取截石位，将小垫垫于病人臀下，洗手 （2）将无影灯置于距手术床中线45°角位置，放置在手术医师左侧，光源对准手术部位 （3）通知医师手术	• 暴露手术视野
8. 放置物品　将移植包置于操作台上，按无菌原则打开并放置物品 （1）打开移植包第一层包布，取出冲洗包 （2）打开冲洗包，取出一把卵圆钳打开移植包第二层包布 （3）持卵圆钳摆放无菌物品：将孔巾放置无菌台左上方、治疗盘置于右上方，弯盘置于左下方，将窥阴器及若干棉球置入弯盘内、小弯钳放置弯盘左侧、长棉签放置弯盘右侧，将卵圆钳、宫颈钳放置无菌台右侧，将纱布放于治疗盘内 （4）持卵圆钳将移植管置于治疗盘内	• 遵循无菌操作原则 • 便于医师操作

续表

操作流程	要点与说明
（5）将适量的0.9%氯化钠注射液倒入弯盘及冲洗盘内，冲洗盘浸湿至少2个棉球	
9. 会阴擦洗　用0.9%氯化钠棉球清洁会阴	• 避免感染
10. 配合 （1）与手术医师、实验室人员一起核对病人信息 （2）解除超声仪的冻结状态，在腹部超声下显示子宫位置，待移植管进入宫腔确定位置后，再次冻结超声仪，通知实验室人员看病人的胚胎 （3）关闭手术室灯光，将无影地灯移至医师右侧，嘱病人看电视屏幕上胚胎，告知实验室人员准备移植，解冻超声仪待移植 （4）请病人说出姓名，护士复述并与医师、实验室人员共同核对病人姓名无误后，医师将胚胎移植到子宫腔内	• 了解胚胎情况 • 保证胚胎与病人正确
11. 安置病人　协助病人取平卧位，整理衣物，给病人保暖，感谢病人的配合，洗手	• 避免病人受凉
12. 告知注意事项 （1）平躺10分钟可离开手术室 （2）术后遵医嘱用药，14天可抽血检查是否妊娠 （3）术后避免剧烈活动，禁食生冷刺激的食物	• 保证病人术后治疗的连续性
13. 整理用物 （1）将用过的手术包放到污物间 （2）关闭无影地灯、超声仪、电视机并断开电源，仪器设备处于备用状态 （3）更换手术床单位	
14. 记录　洗手，在胚胎移植记录（附件8）上签名，并将其归入病历	

【参考文件】

谢幸，苟文丽. 妇产科学. 第8版. 北京：人民卫生出版社，2013.

【文件保留】　1年

【附件】

附件 5　手术通知单
附件 8　胚胎移植记录

【质控要点】　无

【文件交付】

1. 医疗副院长
2. 医务处处长
3. 护理部主任
4. 临床科室主任（妇产科）
5. 科护士长（所有）
6. 护士长（所有护理单元）

体外受精-胚胎移植术护理配合评分标准

科室：　　　　　　　　　　　　　　　　　　　　　　　　　　　姓名：

项目	总分	技术操作要求	权重				得分	备注
			A	B	C	D		
操作过程	90	洗手、戴口罩、戴圆帽	3	2	1	0		
		核对医嘱	6	4	2	0		
		解释并评估	6	4	2	0		
		病人准备	3	2	1	0		
		准备并检查用物	8	6	3	0		
		核对病人	8	6	3	0		
		安置体位	6	4	2	0		
		放置物品	8	6	3	0		
		会阴擦洗	10	6	2	0		
		配合	20	12	4	0		
		安置病人	3	2	1	0		
		告知注意事项	4	3	2	0		
		整理用物	3	2	1	0		
		记录	2	1	0	0		

项目	总分	技术操作要求	权重				得分	备注
			A	B	C	D		
评价	10	操作动作熟练、节力	4	3	2	0		
		沟通有效	2	1	0	0		
		关心病人感受	4	3	2	0		
总分	100							

主考教师： 考核日期：

五十五、 胚胎减灭术护理配合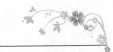

cooperative nursing of multifetal pregnancy reduction

【目的与适用范围】

制定本规章与流程的目的是规范护士配合医师为病人进行胚胎减灭术时应遵循的操作程序，以保证操作顺利进行。

【规章】 无

【名词释义】 无

【流程】

（一）必需品

无影地灯、超声仪、取卵包（外层为冲洗包，包括：弯盘、卵圆钳 2 个、棉球 4 个，内层：治疗盘、弯盘、治疗杯、窥阴器、弯钳、卵圆钳 2 把、孔巾、腿套 2 个、探头套、棉球、纱布）、取卵针、针导、无菌手套（无粉）、一次性 50ml 注射器、一次性 10ml 注射器、0.5% 碘伏溶液、耦合剂、小垫、医疗垃圾桶、生活垃圾桶、利器盒。

（二）操作

操作流程	要点与说明
1. 洗手，戴口罩，戴圆帽，更换手术衣及手术鞋	
2. 核对医嘱 持手术通知单（附件 5）核对病人姓名、病历号、手术名称、手术方式、日期，无误后方可执行	
3. 解释并评估 （1）核对病人姓名，病历号，向病人解释操作的目的 （2）查看病历了解病人感染四项结果 （3）评估是否腹痛、阴道出血、膀胱充盈程度等情况，嘱病人排尿，若有异常，报告医师予以处理	• 减轻病人不良情绪 • 避免术中损伤膀胱

续表

操作流程	要点与说明
4. 病人准备手术　安排病人戴圆帽、戴口罩、更换手术衣、手术鞋，手术等候区域等候	
5. 准备并检查用物 （1）检查各种物品在有效期内，外包装完好，无潮湿、破损，取卵包灭菌指示胶带变色 （2）将超声仪连接电源，打开开关，自检通过，将超声仪调节到阴式 B 超模式下，调节 B 超引导线，将 B 超放大至 2 倍模式，按下"冻结"键	• 超声仪器处于备用状态
6. 核对病人　请病人说出姓名及手术名称，护士复述其姓名及手术名称，两名医护人员共同持病人手术通知单（附件 5），核对病人姓名、病历号、手术名称，手术方式、日期，无误后将病人带入手术室	
7. 安置体位 （1）协助病人上手术床、取截石位，臀下垫小垫 （2）将无影灯置于距手术床中线 45°角位置，放置在手术医师左侧，光源对准手术部位 （3）通知医师手术	
8. 放置物品 （1）打开取卵包第 1 层包布，取出冲洗包 （2）打开冲洗包，取出其中 1 把卵圆钳，打开取卵包的第 2 层包皮 （3）持卵圆钳依次将腿套、孔巾、探头套置于无菌台的左上方，将治疗盘置于无菌台的右上方、弯盘置于无菌台左下方、小弯钳放于弯盘左侧，将治疗杯、若干棉球及窥阴器放入弯盘内，将 2 把卵圆钳横放于无菌台右侧，将其余棉球及纱布置于治疗盘内 （4）打开无菌手套，手持无菌手套内面，将耦合剂挤入无菌手套的中指或无名指内，先将阴式探头插入其中（手套外面保持无菌），再手持卵圆孔将探头套穿过已套好无菌手套的阴式探头并置于无菌台面上（要求探头套的上端暴露探头，下端需完全遮盖探头手柄）。最后将取卵针也置于无菌台面上 （5）医生卫生手消毒后戴无菌手套，安装针导于探头上 （6）0.5% 碘伏倒入无菌包内的弯盘里备用	• 遵循无菌操作原则 • 手术台器械的摆放便于医师操作 • 无菌手套避免污染

续表

操作流程	要点与说明
9. 会阴擦洗　0.5%碘伏棉球消毒会阴	预防感染
10. 配合 （1）与手术医师、实验室工作人员一起核对病人信息 （2）解除超声仪冻结状态 （3）戴无菌手套 （4）连接取卵针及 50ml 注射器并确认取卵针通畅 （5）告知病人术中若有不适，及时告知医师 （6）待医师确认穿刺到胎芽后，稍用力回抽注射器针栓，若遇到阻力则用力抽；若无阻力告知医师，调整取卵针位置再行抽取 （7）通过超声仪观察胎芽吸出，注射器阻力消失，立即停止抽取 （8）将注射器传递实验室人员，确认手术成功 （9）若胎芽无法被吸出，遵医嘱用药 　1）将备好的 10ml 注射器放置取卵包内，与另一名护士核对并抽取药物 　2）待医师穿刺到胎芽后，遵医嘱给药 　3）观察胎心搏动，若有胎心，继续遵医嘱用药 （10）积极与医师沟通	• 避免感染 • 避免因取卵针阻塞而再次穿刺病人 • 手术过程中积极与医师沟通，避免过多抽取羊水，有碍于胎心的观察 • 注意"三查七对"，避免用药错误 • 增加成功率
11. 观察　术中注意观察病人的神志、面色及阴道出血情况	• 及时发现病情变化
12. 手术结束 （1）再次请病人说出姓名，护士复述并核对手术通知单 （2）脱手套，卫生手消毒 （3）冻结超声仪	
13. 安置病人　协助病人至休息区	
14. 整理用物 （1）将取卵针毁形后放入利器盒 （2）将用过的无菌包放到污物间 （3）关闭超声仪 （4）擦拭超声仪探头、手术台及无影地灯，按原处摆放 （5）更换手术床单位	• 避免针刺伤 • 处于备用状态 • 保证手术床整洁

操作流程	要点与说明
15. 告知注意事项 （1）观察阴道出血情况，告知病人30分钟后可离开手术室 （2）术后一日复查以确定胎心数量 （3）指导用药注意事项 （4）指导饮食、活动的注意事项	
16. 洗手	

【参考文件】 无

【文件保留】 1年

【附件】

附件5 手术通知单

【质控要点】 无

【文件交付】

1. 医疗副院长

2. 医务处处长

3. 护理部主任

4. 临床科室主任（妇产科）

5. 科护士长（所有）

6. 护士长（所有护理单元）

胚胎减灭术护理配合评分标准

科室：　　　　　　　　　　　　　　　　　　　　　　　　　　　　　姓名：

项目	总分	技术操作要求	权重				得分	备注
			A	B	C	D		
操作 过程	90	洗手、戴帽子口罩、换衣换鞋	3	2	1	0		
		核对医嘱	6	4	2	0		
		解释并评估	2	1	0	0		

续表

项目	总分	技术操作要求	权重				得分	备注
			A	B	C	D		
操作过程	90	病人准备手术	4	3	2	0		
		准备并检查用物	5	3	1	0		
		核对病人	6	4	2	0		
		安置体位	3	2	1	0		
		放置物品	6	4	2	0		
		会阴擦洗	10	6	2	0		
		配合	20	12	4	0		
		观察	5	3	1	0		
		手术结束	5	3	1	0		
		安置病人	4	3	2	0		
		整理用物	4	3	2	0		
		告知注意事项	5	3	1	0		
		洗手	2	1	0	0		
评价	10	操作动作熟练、节力	4	3	2	0		
		沟通有效沟通有效	2	1	0	0		
		关心病人感受	4	3	2	0		
总分	100							

主考教师：   考核日期：

五十六、 腹腔化疗护理配合

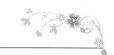

the nursing cooperation during intraperitoneal chemotherapy

【目的与适用范围】

制定本规章与流程的目的是规范护士配合医师进行腹腔化疗时应遵循的操作程序，以保证腹腔化疗顺利进行。

【规章】 无

【名词释义】 无

【流程】

（一）必需品

治疗车、治疗盘、0.5%碘伏消毒剂、无菌棉签、小垫、腹腔穿刺包、盛有无菌持物钳的容器、无菌敷料、无菌手套、一次性输液器、一次性5ml注射器、2%利多卡因注射液、一次性使用连接管、已配制好的化疗药、输液架、砂轮、皮尺、速干手消毒剂、医疗垃圾桶、生活垃圾桶、利器盒。

（二）操作

操作流程	要点与说明
1. 洗手，戴圆帽，戴口罩	
2. 核对医嘱　两名护士共同持执行项目表（附件2）与医嘱核对床号、姓名、穿刺术名称，无误后在执行项目表（附件2）上签字，查看医师与病人签署的《腹腔穿刺术知情同意书》及《妇科化疗知情同意书》	• 确保执行医嘱正确
3. 解释并评估　至病人床旁，核对床号、姓名及过敏史。向病人解释操作目的并评估自理能力及配合程度，讲解配合方法	

续表

操作流程	要点与说明
4. 按需协助病人排便排尿	
5. 准备并检查用物　回治疗室，洗手。准备并检查用物 （1）检查各种物品在有效期内，外包装完好，无潮湿、破损，腹腔穿刺包灭菌指示胶带变色 （2）核对药名、浓度、剂量、用法、时间正确；检查在有效期之内；无变色、沉淀、混浊、絮状物；瓶装药瓶体无裂痕；袋装药液外包装密封完整，无渗漏	
6. 核对病人 （1）至病人床旁，请病人说出床号、姓名及过敏史，护士复述床号、姓名，核对腕带信息；无法正常沟通的病人，双人核对腕带信息 （2）将病人带入处置室，关闭门窗 （3）持 PDA 进入供应室系统，扫描换药包条码及病人腕带进行使用登记	
7. 安置体位　铺小垫，协助病人上诊床，取平卧位	
8. 准备物品　按照无菌技术打开腹腔穿刺包，将 0.5%碘伏消毒剂倒入小量杯中，依次打开一次性注射器、无菌敷料、一次性使用连接管的外包装，用无菌持物钳夹入腹腔穿刺包内。协助医师进行皮肤消毒	
9. 核对并协助抽吸药液 （1）与医师共同核对 2%利多卡因注射液 （2）将药物名称朝向医师，医师再次确认后，协助医师抽吸药液 （3）抽药完毕，与医师再次核对确认无误后将空安瓿弃入利器盒	• 双人核对，保证药品正确
10. 配合灌注药液　待医师穿刺成功后，协助医师连接已配制好的化疗药进行灌注	
11. 观察　在穿刺及腹腔灌注过程中观察病人血压、脉搏、呼吸、意识、面色的变化，及时询问病人感受	• 因药物过敏、肠痉挛等并发症会导致生命体征变化
12. 测量并记录　测量病人腹围，持 PDA 登录移动护理，在一般护理记录单（附件3）上记录	

续表

操作流程	要点与说明
13. 安置病人　待腹腔灌注结束后协助医师将穿刺点加压包扎，协助病人下诊床，陪同病人回病房，协助病人床上变换体位（左侧卧位，右侧卧位，平卧位，膝胸卧位等），将呼叫器放置于病人随手可及处。感谢病人配合	• 防止穿刺点渗血渗液 • 利于化疗药物均匀分布，并可与病灶充分接触，确保化疗效果
14. 告知注意事项 （1）建议病人取穿刺部位对侧卧位 （2）若穿刺点敷料潮湿及时告知医护人员 （3）若出现腹痛、腹泻及时告知医护人员 （4）饮食宜稀软易消化，少量多餐	• 预防药液穿刺点外渗 • 防止腹腔化疗后并发症的发生
15. 整理用物　卫生手消毒，整理用物，洗手	

【参考文件】

1. 临床护理实践指南. 中华人民共和国卫生部. 2011.

2. 常用临床护理技术服务规范. 中华人民共和国卫生部. 2010.

3. 魏丽惠. 妇产科常用操作技术手册. 北京：北京大学医学出版社，2006.

【文件保留】　1 年

【附件】

附件 2　执行项目表

附件 3　一般护理记录单

【质控要点】

在穿刺及腹腔灌注过程中观察病人血压、脉搏、呼吸、意识、面色的变化，及时询问病人感受。

【文件交付】

1. 医疗副院长

2. 医务处处长

3. 护理部主任

4. 临床科室主任（妇产科）

5. 科护士长（所有）

6. 护士长（所有护理单元）

腹腔化疗护理配合评分标准

科室：　　　　　　　　　　　　　　　　　　　　　　　　姓名：

项目	总分	技术操作要求	权重				得分	备注
			A	B	C	D		
操作过程	90	洗手，戴圆帽，戴口罩	3	2	1	0		
		核对医嘱	4	3	2	0		
		解释并评估	5	3	1	0		
		按需协助病人排便排尿	8	6	3	0		
		准备并检查用物	5	3	1	0		
		核对病人	4	3	2	0		
		安置体位	6	4	2	0		
		准备物品	6	4	2	0		
		核对并抽吸药液	6	4	2	0		
		配合灌注药液	10	8	4	0		
		观察	8	4	2	0		
		测量并记录	10	6	3	0		
		安置病人	5	3	1	0		
		告知注意事项	5	3	2	0		
		整理用物	5	3	2	0		
评价	10	操作动作熟练、节力	4	3	2	0		
		沟通有效	2	1	0	0		
		关心病人感受	4	3	2	0		
总分	100							

主考教师：　　　　　　　　　　　　　　　　　　　考核日期：

五十七、 阴道镜检查护理配合

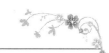

assistant for colposcopy technique

【目的与适用范围】

制定本规章与流程的目的是规范护士为配合医师进行阴道镜检查时应遵循的操作程序，以保证操作顺利进行。

【规章】 无

【名词释义】 无

【流程】
（一）必需品

阴道镜检查仪、无菌包、盛有无菌持物钳的容器、无菌止血纱布（按需）、无菌手套、5%醋酸溶液、复方碘溶液、病理标本瓶（按需）、小垫、速干手消毒剂、医疗垃圾桶、生活垃圾桶。

（二）操作

操作流程	要点与说明
1. 洗手，戴口罩	
2. 核对病人并解释 （1）请病人说出姓名及检查项目，护士复述病人姓名及治疗项目。两名医护人员共同持就诊卡和检查单，核对病人姓名、年龄、就诊卡号、检查项目 （2）向病人解释操作目的	
3. 评估 （1）评估病人是否有阴道炎，若有阴道炎禁止进行检查 （2）评估病人是否处于月经期，若处于月经期禁止进行检查	● 有阴道炎检查后有可能加重病情 ● 月经期检查后易发生盆腔感染

操作流程	要点与说明
4. 准备并检查用物　准备并检查各种物品在有效期内，外包装完好，无潮湿、破损，无菌包灭菌指示胶带变色	
5. 准备环境　关闭门窗，检查床上铺小垫	• 保护病人隐私 • 防止交叉感染
6. 准备仪器　连接阴道镜电源，打开开关，自检通过	
7. 录入病人信息　录入病人姓名、出生日期、诊断、联系电话	
8. 安置体位　协助病人上诊床，脱去右侧裤腿，取截石位，卫生手消毒	• 预防跌倒 • 注意保暖
9. 打开无菌包　打开无菌包，将两个小量杯内分别倒入5%醋酸及复方碘溶液	• 遵循无菌原则
10. 调节阴道镜　协助医师将阴道镜调至最佳检查视野	
11. 告知并安抚病人　在医师使用5%醋酸棉球、复方碘溶液棉球时，告知病人有轻微的不适感，给予安抚	• 5%醋酸棉球、复方碘溶液有刺激感
12. 观察并配合取活检 （1）取活检时病人可能有不适紧张感（少数病人头晕恶心）及时给予安抚 （2）在操作过程中注意观察病人生命体征变化 （3）协助医师将取出的活检组织标本放入病理标本瓶内 （4）准确标注活检组织的具体部位	
13. 准备止血纱布　根据病人出血情况，用无菌持物钳将适量的止血纱布放到无菌包上	• 遵循无菌原则
14. 安置病人　检查结束后协助病人下床、穿衣，感谢病人配合，卫生手消毒	• 预防跌倒
15. 宣教 （1）注意观察阴道出血情况，阴道出血量大于月经量时及时就医 （2）一周后取病理结果并复查 （3）一周内禁止性生活、游泳	
16. 协助医师粘贴病理送验单，并及时送检	
17. 整理用物　整理用物，洗手	

【参考文件】 无

【文件保留】 1 年

【附件】 无

【质控要点】

操作过程中注意观察病人生命体征变化。

【文件交付】

1. 医疗副院长
2. 医务处处长
3. 护理部主任
4. 临床科室主任（妇产科）
5. 科护士长（所有）
6. 护士长（所有护理单元）

阴道镜检查护理配合评分标准

科室：   姓名：

项目	总分	技术操作要求	权重				得分	备注
			A	B	C	D		
操作过程	90	洗手，戴口罩	3	2	1	0		
		核对病人并解释	3	2	1	0		
		评估	5	3	1	0		
		准备并检查用物	3	2	1	0		
		准备环境	5	3	1	0		
		准备仪器	5	3	1	0		
		录入病人信息	5	3	1	0		
		安置体位	4	3	2	0		
		打开无菌包	5	3	1	0		
		调节阴道镜	7	5	2	0		
		告知并安抚病人	10	7	3	0		

续表

项目	总分	技术操作要求	权重				得分	备注
			A	B	C	D		
操作过程	90	观察并配合取活检	12	8	4	0		
		准备止血纱布	7	5	2	0		
		安置病人	5	3	1	0		
		宣教	5	3	1	0		
		协助医师填写病理送验单，送检	4	3	2	0		
		整理用物	2	1	0	0		
评价	10	操作动作熟练、节力	4	3	2	0		
		沟通有效	3	2	1	0		
		关心病人感受	3	2	1	0		
总分	100							

主考教师：   考核日期：

五十八、 子宫输卵管造影术 护理配合

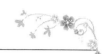

cooperative nursing of hysterosalpingography

【目的与适用范围】

制定本规章与流程的目的是规范护士为病人进行子宫输卵管造影技术时应遵循的操作程序，以保证操作顺利进行。

【规章】 无

【名词释义】

子宫输卵管造影（hysterosalpingography，HSG）是通过导管向宫腔及输卵管注入造影剂，行 X 线透视及摄片，根据造影剂在输卵管及盆腔内的显影情况了解输卵管是否通畅、阻塞部位及宫腔形态。

【流程】
（一）必需品

造影机、治疗车、造影包、无菌治疗巾包、无菌棉球、一次性使用子宫造影通水管、连接管、无菌手套、窥阴器、0.5%碘伏溶液、一次性注射器、造影剂、0.9%氯化钠注射液、小垫、屏风（按需）、速干手消毒剂、医疗垃圾桶、生活垃圾桶、利器盒。

（二）操作

操作流程	要点与说明
1. 洗手，戴口罩、戴圆帽	
2. 解释并评估 （1）核对病人姓名、就诊卡号，询问过敏史 （2）向病人解释操作目的 （3）病人阴道出血情况	• 手术前核对，确保病人正确 • 取得病人的配合

操作流程	要点与说明
3. 病人准备手术　告知病人排空膀胱、内裤垫卫生巾。请病人在等候区等候	• 避免术中误伤膀胱
4. 准备并检查用物　放射科，洗手，准备并检查用物 （1）检查各种物品在有效期内，外包装完好，无潮湿、破损，无菌包灭菌指示胶带变色 （2）将无影地灯及造影机器连接电源，打开开关，地灯正常显示，待造影机器自检通过后将其调节至"造影"功能 （3）核对造影剂、0.9%氯化钠注射液的药名、浓度、剂量、用法、时间正确；在有效期之内；无变色、沉淀、混浊、絮状物；瓶装药液瓶口无松动，瓶体无裂痕	• 保证用药正确
5. 核对病人　请病人说出姓名及治疗项目，护士复述其姓名及治疗项目，两名医护人员共同持病人就诊卡和治疗单，核对病人姓名、性别、年龄、就诊卡号、治疗项目及治疗部位	• 保证病人正确
6. 安置体位　将病人带入操作间，协助病人上诊床，取膀胱截石位，将小垫垫于病人臀下	• 防止病人跌倒
7. 放置用物 （1）打开造影包，放入无菌棉球，倒入0.5%碘伏溶液 （2）与医师核对，用一次性注射器抽取0.9%氯化钠注射液2ml备用，待医师置管后充盈气囊使用。打开造影剂，将其与连接管、一次性使用子宫造影通水管及造影机连接，选择造影机上的"排气"功能排气，与医师确认并设置造影机自动给药参数	
8. 消毒阴道　卫生手消毒，戴手套，消毒阴道，更换小垫，脱手套，卫生手消毒，整理用物，洗手	• 遵循无菌原则
9. 配合 （1）待医师消毒宫颈后，协助医师戴手套，将子宫造影通水管递与医师 （2）医师向病人宫腔内置入子宫造影通水管 （3）将抽好的0.9%氯化钠注射液注入子宫造影通水管的气囊内，脱手套，卫生手消毒，离开操作间 （4）遵医嘱使用遥控器控制造影机给药	• 遵循无菌原则

续表

操作流程	要点与说明
10. 观察 观察病人面色、腹痛、恶心、呕吐	• 保证及时发现病人用药反应
11. 手术结束 进入操作间，再次请病人说出姓名及治疗项目，护士复述	
12. 安置病人 协助病人下床穿衣，请病人在等候区等候	• 防止病人跌倒
13. 告知注意事项 （1）嘱病人在等候区等候，40 分钟后等待医师通知拍摄延迟片 （2）指导病人遵医嘱用药 （3）若出现阴道出血量大于月经量、腹痛等不适时及时告知医护人员或就医 （4）术后 2 周内禁盆浴、禁性生活、禁游泳	• 保证病人安全
14. 整理用物，洗手	

【参考文件】

谢幸，苟文丽．妇产科学．第 8 版．北京：人民卫生出版社，2013.

【文件保留】 1 年

【附件】 无

【质控要点】 无

【文件交付】

1. 医疗副院长
2. 医务处处长
3. 护理部主任
4. 临床科室主任（妇产科）
5. 科护士长（所有）
6. 护士长（所有护理单元）

子宫输卵管造影术护理配合评分标准

科室：   姓名：

项目	总分	技术操作要求	权重				得分	备注
			A	B	C	D		
操作过程	90	洗手、戴口罩、戴圆帽	3	2	1	0		
		解释并评估	5	3	1	0		
		病人准备手术	4	3	2	0		
		准备并检查用物	5	3	1	0		
		核对病人	8	6	3	0		
		安置体位	6	4	2	0		
		放置用物	6	4	2	0		
		消毒阴道	10	6	2	0		
		配合	20	12	4	0		
		观察	8	6	3	0		
		手术结束	4	3	2	0		
		安置病人	3	2	1	0		
		告知注意事项	4	3	2	0		
		整理用物、洗手	4	3	2	0		
评价	10	操作动作熟练、节力	4	3	2	0		
		沟通有效	2	1	0	0		
		关心病人感受	4	3	2	0		
总分	100							

主考教师：   考核日期：

五十九、外阴阴道激光治疗护理配合

colposcopy cooperation technique

【目的与适用范围】

制定本规章与流程的目的是规范护士为配合医师进行外阴阴道激光治疗时应遵循的操作程序，以保证操作顺利进行。

【规章】 无

【名词释义】 无

【流程】

（一）必需品

激光治疗仪、吸尘器、无菌包、盛有无菌持物钳的容器、无菌止血纱布（按需）、无菌手套、复方碘溶液、0.5%碘伏溶液、小垫、速干手消毒剂、医疗垃圾桶、生活垃圾桶。

（二）操作

操作流程	要点与说明
1. 洗手，戴口罩	
2. 核对病人并解释 （1）请病人说出姓名及治疗项目，护士复述病人姓名及治疗项目。两名医护人员共同持就诊卡和治疗单，核对病人姓名、年龄、就诊卡号、治疗项目 （2）向病人解释操作目的	
3. 评估 （1）评估病人是否有阴道炎，若有阴道炎禁止进行治疗	• 有阴道炎病人激光治疗后影响创面愈合

操作流程	要点与说明
（2）评估病人是否处于月经期，若为月经期禁止进行治疗	• 月经期进行激光治疗易造成创面感染
4. 准备并检查用物　准备并检查各种物品在有效期内，外包装完好，无潮湿、破损，无菌包灭菌指示胶带变色	
5. 准备环境　关闭门窗，检查床上铺小垫	• 保护病人隐私 • 防止交叉感染
6. 准备仪器　连接电源，打开开关，自检通过	
7. 安置体位　协助病人上诊床，脱去右侧裤腿，取截石位，卫生手消毒	• 预防跌倒 • 注意保暖
8. 打开无菌包　按无菌原则打开无菌包，将两个小量杯内分别倒入 0.5% 碘伏溶液及复方碘溶液	• 遵循无菌原则
9. 协助医师戴无菌手套	
10. 告知并安抚病人　医师用 0.5% 碘附溶液消毒外阴及阴道及用复方碘溶液涂抹宫颈及阴道壁时，告知病人有轻微的不适感并给予安抚	• 用复方碘溶液涂抹宫颈及阴道壁是为了明确病灶区域
11. 调节激光治疗仪　协助医师将激光治疗仪调至合适位置	
12. 配合激光治疗 （1）待医师将"激光用阴道扩张器"放入阴道后，协助医师连接吸尘器 （2）治疗开始时护士将吸尘器开关打开 （3）治疗过程中病人有不适感，注意观察病人生命体征变化，随时安抚病人	• 使用吸尘器目的是为更好的暴露治疗区域
13. 准备止血纱布　根据病人出血情况，用无菌持物钳将适量的止血纱布放到无菌包上	• 遵循无菌原则
14. 安置病人　治疗结束，协助病人下床、穿衣，感谢病人配合，卫生手消毒	• 预防跌倒
15. 告知注意事项 （1）注意观察阴道出血情况，阴道出血量大于月经量时及时就医 （2）一个月内禁止性生活 （3）一个月后门诊复查	
16. 整理用物　整理用物，洗手	

【参考文件】 无

【文件保留】 1 年

【附件】 无

【质控要点】

1. 治疗过程中注意观察病人生命体征变化。
2. 告知病人注意观察阴道出血情况。

【文件交付】

1. 医疗副院长
2. 医务处处长
3. 护理部主任
4. 临床科室主任（妇产科）
5. 科护士长（所有）
6. 护士长（所有护理单元）

外阴阴道激光治疗配合技术评分标准

科室： 姓名：

项目	总分	技术操作要求	权重				得分	备注
			A	B	C	D		
操作过程	90	洗手，戴口罩	3	2	1	0		
		核对病人并解释	3	2	1	0		
		评估	5	3	1	0		
		准备并检查用物	3	2	1	0		
		准备环境	5	3	1	0		
		准备仪器	3	2	1	0		
		安置体位	5	3	1	0		
		打开无菌包	5	3	1	0		
		协助医师戴手套	4	3	2	0		
		告知并安抚病人	6	4	2	0		

续表

项目	总分	技术操作要求	权重				得分	备注
			A	B	C	D		
操作过程	90	调节激光治疗仪	8	6	3	0		
		配合激光治疗	15	10	5	0		
		治疗过程中安抚病人	7	5	2	0		
		准备止血纱布	5	3	1	0		
		安置病人	5	3	1	0		
		告知注意事项	6	4	2	0		
		整理用物	2	1	0	0		
评价	10	操作动作熟练、节力、轻柔	4	3	2	0		
		沟通有效	3	2	1	0		
		关心病人感受	3	2	1	0		
总分	100							

主考教师：   考核日期：

儿科篇

一、 新生儿喂奶技术

technique of breast feeding for neonate

【目的与适用范围】

制定本规章与流程的目的是规范护士为患儿喂奶时应遵循的操作程序，以满足患儿营养需求。

【规章】 无

【名词释义】 无

【流程】

（一）必需品

盛有无菌持物钳的容器、盛有灭菌奶嘴的容器、配方奶、小毛巾、速干手消毒剂、一次性纸尿裤（按需）。

（二）操作

操作流程	要点与说明
1. 洗手，戴口罩	
2. 核对医嘱　两名护士持执行项目表（附件2）与医嘱核对床号、姓名、配方奶种类及奶量，核对无误后在执行项目表（附件2）上签字	• 确保执行医嘱正确
3. 确认患儿并评估　至患儿床旁，核对床号、姓名。评估患儿病情，检查患儿是否需要更换纸尿裤，洗手	
4. 接收配方奶　持执行项目表（附件2）与营养部工作人员核对配方奶瓶上的病区、床号、姓名、种类及奶量，核对无误后接收，在营养部送奶签字本上签字	• 确保配方奶正确

操作流程	要点与说明
5. 准备并检查用物　将配方奶带回配奶间，洗手。检查所需物品在有效期内，打开盛有灭菌奶嘴的容器和盛有无菌持物钳的容器，注明开启时间	• 盛有灭菌奶嘴的容器打开后有效期为 24 小时，盛有无菌持物钳的容器打开后有效期为 4 小时
6. 测试奶温　持无菌持物钳从盛有灭菌奶嘴的容器中取出奶嘴，套在奶瓶上，倒转奶瓶，滴 1~2 滴奶于前臂内侧测试温度（图 2-1-1） 图 2-1-1　测试配方奶温度	• 注意无菌操作 • 配方奶温度适宜，避免烫伤患儿口腔黏膜
7. 核对患儿　推车携物至患儿床旁，双人核对腕带信息。持 PDA 登录移动护理，扫描患儿腕带，查看医嘱	• 确保患儿正确
8. 安置体位　抱起患儿，坐在椅子上，将小毛巾垫在患儿颌下，将患儿头部枕于护士肘窝处呈半卧位；或将床头抬高，使患儿侧卧或头转向一侧	
9. 喂奶 （1）将奶嘴放在患儿舌面上，使患儿含住奶嘴，右手持奶瓶呈斜位，使奶嘴充满奶液，患儿吸吮 （2）喂奶过程中观察患儿面色，若患儿吸吮过急或呛奶时，应取出奶嘴，暂停喂奶，轻拍患儿背部使其休息片刻；若出现面色青紫、呛咳，应立即停止喂奶，报告医师予以处理	• 注意奶嘴内充满奶液，避免吸入空气
10. 拍嗝　喂奶结束后，使患儿取坐位，右手托住患儿头颈部，左手轻拍患儿背部以驱除胃内空气	• 驱除胃内空气防止吐奶时误吸

续表

操作流程	要点与说明
11. 安置患儿　为患儿整理衣物，头偏向一侧，密切巡视	
12. 记录　卫生手消毒，持 PDA 登录移动护理，点击执行确认，在儿科新生儿室护理记录单（附件9）上记录	
13. 整理用物，洗手	

【参考文件】

1. 临床护理实践指南. 中华人民共和国卫生部. 2011.
2. 李仲智. 儿科临床操作手册. 北京：人民卫生出版社，2010.

【文件保留】　1 年

【附件】

附件2　执行项目表
附件9　儿科新生儿室护理记录单

【质控要点】

喂奶过程中观察患儿面色，若患儿吸吮过急或呛奶时，应取出奶嘴，暂停喂奶，轻拍患儿背部使其休息片刻再喂；若患儿持续面色青紫、呛咳，应停止喂奶，立即报告医师予以处理。

【文件交付】

1. 医疗副院长
2. 医务处
3. 护理部主任
4. 临床科室主任（儿科）
5. 科护士长（所有）
6. 护士长（所有护理单元）

新生儿喂奶技术评分标准

科室：　　　　　　　　　　　　　　　　　　　　　　　　　姓名：

项目	总分	技术操作要求	权重				得分	备注
			A	B	C	D		
操作过程	90	洗手，戴口罩	5	3	1	0		
		核对医嘱	6	4	2	0		
		确认患儿并评估	6	4	2	0		
		接收配方奶	8	6	3	0		
		准备并检查用物	6	4	2	0		
		测试奶温	6	4	2	0		
		核对患儿	6	4	2	0		
		安置体位	6	4	2	0		
		喂奶	12	8	4	0		
		拍嗝	10	6	2	0		
		安置患儿	5	3	1	0		
		记录	8	6	3	0		
		整理用物	6	4	2	0		
评价	10	操作动作熟练、节力	5	3	1	0		
		操作中观察患儿病情	5	3	1	0		
总分	100							

主考教师：　　　　　　　　　　　　　　　考核日期：

二、新生儿更换纸尿裤技术

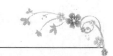

the skills for the replacement of
diapers for neonate

【目的与适用范围】

制定本规章与流程的目的是规范护士为患儿更换纸尿裤时应遵循的操作程序，保持臀部皮肤清洁、干燥、舒适，预防尿布性皮炎的发生。

【规章】 无

【名词释义】 无

【流程】

（一）必需品

电子秤、一次性纸尿裤、小毛巾、温水或湿纸巾、速干手消毒剂、生活垃圾桶。

（二）操作

操作流程	要点与说明
1. 洗手，戴口罩	
2. 准备环境 关闭门窗，调节室温至 26~28℃	• 避免患儿受凉
3. 准备并检查用物 洗手，检查一次性纸尿裤型号合适，电子秤电量充足，仪表正常	
4. 操作前准备 松开包被，拉高患儿的上衣，避免污染患儿衣物	
5. 脱去污染纸尿裤 解开一次性纸尿裤，轻轻提起双足，使臀部略抬高，将一次性纸尿裤污染部分遮盖后垫于患儿臀下	

续表

操作流程	要点与说明
6. 清洁并观察臀部皮肤　观察患儿臀部皮肤，用湿纸巾或蘸温水的小毛巾从前向后擦净患儿臀部皮肤及褶皱处	
7. 观察排泄物　提起患儿双腿，取下污染的一次性纸尿裤，观察排泄物的颜色、性状、量、气味	
8. 更换清洁纸尿裤　将清洁一次性纸尿裤展开，垫于臀下，放下患儿双腿，将一次性纸尿裤两端的腰贴粘牢	• 尿裤松紧度适宜，避免过紧影响下肢循环
9. 安置患儿　为患儿整理衣物	
10. 称重　将换下的纸尿裤放于电子秤上称重，所称数值需减去空尿裤的重量，称重后弃于生活垃圾桶内（消化道感染患儿尿裤，弃于医疗垃圾桶）	
11. 记录　洗手，在儿科新生儿室护理记录单（附件9）上记录	
12. 注意事项 （1）用物携带齐全，避免操作中离开患儿 （2）及时更换一次性纸尿裤，防止尿布皮炎 （3）新生儿脐带未脱落时，可将纸尿裤前部的上端向下反折，暴露脐部	

【参考文件】

1. 崔焱. 儿科护理学. 第5版. 北京：人民卫生出版社，2012.
2. 临床护理实践指南. 中华人民共和国卫生部. 2011.

【文件保留】　1年

【附件】

附件9　儿科新生儿室护理记录单

【质控要点】　无

【文件交付】

1. 医疗副院长
2. 护理部主任

3. 临床科室主任（儿科）

4. 科护士长（所有）

5. 护士长（所有护理单元）

新生儿更换纸尿裤技术评分标准

科室： 姓名：

项目	总分	技术操作要求	权重				得分	备注
			A	B	C	D		
操作过程	90	洗手，戴口罩	4	3	2	0		
		准备环境	4	3	2	0		
		准备并检查用物	8	6	3	0		
		操作前准备	8	6	3	0		
		脱去污染纸尿裤	8	6	3	0		
		清洁并观察臀部皮肤	10	6	2	0		
		观察排泄物	10	6	2	0		
		更换清洁纸尿裤	12	8	4	0		
		安置患儿	8	6	3	0		
		称重	10	6	2	0		
		记录	8	6	3	0		
评价	10	操作动作熟练、节力	5	3	1	0		
		操作时观察患儿的病情	5	3	1	0		
总分	100							

主考教师： 考核日期：

三、 新生儿盆浴技术

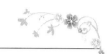

the skills of bath in a tub for neonate

【目的与适用范围】

制定本规章与流程的目的是规范护士为患儿进行盆浴时应遵循的操作程序，保持患儿皮肤清洁、舒适。

【规章】 无

【名词释义】 无

【流程】

（一）必需品

电子体重秤、无菌棉签、75%乙醇溶液、一次性盆套、浴盆、毛巾、大单、小垫、婴儿洗发沐浴液、一次性纸尿裤、病号服、水温计、速干手消毒剂。

（二）操作

操作流程	要点与说明
1. 洗手，戴口罩	
2. 确认患儿并评估　至患儿床旁，核对床号、姓名，评估患儿病情、管路、皮肤、脐部情况、进食时间	• 保证患儿正确 • 沐浴应该在患儿进食1小时后进行
3. 准备环境　关闭门窗，调节病室温度（26~28℃）	• 避免患儿受凉
4. 准备并检查用物　洗手，准备并检查用物 （1）检查各种物品在有效期内，一次性物品外包装完整 （2）检查病号服的尺寸、一次性纸尿裤的型号 （3）检查水温计无裂痕，刻度清晰。在浴盆上套一次性盆套，将温水倒入盆中2/3满，水温计测试水温37~39℃，准备时水温稍高2~3℃	• 水温适中，避免过冷过热

续表

操作流程	要点与说明
5. 核对患儿 推车携物至患儿床旁，双人核对腕带信息	• 保证患儿正确
6. 测量体重 （1）在电子体重秤铺上小垫，打开开关，通过自检后，将电子体重秤置零 （2）抱患儿放于操作台上，为患儿脱病号服及一次性纸尿裤 （3）将全身裸露的患儿放在电子体重秤上，电子体重秤上出现的数值，即患儿的体重（图 2-3-1） 图 2-3-1　患儿称体重图	• 保证测量结果准确
7. 清洗患儿脸部及头部 为患儿裹上大单，用左手托住患儿头颈部，拇指与中指分别将患儿双耳廓折向前方，按住外耳道口，防止水流入耳内，左臂及腋下夹住患儿臀部及下肢 （1）清洁脸部 1）右手湿润毛巾，取一角擦拭患儿眼部，方向由内眦向外眦，换毛巾另一角擦拭对侧眼部 2）更换毛巾一角擦拭鼻部 3）更换毛巾一角擦拭嘴部及口周 4）将毛巾放入水中，拧干毛巾为患儿擦脸，擦洗耳后皮肤皱褶处、耳廓 （2）清洗头部 1）湿润头发，滴少许婴儿洗发沐浴液在手中揉搓，轻揉患儿头皮，再用清水冲净 2）拧干毛巾擦干头部	• 操作时动作应轻柔 • 遮住耳廓防止水流入耳道造成感染

操作流程	要点与说明
8. 将患儿放回病床，在浴盆中放入婴儿洗发沐浴液（每5升水中加入4或5滴）	
9. 清洗患儿全身 （1）位于患儿右侧，解开大单，左手握住其左肩及腋窝处，使其头部枕于操作者前臂，右手放于患儿臀下，托起患儿，轻放于浴盆中 （2）保持左手握持，右手用毛巾按顺序依次清洗颈下、前胸、腹部、上肢、手背、会阴部、腹股沟、下肢 （3）右手从患儿正面握住患儿左肩及腋窝处，使其头部俯于操作者右前臂，左手依次清洗颈后、背部、臀部及下肢	• 动作轻快，减少暴露时间，注意保暖，避免受凉，注意水温，防止烫伤
10. 蘸干皮肤　将患儿从浴盆中抱出，迅速用大单包裹患儿全身并蘸干	• 避免患儿受凉，注意保暖
11. 消毒脐部　若患儿脐带未脱落，用75%乙醇棉签消毒患儿脐根部，范围包括脐带残端和脐周。若有脐炎遵医嘱处理	• 预防脐部感染，注意保护未脱落的脐带残端，避免脐部被浸泡或污水污染
12. 安置患儿　为患儿穿病号服及一次性纸尿裤，将患儿抱回病床，双人核对腕带信息与床头卡一致，盖好被子，卫生手消毒	• 保证患儿正确
13. 记录　在儿科新生儿室护理记录单（附件9）及体温单（附件10）上记录患儿体重	
14. 整理用物，洗手	
15. 注意事项　患儿头部若有皮脂结痂不可用力去除，可涂油剂浸润，待痂皮软化后清洗	

【参考文件】

临床护理实践指南. 中华人民共和国卫生部. 2011.

【文件保留】　1年

【附件】

附件9　儿科新生儿室护理记录单

附件 10 体温单

【质控要点】 无

【文件交付】

1. 医疗副院长
2. 护理部主任
3. 临床科室主任（儿科）
4. 科护士长（所有）
5. 护士长（所有护理单元）

新生儿盆浴技术评分标准

科室：　　　　　　　　　　　　　　　　　　　　　　　　姓名：

项目	总分	技术操作要求	权重				得分	备注
			A	B	C	D		
操作过程	90	洗手，戴口罩	3	2	1	0		
		确认患儿并评估	5	3	1	0		
		准备环境	5	3	1	0		
		准备并检查用物	5	3	1	0		
		核对患儿	5	3	1	0		
		测量体重	10	6	2	0		
		清洗患儿头面部	12	8	4	0		
		水中加浴液	5	3	1	0		
		清洗患儿全身	12	8	4	0		
		蘸干皮肤	6	4	2	0		
		消毒脐部	6	4	2	0		
		安置患儿	5	3	1	0		
		记录	6	4	2	0		
		整理用物	5	3	1	0		
评价	10	操作动作熟练、节力	5	3	1	0		
		注意保暖	5	3	1	0		
总分	100							

主考教师：　　　　　　　　　　　　　　　　考核日期：

四、 新生儿光照疗法技术

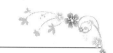

technique for light therapy in neonate

【目的与适用范围】

制定本规章与流程的目的是规范护士为患儿进行光照疗法时应遵循的操作程序，以降低患儿胆红素水平。

【规章】 无

【名词释义】

光照疗法（phototherapy）：又称光疗，是一种降低血清未结合胆红素的简便易行的方法，主要通过一定波长的光线使新生儿血液中脂溶性的未结合胆红素转变为水溶性异构体，易于从胆汁和尿液中排出体外，从而降低胆红素水平。

【流程】

（一）必需品

带有光疗灯的暖箱、避光眼罩、一次性纸尿裤、速干手消毒剂、医疗垃圾桶、生活垃圾桶。

（二）操作

操作流程	要点与说明
1. 洗手，戴口罩	
2. 核对医嘱 两名护士持执行项目表（附件2）与医嘱核对	
3. 确认患儿并评估 至患儿暖箱旁，核对床号、姓名，评估患儿日龄、体重、胆红素检查结果、生命体征、皮肤黄染的情况	
4. 检查暖箱上的光疗灯处于功能状态 连接光疗灯电源，打开开关，光疗灯运转正常	

操作流程	要点与说明
5. 核对患儿　至患儿暖箱旁，打开暖箱操作窗，双人核对腕带信息，持 PDA 登录移动护理，扫描患儿腕带，查看医嘱	
6. 卫生手消毒，为患儿穿一次性纸尿裤，暴露患儿全身皮肤	• 注意保护男婴阴囊 • 以增加照射皮肤面积
7. 戴眼罩　为患儿佩戴遮光眼罩，若光疗灯附近有其他患儿，应遮挡设备，避免对其他患儿造成影响（图 2-4-1） 图 2-4-1　患儿戴眼罩图	• 避免光线损伤患儿的视网膜 • 注意保护光疗灯附近的其他患儿
8. 打开光疗灯　关闭暖箱操作窗，打开光疗灯开关，卫生手消毒，记录开始照射时间（图 2-4-2），卫生手消毒，持 PDA 登录移动护理，点击执行确认 图 2-4-2　患儿光疗图	

操作流程	要点与说明
9. 更换体位 每2小时更换一次体位，仰卧位、俯卧位交替	• 俯卧位时避免口鼻受压影响呼吸
10. 观察患儿 （1）随时观察患儿眼罩和会阴遮盖物有无脱落，注意皮肤有无破损 （2）观察患儿的精神反应、体温、呼吸、脉搏、大小便、皮肤颜色和完整性，四肢肌张力变化及光疗效果，光疗过程中患儿出现烦躁、嗜睡、高热、皮疹、呕吐、拒奶、腹泻及脱水等症状时，及时报告医师予以处理 （3）观察患儿体温变化，每3~4小时测量体温一次，若体温高于37.8℃或者低于35℃，应暂时停止光疗	
11. 停止光疗 遵医嘱停止光疗，至患儿暖箱旁，卫生手消毒，打开暖箱操作窗，双人查看患儿腕带信息，关闭光疗灯开关，为患儿摘下眼罩，弃于生活垃圾筒，关闭暖箱操作窗	
12. 记录 洗手，记录患儿结束照射时间	
13. 注意事项 （1）保持光疗灯灯管的清洁，防止灰尘影响光照强度 （2）光疗灯所使用的灯管需定时监测，及时更换	

【参考文件】

崔焱. 儿科护理学. 第5版. 北京：人民卫生出版社，2012.

【文件保留】 1年

【附件】

附件2 执行项目表

【质控要点】

1. 每2小时更换一次体位，仰卧位、俯卧位交替。俯卧位时避免口鼻受压影响呼吸。

2. 患儿光疗时，观察患儿眼罩、纸尿裤的遮盖情况，皮肤有无破损。

【文件交付】

1. 医疗副院长
2. 医务处
3. 护理部主任
4. 临床科室主任（儿科）
5. 科护士长（所有）
6. 护士长（所有护理单元）

新生儿光照疗法技术评分标准

科室：   姓名：

项目	总分	技术操作要求	权重				得分	备注
			A	B	C	D		
操作过程	90	洗手，戴口罩	3	2	1	0		
		核对医嘱	4	3	2	0		
		确认患儿并评估	10	6	2	0		
		检查暖箱上的光疗灯处于功能状态	6	4	2	0		
		核对患儿	5	3	1	0		
		暴露患儿全身皮肤	10	6	2	0		
		戴眼罩	8	6	3	0		
		打开光疗灯	10	6	2	0		
		更换体位	8	6	3	0		
		观察患儿	6	4	2	0		
		停止光疗	10	6	2	0		
		洗手，记录	6	4	2	0		
		整理用物	4	3	2	0		
评价	10	操作动作熟练、轻柔	5	3	1	0		
		密切观察患儿的反应	5	3	1	0		
总分	100							

主考教师：   考核日期：

五、 新生儿 PICC 置管技术

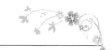

technique of peripherally inserted central catheter placement for neonate

【目的与适用范围】

制定本规章与流程的目的是规范护士为患儿进行 PICC 置管时应遵循的操作程序，以保证 PICC 顺利置入，降低导管相关性血流感染。

【规章】

1. PICC 置管操作应由经过 PICC 专业知识与技能培训、考核合格且有 5 年及以上临床工作经验的操作者完成。

2. 置入 PICC 时宜遵守最大无菌屏障原则。

【名词释义】

经外周静脉植入中心静脉导管（peripherally inserted central catheter, PICC）：经上肢贵要静脉、肘正中静脉、头静脉、肱静脉、颈外静脉（新生儿还可通过下肢大隐静脉、头部颞静脉、耳后静脉等）穿刺置管，尖端位于上腔静脉或下腔静脉的导管。

【流程】

（一）必需品

治疗车、一次性使用外周中心静脉导管包（1.9Fr PICC 穿刺针、1.9Fr PICC 导管、PICC 导管专用切割器、无齿镊子、无菌透明敷料）、PICC 穿刺包（弯盘 2 个、治疗碗 2 个、止血钳 4 把、无菌剪刀、治疗巾 1 块、孔巾 1 块、大单 1 块、无菌纱布、无菌棉球）、无菌棉签、一次性无菌手术衣 2 件、无菌手套（无粉）3 双、无菌免缝胶带、输液接头、一次性 10ml 注射器 3 支、0.9%氯化钠注射液 100ml、肝素钠稀释液（10U/ml）、安尔碘皮肤消毒剂、0.5%碘伏溶液、75%乙醇溶液、自粘弹性压力绷带、小垫、止血带、皮尺、速干手消毒剂、医疗垃圾桶、生活垃圾桶、利器盒。

（二）操作

操作流程	要点与说明
1. 取下手表、洗手、戴口罩、戴圆帽	
2. 核对医嘱　两名护士共同持执行项目表（附件 2）与医嘱核对，查看医师与患儿家属签署的新生儿 PICC 置管知情同意书（附件 11），查看病历了解患儿全血细胞分析值、凝血功能及过敏史	• 确保执行的医嘱正确 • 确保患儿安全
3. 确认患儿并评估　至患儿床旁，核对床号、姓名及过敏史并评估 （1）全身整体状况，确认生命体征平稳 （2）穿刺部位的皮肤，避开瘢痕、硬结、破损及感染的部位 （3）血管的情况，避免受损血管 （4）选择的血管无既往置管史 （5）置管侧肢体无其他血管通路装置	• 确保患儿正确
4. 按需为患儿更换一次性纸尿裤	• 保证患儿的舒适
5. 准备并检查用物　回治疗室，洗手，准备并检查用物 （1）检查各种物品在有效期内，外包装完好，无潮湿、破损，灭菌包灭菌指示胶带变色 （2）核对药名、浓度、剂量、用法、时间正确；检查在有效期之内；无变色、沉淀、混浊、絮状物；瓶装药液瓶口无松动，瓶体无裂痕	
6. 核对患儿　推车携物至患儿床旁，双人核对腕带信息，持 PDA 登录移动护理，扫描患儿腕带，查看医嘱，进入供应室系统，扫描 PICC 穿刺包条码进行使用登记	• 确保患儿正确
7. 选择血管　打开暖箱遮棚，呈辐射台模式，协助患儿取仰卧位，暴露穿刺侧手臂，在手臂下垫小垫，在预穿刺部位以上系止血带选择合适血管（贵要静脉、肘正中静脉、头静脉），松开止血带	• 保证患儿体温恒定
8. 测量并记录 （1）测量 PICC 置管长度：将患儿手臂外展呈 90°，使用皮尺测量自预穿刺点沿着静脉走向至右胸锁关节向下至第 3 肋间的长度 （2）测量臂围：使用皮尺测量肘横线与肩峰中点处周径，分别测量双侧臂围（图 2-5-1）	

操作流程	要点与说明
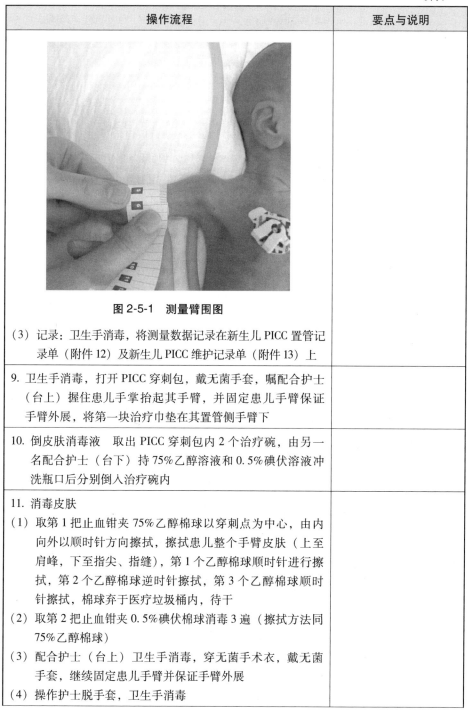 图 2-5-1　测量臂围图 （3）记录：卫生手消毒，将测量数据记录在新生儿 PICC 置管记录单（附件 12）及新生儿 PICC 维护记录单（附件 13）上	
9. 卫生手消毒，打开 PICC 穿刺包，戴无菌手套，嘱配合护士（台上）握住患儿手掌抬起其手臂，并固定患儿手臂保证手臂外展，将第一块治疗巾垫在其置管侧手臂下	
10. 倒皮肤消毒液　取出 PICC 穿刺包内 2 个治疗碗，由另一名配合护士（台下）持 75% 乙醇溶液和 0.5% 碘伏溶液冲洗瓶口后分别倒入治疗碗内	
11. 消毒皮肤 （1）取第 1 把止血钳夹 75% 乙醇棉球以穿刺点为中心，由内向外以顺时针方向擦拭，擦拭患儿整个手臂皮肤（上至肩峰，下至指尖、指缝），第 1 个乙醇棉球顺时针进行擦拭，第 2 个乙醇棉球逆时针擦拭，第 3 个乙醇棉球顺时针擦拭，棉球弃于医疗垃圾桶内，待干 （2）取第 2 把止血钳夹 0.5% 碘伏棉球消毒 3 遍（擦拭方法同 75% 乙醇棉球） （3）配合护士（台上）卫生手消毒，穿无菌手术衣，戴无菌手套，继续固定患儿手臂并保证手臂外展 （4）操作护士脱手套，卫生手消毒	

操作流程	要点与说明
12. 铺无菌区 穿一次性无菌手术衣，戴无菌手套，按无菌操作原则铺大单，大单覆盖患儿整个身体，以穿刺点为中心，铺孔巾，暴露穿刺部位（图 2-5-2）。遵医嘱给予患儿持续心电监护，以便观察病情变化 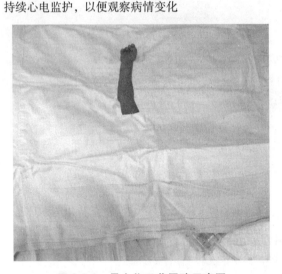 图 2-5-2　最大化无菌屏障示意图	• 置管区域无菌面积最大化
13. 放置无菌物品 由另一名配合护士（台下）打开一次性使用外周中心静脉导管包、无菌免缝胶带、输液接头、一次性 10ml 注射器的外包装，外包装弃于生活垃圾桶，操作护士将无菌物品分别置于无菌区内	
14. 抽取药液 两名护士共同核对药品，由另一名配合护士（台下）用安尔碘棉签分别消毒 0.9% 氯化钠注射液、肝素钠稀释液 （1）用 2 支一次性 10ml 注射器分别抽取 0.9% 氯化钠注射液各 10ml （2）用 1 支一次性 10ml 注射器抽取肝素钠稀释液（10U/ml）2ml，并用 1 条无菌免缝胶带贴在抽有肝素钠稀释液的注射器上做标记	
15. 预冲导管 用 0.9% 氯化钠注射液连接 PICC 导管并预冲导管，并将另一支 0.9% 氯化钠注射液注入 PICC 托盘内浸润 PICC 导管	• 检查 PICC 导管完整性

操作流程	要点与说明
16. 修剪导管　根据所测量的置管长度修剪导管，并修剪一块约 1cm×1cm 无菌方纱，备用	
17. 将准备好的穿刺针、PICC 导管、无齿镊子、无菌纱布 1 块置于患儿穿刺部位旁的无菌区内，再次核对患儿床号、姓名	
18. 穿刺　揭开孔巾的上缘，另一名配合护士（台下）系止血带，止血带的尾端向上，之后放平孔巾。左手绷紧皮肤，右手取穿刺针以 15°~30° 角进针，见回血后，推入穿刺鞘	• 避免污染穿刺区域
19. 撤出穿刺针　配合护士（台上）中指轻压在套管尖端所在处的血管上，嘱另一名配合护士松开止血带，操作护士右手将穿刺针从穿刺鞘中撤出，穿刺针弃于利器盒	• 减少血液流出
20. 置入导管　用无齿镊子将 PICC 导管通过穿刺鞘缓慢送入血管，送至患儿 4~6cm 时，嘱另一名配合护士（台下）将患儿头部偏向穿刺侧，下颌贴近肩膀。操作护士置入导管剩余部分，在剩余约 1~2cm 导管时，准备撤穿刺鞘（图 2-5-3） 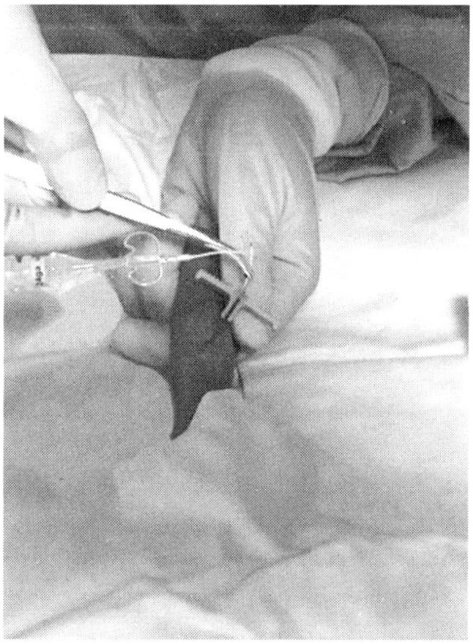	• 防止机械性静脉炎 • 防止导管误入颈静脉

图 2-5-3　置入 PICC 导管图

操作流程	要点与说明
21. 撤穿刺鞘　无菌纱布放于穿刺点上方，拇指按压穿刺鞘尖端血管固定 PICC 导管，右手撤出穿刺鞘并用纱布按压止血，穿刺鞘远离穿刺部位。配合护士（台上）撕裂穿刺鞘，弃于医疗垃圾桶内，撕裂穿刺鞘时，注意保持导管的位置，操作护士完全将导管置入至测量长度（图 2-5-4） 图 2-5-4　撕裂穿刺鞘图	
22. 脉冲冲管及正压封管　用 0.9% 氯化钠注射器抽吸回血，见回血后脉冲式冲管，用抽有肝素钠稀释液的注射器连接输液接头排气后，连接于 PICC 导管上，正压封管	• 避免 PICC 导管堵塞
23. 用 0.9% 氯化钠注射液浸湿纱布擦净穿刺点周围皮肤的血迹	
24. 固定导管 （1）将 PICC 导管外露部分放置呈"S"或"L"形，第 1 条无菌免缝胶带固定在 PICC 导管连接器上，穿刺点上放置修剪好的方纱，然后无张力粘贴无菌透明敷料并贴合紧密 （2）第 2 条无菌免缝胶带自连接器下蝶形交叉向上固定在透明敷料上 （3）第 3 条无菌免缝胶带固定在透明敷料与皮肤接壤处	• 避免 PICC 导管牵拉或打折

续表

操作流程	要点与说明
（4）第 4 条和第 5 条无菌免缝胶带依次固定在输液接头下的皮肤上（按需） （5）脱手套，卫生手消毒，在第 6 条无菌免缝胶带上注明置管日期、时间并签字，贴于连接器端的透明敷料上 （6）用自粘弹性压力绷带局部包扎	• 减少出血
25. 安置患儿　撤孔巾及治疗单，脱手套，卫生手消毒，协助患儿取舒适体位，整理床单位，卫生手消毒	
26. 记录　再次核对，持 PDA 登录移动护理，点击执行确认。在执行项目表（附件 2）上签字，填写新生儿 PICC 维护记录单（附件 13）、新生儿 PICC 置管记录单（附件 12），并在儿科新生儿室护理记录单（附件 9）上记录患儿臂围、置管长度、执行时间并签字	
27. 整理用物　推车回处置室，整理用物，洗手	
28. 注意事项 （1）X-ray 检查确认 PICC 导管尖端位置后方可进行输液 （2）使用 10ml 及以上的注射器进行推注，避免压强过大而导致导管破裂 （3）2% 葡萄糖酸氯己定醇不宜用于小于 2 个月的婴儿 （4）1.9Fr PICC 导管禁止输入血制品、禁止从导管内采血 （5）1.9Fr PICC 导管遵医嘱定时冲管以保证导管通畅	

【参考文件】

1. 静脉治疗护理技术操作规范. 国家卫生和计划生育委员会. 2014.
2. 输液护理操作指南. INS. 2011.
3. 血管内导管相关感染的预防指南. 美国 CDC. 2011.

【文件保留】　1 年

【附件】

附件 2　执行项目表
附件 9　儿科新生儿室护理记录单
附件 11　新生儿 PICC 知情同意书
附件 12　新生儿 PICC 置管记录单

附件 13 新生儿 PICC 维护记录单

【质控要点】

1. X-ray 检查确认 PICC 尖端位后方可进行输液。
2. 使用 10ml 及以上的注射器进行推注，避免压强过大而导致导管破裂。

【文件交付】

1. 医疗副院长
2. 护理部主任
3. 临床科室主任（儿科）
4. 科护士长（所有）
5. 护士长（所有护理单元）

新生儿 PICC 置管技术技能考核评分标准

科室：　　　　　　　　　　　　　　　　　　　　　　　　　姓名：

项目	总分	技术操作要求	权重				得分	备注
			A	B	C	D		
操作过程	90	洗手，戴口罩	2	1	0	0		
		核对医嘱	5	3	1	0		
		确认患儿并评估	8	6	3	0		
		准备并检查用物	4	3	2	0		
		核对患儿	2	1	0	0		
		选择血管	2	1	0	0		
		测量并记录	4	3	2	0		
		倒皮肤消毒液	3	2	1	0		
		消毒皮肤	8	6	3	0		
		铺无菌区	4	3	2	0		
		放置无菌物品	2	1	0	0		
		抽取药液	2	1	0	0		
		预冲导管	3	2	1	0		
		修剪导管	3	2	1	0		
		穿刺	8	6	3	0		

续表

项目	总分	技术操作要求	权重				得分	备注
			A	B	C	D		
操作过程	90	撤出穿刺针	3	2	1	0		
		置入导管	3	2	1	0		
		撤出穿刺鞘	2	1	0	0		
		脉冲冲管及正压封管	4	3	2	0		
		固定导管	8	6	3	0		
		安置患儿	2	1	0	0		
		记录	6	4	2	0		
		整理用物	2	1	0	0		
评价	10	操作动作熟练、节力	4	3	2	0		
		注意保暖	2	1	0	0		
		关心患儿舒适度	4	3	2	0		
总分	100							

主考教师： 考核日期：

六、 新生儿 PICC 换药技术

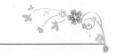

changing fresh dressing technique for peripherally
inserted central catheter

【目的与适用范围】

制定本规章与流程的目的是规范护士为患儿进行 PICC 换药时应遵循的操作程序，以减少导管相关性感染。

【规章】

实施静脉治疗护理技术操作的注册护士应定期进行静脉治疗所必需的专业知识及技能培训。

【名词释义】

经外周静脉植入中心静脉导管（peripherally inserted central catheter, PICC）：经上肢贵要静脉、肘正中静脉、头静脉、肱静脉，颈外静脉（新生儿还可通过下肢大隐静脉、头部颞静脉、耳后静脉等）穿刺置管，尖端位于上腔静脉或下腔静脉的导管。

【流程】

（一）必需品

治疗车、PICC 换药包（弯盘 1 个、治疗碗 2 个、治疗巾 1 块、止血钳 3把、医用纱布、棉球）、盛有无菌持物钳的容器、灭菌手套（无粉）、无菌透明敷料、无菌免缝胶带、75% 乙醇溶液、0.5% 碘伏溶液、小垫、皮尺、速干手消毒剂、医疗垃圾桶、生活垃圾桶。

（二）操作

操作流程	要点与说明
1. 洗手，戴口罩	
2. 核对医嘱　两名护士共同持执行项目表（附件 2）与医嘱核对，查看新生儿 PICC 维护记录单（附件 13），了解患儿置管日期、换药日期、置管深度、导管外露长度和双侧臂围	• 确保执行的医嘱正确
3. 确认患儿并评估　至患儿床旁，核对床号、姓名并评估 （1）穿刺点无红肿、渗血及渗液 （2）PICC 无移位，脱出 （3）无菌透明敷料情况及标注日期	• 确保患儿正确
4. 按需为患儿更换一次性纸尿裤	• 保证患儿的舒适
5. 准备并检查用物　回处置室，洗手，准备并检查用物，检查各种物品在有效期内，外包装完好，无潮湿、破损，灭菌包灭菌指示胶带变色	
6. 核对患儿　推车携物至患儿床旁，双人核对腕带信息，持 PDA 登录移动护理，扫描患儿腕带，查看医嘱，进入供应室系统，扫描无菌包条码进行使用登记	• 确保患儿正确
7. 测量臂围　打开暖箱遮棚，呈辐射台模式，暴露 PICC 穿刺部位，在手臂下垫小垫，用皮尺测量肘横线与肩峰中点处周径（图 2-6-1） 图 2-6-1　测量臂围图	

操作流程	要点与说明
8. 揭除敷料 （1）揭除透明敷料外的 5 条无菌免缝胶带 （2）固定穿刺点处 PICC 导管，将敷料水平方向向外牵拉，使之松解后，以 0°或 180°自下而上揭除透明敷料 （3）揭除固定连接器的无菌免缝胶带	• 避免将导管引出体外 • 避免损伤患儿皮肤
9. 嘱配合护士固定导管，固定导管时只能接触连接器以下的非无菌区域	
10. 倒消毒液　卫生手消毒，打开 PICC 换药包，用无菌持物钳夹出 2 个治疗碗，置于包布左下角，分别倒入 75%乙醇溶液和 0.5%碘伏溶液	
11. 放置无菌物品　打开无菌透明敷料、无菌免缝胶带外包装，用无菌持物钳夹取置入无菌区内，外包装弃于生活垃圾桶	
12. 铺治疗巾　戴无菌手套，嘱配合护士抬起患儿手臂，垫治疗巾，在换药过程中，配合护士需固定患儿手臂并保证手臂外展	
13. 乙醇消毒　用无菌纱布包裹输液接头提起 PICC 导管 （1）取第 1 把止血钳夹 75%乙醇棉球，第 1 个乙醇棉球消毒穿刺点 1cm 外皮肤，面积以穿刺点为中心，由内向外擦拭，面积大于贴膜面积 （2）第 2 个乙醇棉球逆时针擦拭，消毒面积不超过第一遍 （3）第 3 个乙醇棉球再顺时针擦拭，面积不超过第二遍，使用后的止血钳置于包布右下角，棉球弃于医疗垃圾桶内，待干	• 避免 75%乙醇棉球接触穿刺点及 PICC 导管，以免引起化学性静脉炎及 PICC 导管损坏
14. 碘伏消毒 （1）取第 2 把止血钳夹 0.5%碘伏棉球，第 1 个碘伏棉球按压穿刺点 15 秒后，面积以穿刺点为中心，由内向外顺时针擦拭 （2）第 2 个碘伏棉球以穿刺点为中心逆时针擦拭，消毒面积不超过第一遍 （3）第 3 个碘伏棉球自穿刺点向下消毒 PICC 导管及连接器正面 （4）翻转 PICC 导管，第 4 个碘伏棉球自穿刺点向下消毒 PICC 导管及连接器背面	

续表

操作流程	要点与说明
（5）第 5 个碘伏棉球再以穿刺点为中心顺时针擦拭，消毒面积不超过第二遍，使用后的止血钳置于包布右下角，待干	
15. 固定导管　检查 PICC 置管深度，将 PICC 导管外露部分放置呈"S"或"L"形 （1）第 1 条无菌免缝胶带固定在 PICC 导管连接器上，无张力粘贴无菌透明敷料并贴合紧密（图 2-6-2） 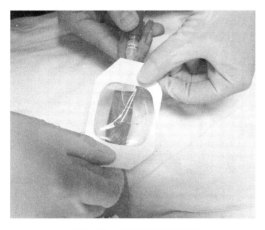 图 2-6-2　覆盖透明敷料图 （2）第 2 条自连接器下蝶形交叉向上固定在透明敷料上 （3）第 3 条固定在连接器端透明敷料与皮肤接壤处（图 2-6-3） 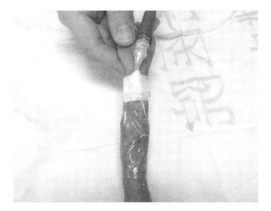 图 2-6-3　第三条免缝胶带固定图	• 避免 PICC 导管牵拉或打折

续表

操作流程	要点与说明
（4）第 4 条和第 5 条依次固定在输液接头下的皮肤上（按需） （5）脱手套，卫生手消毒，在第 6 条上注明换药日期、时间并签字，贴于连接器端的透明敷料上	
16. 安置患儿　协助患儿取舒适体位，整理床单位，卫生手消毒	
17. 记录　持 PDA 登录移动护理，点击执行确认。在新生儿 PICC 维护记录单（附件 13）上记录	
18. 整理用物　推车回处置室，整理用物，洗手	

【参考文件】

1. 静脉治疗护理技术操作规范．国家卫生和计划生育委员会．2014.
2. 临床护理实践指南．中华人民共和国卫生部．2011.
3. 静脉输液护理操作指南．INS．2011.
4. 血管内导管相关感染的预防指南．美国 CDC．2011.

【文件保留】　1 年

【附件】

附件 2　执行项目表
附件 13　新生儿 PICC 维护记录单

【质控要点】

揭除敷料时，固定 PICC 导管防止脱出，将敷料水平方向向外牵拉，使之松解后，以 0°或 180°自下而上揭除敷料。

【文件交付】

1. 医疗副院长
2. 护理部主任
3. 临床科室主任（儿科）
4. 科护士长（所有）
5. 护士长（所有护理单元）

新生儿 PICC 换药技术评分标准

科室：   姓名：

项目	总分	技术操作要求	权重				得分	备注
			A	B	C	D		
操作过程	90	洗手，戴口罩	2	1	0	0		
		核对医嘱	5	3	1	0		
		确认患儿并评估	6	4	2	0		
		准备并检查用物	6	4	2	0		
		核对患儿	4	3	2	0		
		测量臂围	2	1	0	0		
		揭除敷料	8	6	3	0		
		倒消毒溶液	4	3	2	0		
		放置无菌物品	3	2	1	0		
		铺治疗巾	4	3	2	0		
		乙醇消毒	12	8	4	0		
		碘伏消毒	12	8	4	0		
		固定导管	12	8	4	0		
		安置患儿	4	3	2	0		
		记录	4	3	2	0		
		整理用物	2	1	0	0		
评价	10	操作动作熟练、节力	4	3	2	0		
		注意保暖	2	1	0	0		
		关心患儿舒适度	4	3	2	0		
总分	100							

主考教师：   考核日期：

七、 新生儿 PICC 冲管技术

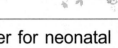

technique of washing catheter for neonatal peripherally inserted central catheter

【目的与适用范围】

制定本规章与流程的目的是规范护士为患儿进行 PICC 冲管时应遵循的操作程序，以保证管路通畅。

【规章】

1. 实施静脉治疗护理技术操作的注册护士应定期进行静脉治疗所必需的专业知识及技能培训。

2. 经输液接头（或接口）进行输液及推注药液前，应使用消毒剂多方位用力擦拭各种接头（或接口）的横切面及外围。

3. 经 PICC 输注药物前宜通过回抽血液来确定导管在静脉内。

4. 如果遇到阻力或者抽吸无回血，应进一步确定导管的通畅性，不应强行冲洗导管。

【名词释义】

经外周静脉置入中心静脉导管（peripherally inserted central catheter, PICC）：经上肢贵要静脉、肘正中静脉、头静脉、肱静脉、颈外静脉（新生儿还可通过下肢大隐静脉、头部颞静脉、耳后静脉等）穿刺置管，尖端位于上腔静脉或下腔静脉的导管。

【流程】

（一）必需品

治疗车、无菌棉签、一次性 10ml 注射器 2 支、一次性注射针头 2 个、无菌注射盒、无菌纱布、乙醇棉片、0.9%氯化钠注射液 100ml、安尔碘皮肤消毒剂、小垫、速干手消毒剂、医疗垃圾桶、生活垃圾桶、利器盒。

（二）操作

操作流程	要点与说明
1. 洗手，戴口罩	
2. 核对医嘱　两名护士共同持冲管标签（附件 14）与医嘱核对床号、姓名、病历号，冲管标签（附件 14）上的药名、浓度、剂量、用法、时间	• 确保执行的医嘱正确 • 确保患儿安全
3. 确认患儿并评估　至患儿床旁，核对床号、姓名及过敏史并评估 （1）无菌透明敷料情况 （2）穿刺点无红肿、渗血及渗液 （3）PICC 导管无移位，脱出 （4）PICC 导管预充容积	
4. 准备并检查用物　回治疗室，洗手，准备并检查用物 （1）检查各种物品在有效期内，一次性物品外包装完整。新开启无菌盒时，注明开启日期和时间；已开启的无菌盒，检查开启时间<4 小时 （2）核对药名、浓度、剂量、用法、时间正确；检查在有效期之内；无变色、沉淀、混浊、絮状物；瓶装药液瓶口无松动，瓶体无裂痕 （3）持 PDA 登录移动护理，在配药登记界面选择"配药"，扫描冲管标签（附件 14）进行配药确认	
5. 核对药品　请另一名护士持冲管标签（附件 14）、小瓶核对床号、姓名、药名、浓度、剂量、用法、时间	• 确保配制药液正确
6. 抽取药液　取 0.9%氯化钠注射液，打开瓶盖，安尔碘棉签消毒瓶塞，遵循无菌操作原则用 10ml 注射器抽取 0.9%氯化钠注射液 2ml，更换一次性注射针头，将冲管标签（附件 14）贴在注射器上	• 避免针刺伤
7. 再次核对药品　请另一名护士再次确认床号、姓名、药名、浓度、剂量、用法、时间。确认无误后，持 PDA 登录移动护理，在配药登记界面选择"复核"，扫描冲管标签（附件 14）进行复核确认。放入无菌注射盒中	• 确保配药正确
8. 核对患儿　推车携物至患儿床旁，双人核对腕带信息	• 确保患儿正确
9. 协助患儿取舒适体位，暴露 PICC 输液接头，垫小垫	

操作流程	要点与说明
10. 消毒输液接头　卫生手消毒，展开无菌纱布外包装备用，持乙醇棉片多方位用力摩擦消毒输液接头平面及周围 15 秒，待干，取出纱布垫于输液接头下方	• 避免感染
11. 脉冲冲管 （1）从无菌注射盒内取出 0.9%氯化钠注射器，再次核对患儿床号、姓名，持 PDA 登录移动护理，用 PDA 扫描冲管标签（附件 14），再扫描腕带进行确认 （2）将针头弃于利器盒内，一手固定输液接头，另一手持注射器连接输液接头，回抽血液但不可进入输液接头，脉冲式冲管 1ml，分离注射器与输液接头。将注射器弃于医疗垃圾桶内，卫生手消毒	
12. 安置患儿　撤小垫、纱布，弃于医疗垃圾桶内，协助患儿取舒适体位，整理床单位，卫生手消毒	
13. 整理用物　再次核对，推车回处置室，整理用物，洗手	

【参考文件】

1. 静脉治疗护理技术操作规范. 国家卫生和计划生育委员会. 2014.
2. 静脉输液护理操作指南. INS. 2011.

【文件保留】　1 年

【附件】

附件 14　冲管标签

【质控要点】

1. 抽取冲管液后均应更换一次性注射针头。
2. 持乙醇棉片多方位用力摩擦消毒输液接头平面及周围 15 秒，待干。

【文件交付】

1. 医疗副院长
2. 护理部主任
3. 临床科室主任（儿科）

4. 科护士长（所有）

5. 护士长（所有护理单元）

新生儿 PICC 冲管技术技能考核评分标准

科室：　　　　　　　　　　　　　　　　　　　　　　姓名：

项目	总分	技术操作要求	权重				得分	备注
			A	B	C	D		
操作过程	90	洗手，戴口罩	2	1	0	0		
		核对医嘱	6	4	2	0		
		确认患儿并评估	8	6	3	0		
		准备并检查用物	6	4	2	0		
		核对药品	6	4	2	0		
		抽取药液	8	6	3	0		
		再次核对药品	6	4	2	0		
		核对患儿	6	4	2	0		
		消毒输液接头	12	8	4	0		
		脉冲冲管	12	8	4	0		
		正压封管	12	8	4	0		
		安置患儿	4	3	2	0		
		整理用物	2	1	0	0		
评价	10	操作动作熟练、节力	4	3	2	0		
		注意保暖	2	1	0	0		
		关心患儿舒适度	4	3	2	0		
总分	100							

主考教师：　　　　　　　　　　　　　　考核日期：

八、 新生儿 PICC 封管技术

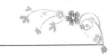

technique of catheter sealing for neonatal peripherally inserted central catheter

【目的与适用范围】

制定本规章与流程的目的是规范护士为患儿进行 PICC 封管时应遵循的操作程序，以保证管路通畅。

【规章】

1. 实施静脉治疗护理技术操作的注册护士应定期进行静脉治疗所必需的专业知识及技能培训。

2. 输液完毕应用导管容积加延长管容积 2 倍的生理盐水或肝素盐水正压封管。

3. 经输液接头（或接口）进行输液及推注药液前，应使用消毒剂多方位用力擦拭各种接头（或接口）的横切面及外围。

【名词释义】

经外周静脉置入中心静脉导管（peripherally inserted central catheter, PICC）：经上肢贵要静脉、肘正中静脉、头静脉、肱静脉、颈外静脉（新生儿还可通过下肢大隐静脉、头部颞静脉、耳后静脉等）穿刺置管，尖端位于上腔静脉或下腔静脉的导管。

【流程】

（一）必需品

治疗车、无菌棉签、一次性 10ml 注射器 2 支、一次性注射针头 2 个、无菌注射盒、无菌纱布、乙醇棉片、0.9% 氯化钠注射液 100ml、肝素钠注射液、安尔碘皮肤消毒剂、小垫、速干手消毒剂、医疗垃圾桶、生活垃圾桶、利器盒。

（二）操作

操作流程	要点与说明
1. 洗手，戴口罩	
2. 核对医嘱　两名护士共同持冲管标签（附件 14）、封管标签（附件 15）与医嘱核对床号、姓名、病历号，冲管标签（附件 14）和封管标签（附件 15）上的药名、浓度、剂量、用法、时间	• 确保执行的医嘱正确 • 确保患儿安全
3. 确认患儿并评估　至患儿床旁，核对床号、姓名及过敏史并评估 （1）无菌透明敷料情况 （2）穿刺点无红肿、渗血及渗液 （3）PICC 导管无移位，脱出 （4）PICC 导管预充容积	
4. 准备并检查用物　回治疗室，洗手，准备并检查用物 （1）检查各种物品在有效期内，一次性物品外包装完整。新开启无菌盒时，注明开启日期和时间；已开启的无菌盒，检查开启时间<4 小时 （2）核对药名、浓度、剂量、用法、时间正确；检查在有效期之内；无变色、沉淀、混浊、絮状物；瓶装药液瓶口无松动，瓶体无裂痕 （3）持 PDA 登录移动护理，在配药登记界面选择"配药"，扫描冲管标签（附件 14）、封管标签（附件 15）进行配药确认	
5. 核对药品　请另一名护士持冲管标签（附件 14）、封管标签（附件 15）、小瓶/安瓿核对床号、姓名、药名、浓度、剂量、用法、时间	• 确保配制药液正确
6. 抽取冲管药液　取 0.9%氯化钠注射液，打开瓶盖，安尔碘棉签消毒瓶塞，遵循无菌操作原则用 10ml 注射器抽取 0.9%氯化钠注射液 2ml，更换一次性注射针头，将冲管标签（附件 14）贴在 10ml 注射器上	• 避免针刺伤
7. 再次核对药品　请另一名护士再次确认床号、姓名、药名、浓度、剂量、用法、时间。确认无误后，持 PDA 登录移动护理，在配药登记界面选择"复核"，扫描冲管标签（附件 14）进行复核确认。放入无菌注射盒内	• 确保配药正确

续表

操作流程	要点与说明
8. 抽取封管药液　取另 1 瓶 0.9% 氯化钠注射液，打开瓶盖，安尔碘棉签消毒瓶塞，遵医嘱配制肝素钠稀释液 （1）用手指轻弹肝素钠注射液安瓿头部使液体回流至体部 （2）用砂轮在安瓿颈部划一锯痕，用安尔碘棉签消毒安瓿颈部一周（从划痕边缘起至划痕处），待干 （3）取出无菌纱布，一手持纱布包裹安瓿头部，另一手持安瓿体部，掰开安瓿 （4）取出注射器，检查注射器完整、无裂缝，拔下针帽置于生活垃圾桶内，检查针头无钩、无弯曲，固定针栓，活动注射器活塞并排尽针筒内空气，将注射器的针头插入安瓿内药液液面下（不要碰到安瓿口边缘），针尖斜面向下，抽取药液 （5）一手固定输液瓶，另一手持注射器固定针栓，垂直刺入瓶塞中心或设计好的刺入点，将抽好的肝素钠注射液加入输液瓶内，针头置于利器盒内 （6）遵循无菌操作原则用 10ml 注射器抽取配制好的肝素钠稀释液（10U/ml）2ml，更换一次性注射针头，将封管标签（附件 15）贴在 10ml 注射器上	● 确保药品剂量准确 ● 减少发生锐器伤
9. 再次核对药品　请另一名护士再次确认床号、姓名、药名、浓度、剂量、用法、时间。确认无误后，持 PDA 登录移动护理，在配药登记界面选择"复核"，扫描封管标签（附件 15）进行复核确认。放入无菌注射盒中	● 确保配药正确
10. 核对患儿　推车携物至患儿床旁，双人核对腕带信息	● 确保患儿正确
11. 协助患儿取舒适体位，暴露 PICC 输液接头，垫小垫	
12. 消毒输液接头　卫生手消毒，展开无菌纱布外包装备用，持乙醇棉片多方位用力摩擦消毒输液接头平面及周围 15 秒，待干，取出纱布垫于输液接头下方	● 避免感染
13. 脉冲冲管 （1）从无菌注射盒内取出 0.9% 氯化钠注射器，再次核对患儿床号、姓名，持 PDA 登录移动护理，用 PDA 扫描冲管标签（附件 14），再扫描腕带进行确认 （2）将针头弃于利器盒内，一手固定输液接头，另一手持注射器连接输液接头，脉冲式冲管 1ml，分离注射器与输液接头，将注射器弃于医疗垃圾桶内，输液接头置于纱布上	

续表

操作流程	要点与说明
14. 正压封管 （1）卫生手消毒，再次消毒（方法同冲管前消毒），从无菌注射盒内取出肝素钠稀释液注射器，再次核对患儿床号、姓名，持 PDA 登录移动护理，用 PDA 扫描封管标签（附件 15），再扫描腕带进行确认 （2）将肝素钠稀释液注射器针头弃于利器盒内，正压封管：一手固定输液接头，另一手持注射器连接输液接头，缓慢持续推注肝素钠稀释液 1ml，分离注射器与输液接头，注射器弃于医疗垃圾桶内	● 确保 PICC 内呈正压状态
15. 安置患儿　撤小垫、纱布，弃于医疗垃圾桶内，协助患儿取舒适体位，整理床单位，卫生手消毒	
16. 整理用物　再次核对，推车回处置室，整理用物，洗手	

【参考文件】

1. 静脉治疗护理技术操作规范. 国家卫生和计划生育委员会. 2014.
2. 静脉输液护理操作指南. INS. 2011.

【文件保留】　1 年

【附件】

附件 14　冲管标签
附件 15　封管标签

【质控要点】

1. 抽取冲管液及封管液后均应更换一次性注射针头。
2. 持乙醇棉片多方位用力摩擦消毒输液接头平面及周围 15 秒，待干。
3. 正压封管：一手固定输液接头，另一手持注射器连接输液接头，缓慢持续推注肝素钠稀释液。

【文件交付】

1. 医疗副院长
2. 护理部主任

3. 临床科室主任（儿科）

4. 科护士长（所有）

5. 护士长（所有护理单元）

新生儿 PICC 封管技术技能考核评分标准

科室：　　　　　　　　　　　　　　　　　　　　　　　　　　　姓名：

项目	总分	技术操作要求	权重				得分	备注
			A	B	C	D		
操作过程	90	洗手，戴口罩	2	1	0	0		
		核对医嘱	5	3	1	0		
		确认患儿并评估	6	4	2	0		
		准备并检查用物	6	4	2	0		
		核对药品	4	3	2	0		
		抽取冲管药液	6	4	2	0		
		再次核对药品	4	3	2	0		
		抽取封管药液	6	4	2	0		
		再次核对药品	4	3	2	0		
		核对患儿	5	3	1	0		
		消毒输液接头	12	8	4	0		
		脉冲冲管	12	8	4	0		
		正压封管	12	8	4	0		
		安置患儿	4	3	2	0		
		整理用物	2	1	0	0		
评价	10	操作动作熟练、节力	4	3	2	0		
		注意保暖	2	1	0	0		
		关心患儿舒适度	4	3	2	0		
总分	100							

主考教师：　　　　　　　　　　　　　　　　考核日期：

九、 婴儿暖箱使用技术

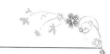

technique of the application for infant incubator

【目的与适用范围】

制定本规章与流程的目的是规范护士为婴儿使用暖箱时应遵循的操作程序，确保安全使用暖箱。

【规章】 无

【名词释义】 无

【流程】

（一）必需品

婴儿暖箱、婴儿床、灭菌注射用水、浓度为 500mg/L 的含氯消毒液、婴儿床罩、床单、病号服、一次性纸尿裤、速干手消毒剂、医疗垃圾桶、生活垃圾桶。

（二）操作

操作流程	要点与说明
1. 洗手，戴口罩	
2. 接到医师通知后，准备暖箱 （1）将灭菌注射用水加入暖箱水槽内柱最高水位线以下 （2）连接电源，打开开关，开机自检后，控制面板上出现温度"33℃"并闪烁，按上箭头或下箭头即可确定预热温度为33℃ （3）锁定脚轮阀，打开暖箱操作窗，暖箱内铺婴儿床罩、床单，关闭暖箱操作窗 （4）每日更换暖箱水槽内的灭菌注射用水，低于最低水位线时及时添加	

操作流程	要点与说明
3. 设置箱温 待婴儿入新生儿监护室后，遵医嘱设置箱温（按控制面板上箭头或下箭头）	• 根据胎龄、体重设置箱温
4. 设置湿度 将旋转按钮指向湿度选项，按下按钮，扭动旋转按钮增加或减少湿度设置，按下按钮确认，暖箱湿度为55%~65%	• 确保适度适宜，使婴儿舒适
5. 核对患儿 查看控制面板所示温度到达设定值后，卫生手消毒，打开暖箱箱门，双人核对腕带信息，脱去婴儿病号服，将裸露的婴儿抱入暖箱，关闭暖箱箱门，持 PDA 登录移动护理，扫描患儿腕带，查看医嘱	
6. 为婴儿测体重 （1）打开两个暖箱操作窗，将床面调至水平状态 （2）将旋转按钮指向电子秤选项，按下按钮进入菜单（图 2-9-1） 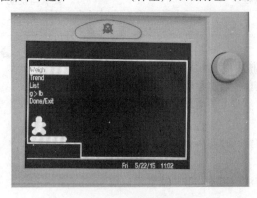 图 2-9-1 体重秤选项 （3）在菜单中选择"WEIGH"（体重），开始称重（图 2-9-2） 图 2-9-2 开始称重选项	• 确保测量值的准确性按照面板提示进行称重

操作流程	要点与说明
（4）当控制面板出现"LIFT BABY"（抱起婴儿）图标并出现提示音时，双手将婴儿抱起，使婴儿离开床面即可（图2-9-3） 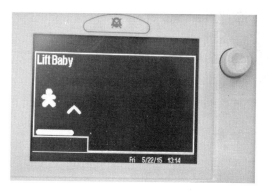 图2-9-3　抱起婴儿图 （5）当控制面板出现"REPLACE BABY"（放下婴儿）图标并出现提示音时，将婴儿放回床上（图2-9-4） 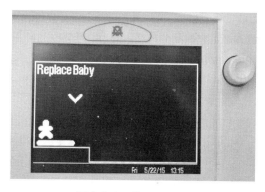 图2-9-4　放下婴儿图 （6）控制面板上即可显示婴儿的体重（图2-9-5） （7）治疗、护理应集中进行，若需抱出婴儿时，注意保暖	

操作流程	要点与说明
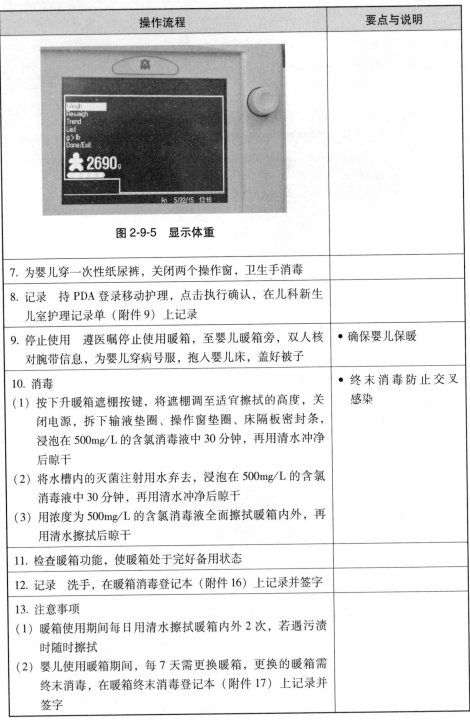 图 2-9-5　显示体重	
7. 为婴儿穿一次性纸尿裤，关闭两个操作窗，卫生手消毒	
8. 记录　持 PDA 登录移动护理，点击执行确认，在儿科新生儿室护理记录单（附件 9）上记录	
9. 停止使用　遵医嘱停止使用暖箱，至婴儿暖箱旁，双人核对腕带信息，为婴儿穿病号服，抱入婴儿床，盖好被子	• 确保婴儿保暖
10. 消毒 （1）按下升暖箱遮棚按键，将遮棚调至适宜擦拭的高度，关闭电源，拆下输液垫圈、操作窗垫圈、床隔板密封条，浸泡在 500mg/L 的含氯消毒液中 30 分钟，再用清水冲净后晾干 （2）将水槽内的灭菌注射用水弃去，浸泡在 500mg/L 的含氯消毒液中 30 分钟，再用清水冲净后晾干 （3）用浓度为 500mg/L 的含氯消毒液全面擦拭暖箱内外，再用清水擦拭后晾干	• 终末消毒防止交叉感染
11. 检查暖箱功能，使暖箱处于完好备用状态	
12. 记录　洗手，在暖箱消毒登记本（附件 16）上记录并签字	
13. 注意事项 （1）暖箱使用期间每日用清水擦拭暖箱内外 2 次，若遇污渍时随时擦拭 （2）婴儿使用暖箱期间，每 7 天需更换暖箱，更换的暖箱需终末消毒，在暖箱终末消毒登记本（附件 17）上记录并签字	

【参考文件】

崔焱. 儿科护理学. 第 5 版. 北京：人民卫生出版社，2012.

【文件保留】　1 年

【附件】

附件 9　儿科新生儿室护理记录单
附件 16　暖箱消毒登记本
附件 17　暖箱终末消毒登记本

【质控要点】

1. 入箱操作、检查、接触婴儿前，必须洗手。
2. 婴儿使用暖箱期间，每 7 天需更换暖箱，更换的暖箱需终末消毒，在暖箱终末消毒登记本（附件 17）上记录并签字。

【文件交付】

1. 医疗副院长
2. 护理部主任
3. 临床科室主任（儿科）
4. 科护士长（所有）
5. 护士长（所有护理单元）

婴儿暖箱技术评分标准

科室：　　　　　　　　　　　　　　　　　　　　姓名：

项目	总分	技术操作要求	权重				得分	备注
			A	B	C	D		
操作过程	90	洗手，戴口罩	5	3	1	0		
		接到医师通知后，准备暖箱	5	3	1	0		
		设置箱温	10	6	2	0		
		设置湿度	10	6	2	0		
		核对患儿	10	6	2	0		
		为婴儿测体重	10	6	2	0		

项目	总分	技术操作要求	权重				得分	备注
			A	B	C	D		
操作过程	90	为婴儿穿一次性纸尿裤	5	3	1	0		
		记录	5	3	1	0		
		停止使用	10	6	2	0		
		消毒暖箱	8	6	3	0		
		检查暖箱功能，使暖箱处于完好备用状态	6	4	2	0		
		整理用物	2	1	0	0		
		记录	4	3	2	0		
评价	10	操作动作熟练、轻柔	5	3	1	0		
		观察患儿病情	5	3	1	0		
总分	100							

主考教师：　　　　　　　　　　　　　　考核日期：

十、 婴儿辐射台使用技术

technique of the application for baby radiant warm bed

【目的与适用范围】

制定本规章与流程的目的是规范护士使用婴儿辐射台时应遵循的操作程序，为婴儿提供温暖舒适的护理平台。

【规章】 无

【名词释义】

婴儿辐射保暖台是指专用于新生儿、早产儿、病危儿、孱弱儿的护理保暖器械。

【流程】

（一）必需品

婴儿辐射台、床罩、床单、病号服、医用胶带、75%乙醇溶液、500mg/L的含氯消毒液、一次性纸尿裤、速干手消毒剂、医疗垃圾桶、生活垃圾桶。

（二）操作

操作流程	要点与说明
1. 洗手，戴口罩	
2. 检查辐射台　接到医师通知后，连接电源，依次打开辐射台总开关和暖灯开关，检查辐射台性能完好	• 确保正常使用
3. 预热辐射台　打开辐射台开关，温控仪发出"嘀"声响后，自动进入预热模式，遵医嘱调节温度，按下设置键进入温度控制模式，按"+"或"-"设置温度后，再按设置键完成设置	

操作流程	要点与说明
4. 在辐射台面上铺床罩、床单	
5. 安置患儿　将患儿放置在辐射台上，拉起床档，卫生手消毒	• 保证患儿安全，防止患儿坠床
6. 监测患儿体温　解开包被，脱去病号服，暴露患儿全身皮肤，穿上一次性纸尿裤，将肤温传感器的金属面向下，放置于患儿肝区位置的皮肤上，与患儿皮肤紧贴并用医用胶带固定，测量患儿体温	• 固定时以不遮盖探头又方便护理为宜
7. 观察　密切观察辐射台的工作状态及患儿的体温	
8. 停止使用　卫生手消毒，取下固定于肝区位置的医用胶带及皮肤温度探头线，为患儿穿病号服，包被包裹患儿离开辐射台	• 动作轻柔，避免损伤患儿皮肤
9. 整理用物　卫生手消毒，依次关闭暖灯和电源开关，拔除电源线	
10. 消毒　用浓度为500mg/L的含氯消毒液全面擦拭辐射台，再用清水擦拭后晾干，皮肤温度探头线用75%乙醇溶液擦拭	• 消毒备用
11. 检查辐射台功能，使辐射台处于完好备用状态	

【参考文件】

崔焱. 儿科护理学. 第5版. 北京：人民卫生出版社，2012.

【文件保留】　1年

【附件】　无

【质控要点】

1. 密切巡视，防止肤温传感器脱落，使患儿发生烫伤。

2. 患儿停止使用辐射台后，用浓度为500mg/L的含氯消毒液全面擦拭辐射台，再用清水擦拭后晾干，皮肤温度探头线用75%乙醇溶液擦拭。

【文件交付】

1. 医疗副院长

2. 护理部主任

3. 临床科室主任（儿科）

4. 科护士长（所有）

5. 护士长（所有护理单元）

婴儿辐射台使用技术评分标准

科室：　　　　　　　　　　　　　　　　　　　　　　　　姓名：

项目	总分	技术操作要求	权重				得分	备注
			A	B	C	D		
操作过程	90	洗手，戴口罩	5	3	1	0		
		检查辐射台	10	6	2	0		
		预热辐射台	10	6	2	0		
		铺床罩、床单	6	4	2	0		
		安置患儿	8	6	3	0		
		监测患儿体温	12	8	4	0		
		观察	10	6	2	0		
		停止使用	15	9	3	0		
		整理用物	6	4	2	0		
		消毒	8	6	3	0		
		检查辐射台功能	10	6	2	0		
评价	10	操作动作熟练、节力	4	3	2	0		
		使用仪器时观察仪器的运转情况	6	4	2	0		
总分	100							

主考教师：　　　　　　　　　　　　　　　考核日期：

十一、 婴幼儿服药技术

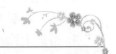

technique for applying medicines to infant and toddler

【目的与适用范围】

制定本规章与流程的目的是规范护士为患儿服用口服药时应遵循的操作程序，以确保给药正确。

【规章】

1. 护士发现医嘱违反法律、法规、规章或者诊疗技术规范规定的，应当及时向开具医嘱的医师提出；必要时，应当向该医师所在科室的负责人或者医疗卫生机构负责医疗服务管理的人员报告。

2. 给药时应做到双人核对及"三查七对一注意"，三查是操作前、操作中、操作后查对；七对是指查对床号、姓名、药名、浓度、剂量、用法、时间；一注意是注意用药后反应。

【名词释义】 无

【流程】

（一）必需品

口服药车、一次性注射器、药品、药杯、药匙、研钵和研磨棒（按需）、水杯（内盛有温开水）、小毛巾、速干手消毒剂、医疗垃圾桶、生活垃圾桶、利器盒。

（二）操作

操作流程	要点与说明
1. 洗手，戴口罩	
2. 核对医嘱 两名护士持执行项目表（附件2）、口服药标签（附件18）与医嘱核对患儿床号、姓名、药名、浓度、剂量、用法、时间，无误后在执行项目表（附件2）上签字	

续表

操作流程	要点与说明
3. 确认患儿并评估　至患儿床旁，核对床号、姓名、过敏史，评估患儿病情、意识状态、合作程度、用药史、过敏史、口腔黏膜情况。告知患儿家长所服药物名称、药理作用、服药目的及注意事项	
4. 准备并检查用物　回治疗室，洗手，穿"配/发药中，请勿打扰"马甲 （1）检查各种物品在有效期内，外包装完好，无潮湿、破损 （2）核对药名、浓度、剂量、用法、时间正确；检查在有效期内 （3）持 PDA 登录移动护理，扫描口服药标签（附件 18）进行配药确认	• 穿马甲的目的是告知其他人员"请勿打扰"，避免配药错误
5. 准备药品　查看药品说明书，了解药物的性质、服药方法及注意事项，准备药品 （1）需研磨的药品：药匙取药，用研磨棒在研钵内将药品研碎后倒入有盖的空药杯内，将温开水倒入药杯内，用药匙搅拌均匀 （2）液体药品：用一次性注射器准确抽取后注入有盖的空药杯内，不同的药品分开放置，更换药液品种时更换一次性注射器 （3）任何药物均不可混于奶中哺喂	• 确保药物剂量正确
6. 再次核对药品　请另一名护士持口服药与执行项目表（附件 2）、口服药标签（附件 18）核对，确认无误后持 PDA 登录移动护理，扫描口服药标签（附件 18）进行复核确认	• 确保药物正确
7. 核对患儿　推车携物至患儿床旁，双人核对腕带信息，协助患儿取舒适体位	• 确保患儿正确
8. 协助患儿服药　卫生手消毒，再次核对患儿床号、姓名，持 PDA 登录移动护理，扫描口服药标签（附件 18），再扫描患儿腕带进行确认，准备温开水 （1）喂药时托起患儿头部，将小毛巾围于患儿颈部及前胸，右手拿起药匙，将盛有药液的药匙顺口角放入口中舌上，待患儿咽下药液，再用药匙为患儿喂服剩余药液；避免在患儿哽咽时给药，喂药时托起患儿头部，以防呛咳 （2）将药液喂完后，再喂服少量温开水（止咳化痰药物除外）	• 确保药物正确

操作流程	要点与说明
(3) 用小毛巾擦净患儿嘴部，使患儿右侧卧位 (4) 操作时动作轻柔，避免药液浪费	• 避免患儿呕吐后误吸
9. 安置患儿　卫生手消毒，再次核对患儿床号、姓名、药名、浓度、剂量、用法、时间，扫描口服药标签（附件 18），点击结束用药	• 确保患儿正确
10. 记录　观察患儿用药后反应，记录	
11. 整理用物　回处置室，洗手，整理用物，将药车归位，脱下"配/发药中，请勿打扰"马甲	

【参考文件】

崔焱. 儿科护理学. 第 5 版. 北京：人民卫生出版社，2012.

【文件保留】　1 年

【附件】

附件 2　执行项目表
附件 18　口服药标签

【质控要点】

避免在患儿哽咽时给药，喂药时托起患儿头部，以防呛咳。

【文件交付】

1. 医疗副院长
2. 护理部主任
3. 临床科室主任（儿科）
4. 科护士长（所有）
5. 护士长（所有护理单元）

婴幼儿服药技术评分标准

科室：   姓名：

项目	总分	技术操作要求	权重				得分	备注
			A	B	C	D		
操作过程	90	洗手，戴口罩	3	2	1	0		
		核对医嘱	5	3	1	0		
		确认患儿并评估	12	8	4	0		
		准备并检查用物	10	6	2	0		
		准备药品	12	8	4	0		
		再次核对药品	10	6	2	0		
		核对患儿	5	3	1	0		
		协助患儿服药	15	9	3	0		
		安置患儿	5	3	1	0		
		记录	8	6	3	0		
		整理用物	5	3	1	0		
评价	10	操作动作熟练、轻柔	5	3	1	0		
		观察患儿病情	5	3	1	0		
总分	100							

主考教师：   考核日期：

十二、 婴幼儿灌肠技术

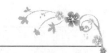

technique for coloclysis in infancy and toddler's age

【目的与适用范围】

制定本规章与流程的目的是规范护士为患儿清洁肠道或向肠道内灌入药物时应遵循的操作程序，以保证操作的顺利进行。

【规章】 无

【名词释义】 无

【流程】

（一）必需品

治疗车、治疗盘、无菌包（弯盘2个、止血钳、镊子）、灌肠剂、一次性肛管、一次性注射器、纱布、检查手套、一次性纸尿裤（按需）、小垫、速干手消毒剂、医疗垃圾桶、生活垃圾桶。

（二）操作

操作流程	要点与说明
1. 洗手，戴口罩	
2. 核对医嘱　两名护士持执行项目表（附件2）、灌肠标签（附件19）与医嘱核对床号、姓名、药名、浓度、剂量、用法、时间，核对无误后在持执行项目表上签字	• 确保医嘱正确
3. 确认患儿　至患儿床旁，核对床号、姓名、过敏史	• 保证患儿正确
4. 评估　评估患儿排便情况及肛门周围皮肤黏膜状况	
5. 准备环境　关闭门窗，遮挡患儿	

操作流程	要点与说明
6. 准备并检查用物　回处置室，洗手。准备并检查用物 （1）检查各种物品在有效期内，外包装完好，无潮湿、破损，无菌包灭菌指示胶带变色 （2）灌肠剂外包装完好，标识清晰 （3）持 PDA 登录移动护理，在配药登记界面选择"配药"，扫描灌肠标签（附件 19）进行配药确认	
7. 核对药品　另一名护士持执行项目表（附件 2）、灌肠标签（附件 19）、灌肠剂再次核对床号、姓名、药名、浓度、剂量、用法、时间，确认无误后持 PDA 登录移动护理，在复核登记界面选择"复核"，扫描灌肠标签（附件 19）进行复核确认	
8. 核对患儿　推车携物至患儿床旁，双人核对腕带信息，持 PDA 登录移动护理扫描灌肠标签（附件 19）及患儿腕带进行确认，进入供应室系统，扫描无菌包条码及进行使用登记	• 保证患儿正确
9. 安置体位　协助患儿取平卧位，松开被尾，将患儿裤子脱至膝部、臀部靠近床沿，臀下垫小垫。为患儿盖被，暴露臀部，卫生手消毒	• 动作轻柔，注意保暖
10. 润滑肛管　打开无菌包及灌肠剂外包装。戴手套，用一次性注射器抽取灌肠剂，与一次性肛管连接并排出少许，润滑一次性肛管头端，置于弯盘内	
11. 灌肠 （1）大量不保留灌肠：左手持纱布，分开臀部，显露肛门，右手将一次性肛管头端缓缓插入肛门（婴儿 2.5~4.1cm，幼儿 5~7.5cm），左手固定，右手持续缓慢推注。尽可能保留 5~10 分钟后再排便 （2）保留灌肠：左手持纱布，分开臀部，显露肛门，右手轻轻插肛管入肛门内，根据年龄插入深度不同。左手固定，右手持续缓慢推注。尽可能使药液保留 1 小时以上	• 灌肠速度不宜过快，药液注入或排出受阻，可协助患儿更换体位或调整一次性肛管插入的深度，排出不畅时可以按摩腹部，促进排出
12. 观察　灌肠过程中注意观察患儿耐受情况，若患儿突然哭闹需查找原因；若出现脉速、面色苍白、冷汗或腹胀加剧时，立即停止灌肠并报告医师予以处理	

续表

操作流程	要点与说明
13. 拔出肛管　左手用纱布包住一次性肛管近肛门处，右手反折近肛门处的肛管并缓慢拔出，顺势用纱布擦净肛门，将一次性注射器及肛管放入医疗垃圾桶	
14. 整理用物　将用物置于治疗车下层，脱手套，放入医疗垃圾桶，卫生手消毒	
15. 安置患儿　核对患儿床号、姓名，为患儿整理衣物，持PDA扫描灌肠标签（附件19），点击"结束用药"	
16. 记录　在一般护理记录单（附件3）上记录灌肠时间、排泄物颜色、性状、量、排便次数	
17. 推车携物回处置室，整理用物，洗手	
18. 注意事项　操作过程中关注患儿感受及情绪变化，及时安慰	

【参考文件】

1. 崔焱. 儿科护理学. 第5版. 北京：人民卫生出版社，2014.
2. 临床护理实践指南. 中华人民共和国卫生部. 2011.

【文件保留】　1年

【附件】

附件2　执行项目表
附件3　一般护理记录单
附件19　灌肠标签

【质控要点】

观察患儿耐受情况，若患儿突然哭闹需查找原因；若出现脉速、面色苍白、冷汗或腹胀加剧时，立即停止灌肠并报告医师予以处理。

【文件交付】

1. 医疗副院长
2. 医务处
3. 护理部主任

4. 临床科室主任（儿科）

5. 科护士长（所有）

6. 护士长（所有护理单元）

婴幼儿灌肠技术评分标准

科室：   姓名：

项目	总分	技术操作要求	权重				得分	备注
			A	B	C	D		
操作过程	90	洗手，戴口罩	3	2	1	0		
		核对医嘱	5	3	1	0		
		确认患儿	5	3	1	0		
		评估	5	3	1	0		
		准备环境	3	2	1	0		
		准备并检查用物	5	3	1	0		
		核对药品	5	3	1	0		
		核对患儿	6	4	2	0		
		安置体位	5	3	1	0		
		润滑肛管	6	4	2	0		
		灌肠	12	8	4	0		
		观察	8	6	3	0		
		拔出肛管	4	3	2	0		
		整理用物	4	3	2	0		
		安置患儿	4	3	2	0		
		记录	6	4	2	0		
		整理用物	4	3	2	0		
评价	10	操作动作熟练、节力	4	3	2	0		
		注意患儿保暖	2	1	0	0		
		观察患儿病情	4	3	2	0		
总分	100							

主考教师：   考核日期：

十三、 婴幼儿鹅口疮护理技术

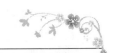

technique of the care of mycotic stomatitis in infant and toddler

【目的与适用范围】

制定本规章与流程的目的是规范护士为患有鹅口疮的患儿进行护理时应遵循的操作程序，以防止患儿发生感染。

【规章】 无

【名词释义】

鹅口疮（thrush，oral candidiasis）：又名雪口病，为白色念珠菌感染所致，多见于新生儿、营养不良、腹泻、长期应用广谱抗生素或激素的患儿，新生儿多由产道感染，或因哺乳时奶头不洁及使用污染的奶具而感染。

【流程】
（一）必需品
治疗车、治疗盘、无菌棉签、制霉菌素片、药杯、研钵、研磨棒、手电筒、速干手消毒剂、医疗垃圾桶、生活垃圾桶。
（二）操作

操作流程	要点与说明
1. 洗手，戴口罩	
2. 核对医嘱 两名护士持执行项目表（附件2）、外用药标签（附件20）与医嘱核对床号、姓名、药名、剂量、方法、时间，并签字	• 每次用药前必须双人核对确保安全，注意医嘱的更新
3. 确认患儿并评估 至患儿床旁，核对床号、姓名、过敏史，持手电筒评估患儿鹅口疮的部位、颜色及面积	

续表

操作流程	要点与说明
4. 准备并检查用物　回治疗室，洗手 （1）检查各种物品在有效期内，外包装完好，无潮湿、破损 （2）核对药名、浓度、剂量、用法、时间正确；检查在有效期之内 （3）持PDA登录移动护理，扫描外用药标签（附件20）进行配药确认	• 确保药物正确
5. 配药　遵医嘱将制霉菌素片放入研钵中，用研磨棒将制霉菌素研成粉末，装入药杯中，贴上外用药标签（附件20）	
6. 核对药品　另一名护士持执行项目表（附件2）、外用药标签（附件20）核对无误后持PDA登录移动护理，扫描外用药标签（附件20）进行复核确认	• 确保药物正确
7. 核对患儿　推车携物至患儿床旁，双人核对腕带信息。持PDA扫描外用药标签（附件20），再扫描腕带进行确认	
8. 遵医嘱用药　再次核对患儿床号、姓名 （1）用无菌棉签蘸制霉菌素粉末 （2）协助患儿张口；将制霉菌素涂于口腔患处 （3）持手电筒观察口腔，避免手电筒直射患儿瞳孔，确认药物覆盖患处 （4）将无菌棉签弃于医疗垃圾桶	• 确保药物涂抹均匀
9. 安置患儿　双人核对腕带信息，合理安置患儿，卫生手消毒，持PDA扫描外用药标签（附件20），点击结束用药	• 确保患儿正确
10. 记录　在执行项目表（附件2）上签字。密切观察患儿用药后的效果并在一般护理记录单（附件3）上记录	
11. 整理用物　推车回处置室，整理用物，洗手	

【参考文件】

崔焱. 儿科护理学. 第5版. 北京：人民卫生出版社，2012.

【文件保留】　1年

【附件】

附件2　执行项目表

附件3　一般护理记录单

附件20　外用药标签

【质控要点】

确保药物涂抹均匀，密切观察患儿用药后的效果并做好记录。

【文件交付】

1. 医疗副院长
2. 护理部主任
3. 临床科室主任（儿科）
4. 科护士长（所有）
5. 护士长（所有护理单元）

婴幼儿鹅口疮护理技术评分标准

科室：　　　　　　　　　　　　　　　　　　　　　　　　姓名：

项目	总分	技术操作要求	权重				得分	备注
			A	B	C	D		
操作过程	90	洗手，戴口罩	3	2	1	0		
		核对医嘱	6	4	2	0		
		确认患儿	5	3	1	0		
		评估	8	6	3	0		
		准备并检查用物	10	6	2	0		
		配药	12	8	4	0		
		核对药品	10	6	2	0		
		核对患儿	5	3	1	0		
		遵医嘱用药	15	9	3	0		
		安置患儿	5	3	1	0		
		记录	6	4	2	0		
		整理用物	5	3	1	0		
评价	10	操作动作熟练、轻柔	5	3	1	0		
		观察患儿病情	5	3	1	0		
总分	100							

主考教师：　　　　　　　　　　　　　　　　　考核日期：

十四、 婴幼儿心肺复苏（基础生命支持）技术

the cardio pulmonary resuscitation
in infancy and toddler's age

【目的与适用范围】

制定本规章与流程的目的是规范护士为婴幼儿进行心肺复苏（基础生命支持）的操作程序，以确保抢救及时有效。

【规章】

1. 早期识别并启动急救系统。

2. 早期为呼吸骤停患儿进行心肺复苏。早期为呼吸心搏骤停病人进行心肺复苏，顺序为胸外按压（Circulation）、开放气道（Airway）、人工呼吸（Breathing）。

【名词释义】

基础生命支持（basic life support）：包括一系列支持或恢复呼吸或心跳呼吸停止儿童的有效通气或循环功能的技能。

【流程】

（一）必需品

简易呼吸器（带有面罩和氧气连接管）、氧气流量表、湿化瓶、有秒针的表。

（二）操作

操作流程	要点与说明
1. 发现患儿病情变化　巡视病房中发现患儿面色青紫、口周发绀、反应差，在环境宽敞、安全的情况下抢救	• 及时发现患儿病情变化

操作流程	要点与说明
2. 判断意识及呼吸　轻拍患儿双肩（避免晃动患儿的身体），在患儿两侧耳旁均大声呼唤，观察患儿是否有肢体活动或语言；同时直视患儿胸部观察呼吸（不超过 5 秒）	
3. 呼救并记录时间　确认患儿无反应、无呼吸或仅有喘息，立即呼叫："某某，某床需要抢救，请推除颤仪和抢救车，通知医师。"记录时间	● 避免延误抢救
4. 评估脉搏　评估患儿脉搏，儿童触摸颈动脉或股动脉，婴儿触摸肱动脉（不超过 10 秒）	
5. 安置体位　确认患儿脉搏无搏动或脉搏<60 次/分，使患儿仰卧于病床上，松解患儿病号服及裤子，充分暴露胸、腹部，立即给予胸外按压	
6. 胸外按压 （1）按压方法 1）婴儿胸外按压 ①双指按压法：用一手放于患儿后背起支撑作用，将另一手示指和中指置于乳头连线下一指处进行按压，为双指按压法（图 2-14-1） 图 2-14-1　双指按压法图	

续表

操作流程	要点与说明
②双手环抱按压法：双拇指重叠或平放于两乳头连线正下方，两手其余四指环绕婴儿胸部置于后背，双拇指向背部按压胸骨的同时用其他手指挤压胸背部（图2-14-2） 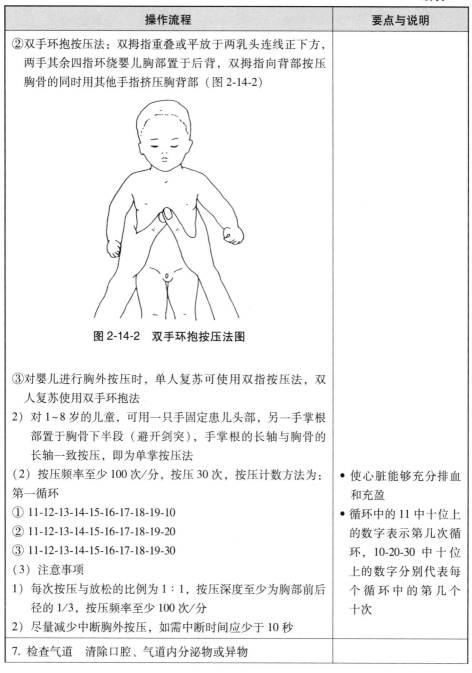 图2-14-2　双手环抱按压法图 ③对婴儿进行胸外按压时，单人复苏可使用双指按压法，双人复苏使用双手环抱法 2）对1~8岁的儿童，可用一只手固定患儿头部，另一手掌根部置于胸骨下半段（避开剑突），手掌根的长轴与胸骨的长轴一致按压，即为单掌按压法 （2）按压频率至少100次/分，按压30次，按压计数方法为：第一循环 ① 11-12-13-14-15-16-17-18-19-10 ② 11-12-13-14-15-16-17-18-19-20 ③ 11-12-13-14-15-16-17-18-19-30 （3）注意事项 1）每次按压与放松的比例为1：1，按压深度至少为胸部前后径的1/3，按压频率至少100次/分 2）尽量减少中断胸外按压，如需中断时间应少于10秒	• 使心脏能够充分排血和充盈 • 循环中的11中十位上的数字表示第几次循环，10-20-30中十位上的数字分别代表每个循环中的第几个十次
7. 检查气道　清除口腔、气道内分泌物或异物	

操作流程	要点与说明
8. 开放气道　将简易呼吸器连接氧气，用仰头提颏法开放患儿气道，有颈椎损伤的患儿采用推举下颌法 （1）仰头提颏法：将一手小鱼际置于患儿前额，用力向后压，同时另一手的食、中指并拢置于患儿下颌角下方的骨性部分，将颏部向前上抬起 （2）推举下颌法：站立或跪在患儿的头侧，双肘置于患儿头部两侧，双手食指、中指、无名指置于患儿下颌角的骨性部分，向上或向后抬起下颌	• 避免颈椎损伤
9. 人工呼吸 （1）用一手的食指、中指、无名指使患儿保持仰头提颏，拇指和食指将简易呼吸器面罩固定于患儿口鼻部，与面部接触紧密（即 EC 手法） （2）另一手挤压简易呼吸器气囊送气 2 次：送气 1 秒，送气量达到胸廓上抬即可；若胸廓未上抬，需调整面罩位置或手指按压面罩的位置，以保证面罩罩住患儿口鼻并与面部接触紧密。送气后松开气囊 1 秒；然后重复一次	• 避免过度通气 • 胸廓未上抬，提示面罩漏气或气道未打开，气体未送入肺内
10. 重复胸外按压和人工呼吸　单人复苏时，胸外按压与呼吸之比为 30∶2，双人或多人复苏时，胸外按压与通气之比为 15∶2，按压计数方法： （1）第二循环 1）21-22-23-24-25-26-27-28-29-10 2）21-22-23-24-25-26-27-28-29-20 3）21-22-23-24-25-26-27-28-29-30 （2）第三循环 1）31-32-33-34-35-36-37-38-39-10 2）31-32-33-34-35-36-37-38-39-20 3）31-32-33-34-35-36-37-38-39-30 （3）第四循环 1）41-42-43-44-45-46-47-48-49-10 2）41-42-43-44-45-46-47-48-49-20 3）41-42-43-44-45-46-47-48-49-30 （4）第五循环 1）51-52-53-54-55-56-57-58-59-10 2）51-52-53-54-55-56-57-58-59-20 3）51-52-53-54-55-56-57-58-59-30	• 循环中的 21-31-41-51 中十位上的数字分别表示第几次循环，10-20-30 中十位上的数字分别代表每个循环中的第几个十次

续表

操作流程	要点与说明
11. 再次评估脉搏　再次评估患儿脉搏，儿童触摸颈动脉或股动脉，婴儿触摸肱动脉（不超过 10 秒），观察呼吸，同时环顾患儿全身包括面部情况	
12. 判断　判断 CPR 有效的指征为心肺功能恢复至病前水平，无惊厥、喂养困难及肢体运动障碍，语言表达正常，智力无障碍。复苏不成功，如仍无呼吸和循环体征，则继续行胸外按压及简易呼吸器正压通气，直到除颤器抵达，高级生命支持救护人员接管	• 保证有效的脑和冠状动脉灌注压
13. 安置患儿　复苏成功后协助患儿取舒适体位	
14. 记录　密切观察患儿病情，在病重（病危）患者护理记录（附件 21）上记录	
15. 整理用物　抬起床档，安慰患儿，整理用物，洗手	

【参考文件】

1. 胡亚美. 诸福棠实用儿科学. 第 8 版. 北京：人民卫生出版社，2015.

2. 李小寒，尚少梅. 基础护理学. 第 5 版. 北京：人民卫生出版社，2014.

3. 崔焱. 儿科护理学. 第 5 版. 北京：人民卫生出版社，2012.

【文件保留】　1 年

【附件】

附件 21　病重（病危）患者护理记录

【质控要点】

1. 单人复苏时，胸外按压与呼吸之比为 30：2，双人或多人复苏时，胸外按压与通气之比为 15：2。

2. 每次按压与放松的比例为 1：1，按压深度至少为胸部前后径的 1/3，按压频率至少 100 次/分。

3. 尽量减少中断胸外按压，如需中断时间应少于 10 秒。

【文件交付】

1. 医疗副院长

2. 护理部主任

3. 临床科室主任（儿科）

4. 科护士长（所有）

5. 护士长（所有护理单元）

婴幼儿心肺复苏（基础生命支持）技术评分标准

科室：   姓名：

项目	总分	技术操作要求	权重				得分	备注
			A	B	C	D		
操作过程	90	洗手，戴口罩	3	2	1	0		
		发现患儿病情变化	5	3	1	0		
		判断意识及呼吸	3	2	1	0		
		呼救并记录时间	5	3	1	0		
		评估脉搏	5	3	1	0		
		安置体位	3	2	1	0		
		胸外按压	5	3	1	0		
		按压方法	5	3	1	0		
		按压频率	4	3	2	0		
		按压深度	5	3	1	0		
		按压与放松的比例为1：1	5	3	1	0		
		检查气道	5	3	1	0		
		开放气道	5	3	1	0		
		人工呼吸	5	3	1	0		
		EC 手法	5	3	1	0		
		再次评估脉搏	6	4	2	0		
		判断	6	4	2	0		
		安置患儿	4	3	2	0		
		记录	4	3	2	0		
		整理用物	2	1	0	0		
评价	10	操作动作熟练、节力	5	3	1	0		
		关心患儿感受	5	3	1	0		
总分	100							

主考教师：   考核日期：

十五、婴幼儿胸外心脏非同步直流电除颤技术

extrathoracic defibrillation for infant and toddler by non synchronous direct current

【目的与适用范围】

制定本规章与流程的目的是规范护士为患儿进行胸外心脏非同步直流电除颤的操作程序，以确保患儿安全。

【规章】 无

【名词释义】

除颤（defibrillation）：指在室颤导致心搏骤停时，为成功复苏用电击终止室颤。

【流程】

（一）必需品

除颤仪及仪器车、医用纱布块、医用导电膏、速干手消毒剂、医疗垃圾桶、生活垃圾桶。

（二）操作

操作流程	要点与说明
1. 发现患儿突然意识丧失或心电示波疑似室颤波形，确认患儿需要除颤，呼叫其他工作人员，记录时间	
2. 调节导联　将除颤仪推至患儿床旁，连接电源线，打开除颤仪电源开关，开机，调节导联至 PADDLES 导联位置	
3. 安置体位　协助患儿取仰卧位，解开衣扣，充分暴露胸部，将监护仪电极片移至非除颤部位，使患儿左上肢外展，用干纱布清洁患儿除颤部位，确保皮肤干燥	• 防止因除颤部位潮湿灼伤皮肤

操作流程	要点与说明
4. 放置手柄 将两手柄电极板上环形涂医用导电膏，置于除颤部位 （1）仰卧位：右手持 APEX 手柄电极置于左腋中线第 4 肋间，左手持 STERNUM 手柄电极置于胸骨右侧第 2 肋间（图 2-15-1） 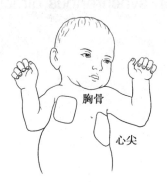 图 2-15-1　除颤仰卧位图 （2）侧卧位：右手持 APEX 手柄电极置于病人背部左肩胛下区，左手持 STERNUM 手柄电极置于胸骨左缘第 3-4 肋间（图 2-15-2） 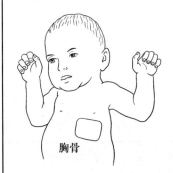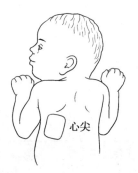 图 2-15-2　除颤侧卧位图 （3）体重 10kg 以上的选用成人型号电极板（直径 8.0cm 电极板）；体重 10kg 以下的患儿选用婴幼儿电极板（直径 4.5cm 电极板）	• 确保除颤部位放置正确

操作流程	要点与说明
5. 确认心电示波　观察除颤仪屏幕的心电示波，操作者汇报："患儿心电示波为室颤/室扑/无脉性室速/多形性室速，需要除颤。"	
6. 选择除颤能量　无论是单相波还是双相波除颤，儿童首次电除颤均按 2J/kg 选择能量	
7. 充电　将电极板紧贴胸壁，按充电按钮，使除颤仪充电，操作者高喊："现在充电"，确认心电示波及使用电量	
8. 除颤仪提示充电完成后，操作者高喊："请大家离开"。同时确定包括操作者在内的所有人员均退离患儿、病床及与患儿连接的任何设备	• 防止医务人员发生意外
9. 放电　操作者身体离开病床，双臂垂直下压，使电极板紧贴患儿皮肤不留空隙，双手同时按压两个放电按钮	• 减少阻抗，保证除颤效果
10. 除颤后，了解除颤效果，进行一个周期的心肺复苏（单人复苏时，胸外按压与呼吸之比为 30∶2，双人或多人复苏时，胸外按压与通气之比为 15∶2） （1）若转为窦性心律，将除颤能量归零，遵医嘱继续治疗 （2）若不能转为窦性心律，遵医嘱再次进行除颤，第二次及以后除颤应至少达 4J/kg，不应超过 10J/kg	
11. 除颤完毕　擦净电极板放回原位，清洁并评估患儿除颤部位皮肤，恢复电极片及导线位置，整理衣物，随时观察患儿病情，注意为患儿保暖	
12. 除颤仪归位　卫生手消毒，关闭除颤仪电源开关，拔除电源线，将除颤仪推回原位，整理用物，补充用物。除颤仪保持充电备用状态（检查手柄电极连接稳固，导线连接完好，电量充足，用物齐全），放置于固定位置	• 确保用物补充齐全，放置于固定位置
13. 记录　洗手，在病重（病危）患者护理记录（附件 21）上记录除颤时间、除颤能量及除颤效果	• 保证除颤器完好备用

【参考文件】

胡亚美. 诸福棠实用儿科学. 第 8 版. 北京：人民卫生出版社，2015.

【文件保留】 1 年

【附件】

附件 21　病重（病危）患者护理记录

【质控要点】

1. 无论是单相波还是双相波除颤，儿童首次电除颤均按 2J/kg 选择能量，如评估患儿的心律仍未恢复，遵医嘱再次进行除颤，第二次及以后除颤应至少达 4J/kg，不应超过 10J/kg。

2. 确定包括操作者在内的所有人员均退离患儿、病床及与患儿连接的任何设备后再按压除颤仪放电按钮。

3. 操作者身体离开病床，双臂伸直下压，使电极板紧贴患儿皮肤不留空隙，双手同时按压两个放电按钮。

【文件交付】

1. 医疗副院长
2. 护理部主任
3. 临床科室主任（儿科）
4. 科护士长（所有）
5. 护士长（所有护理单元）

婴幼儿胸外心脏非同步直流电除颤技术评分标准

科室：　　　　　　　　　　　　　　　　　　　　　　　　　　　姓名：

项目	总分	技术操作要求	权重				得分	备注
			A	B	C	D		
操作过程	90	洗手，戴口罩	2	1	0	0		
		发现患儿病情变化	4	3	2	0		
		调节导联	6	4	2	0		
		安置体位	6	4	2	0		
		放置手柄	6	4	2	0		
		确认心电示波	8	6	3	0		
		选择除颤能量	8	6	3	0		
		充电	8	6	3	0		

续表

项目	总分	技术操作要求	权重				得分	备注
			A	B	C	D		
操作过程	90	充电完毕提示所有人员离开患儿及设备	8	6	3	0		
		放电	8	6	3	0		
		观察患儿心电示波判断除颤效果	8	6	3	0		
		除颤后立即行心肺复苏	8	6	3	0		
		操作后处理	4	3	2	0		
		除颤仪归位	2	1	0	0		
		记录	4	3	2	0		
评价	10	操作动作熟练、节力	5	3	1	0		
		关心患儿感受	5	3	1	0		
总分	100							

主考教师： 考核日期：

十六、 婴幼儿头皮针穿刺技术

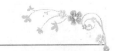

technique of scalp needle aspiration in infantile

【目的与适用范围】

制定本规章与流程的目的是规范护士为患儿进行头皮静脉输液时应遵循的操作程序，以保证给药正确。

【规章】

1. 护士发现医嘱违反法律、法规、规章或者诊疗技术规范规定的，应当及时向开具医嘱的医师提出；必要时，应当向该医师所在科室的负责人或者医疗卫生机构负责医疗服务管理的人员报告。

2. 给药时应做到双人核对及"三查七对一注意"，三查是操作前、操作中、操作后查对；七对是指查对床号、姓名、药名、浓度、剂量、用法、时间；一注意是注意用药后反应。

【名词释义】 无

【流程】

（一）必需品

治疗车、治疗盘、安尔碘、无菌棉签、污物杯、速干手消毒剂、一次性注射器、一次性输液器、一次性输液针、输液贴、砂轮、网套、无菌纱布、剃刀（按需）、输液架、有秒针的表、一次性纸尿裤（按需）、医疗垃圾桶、生活垃圾桶。

（二）操作

操作流程	要点与说明
1. 洗手，戴口罩	
2. 核对医嘱 两名护士共同持输液标签（附件1）、执行项目表（附件2）、输液卡（附件22）与医嘱核对床号、姓名、药名、浓度、剂量、用法、时间，无误后在执行项目表（附件2）上签字	• 每次用药前必须双人核对，确保安全，注意医嘱的更新

操作流程	要点与说明
3. 确认患儿 至患儿床旁，核对床号、姓名及过敏史	• 保证病人正确
4. 评估 评估患儿的病情、穿刺部位的皮肤及血管状况	
5. 按需为患儿更换一次性纸尿裤，准备输液架	
6. 遵医嘱配药 检查各种物品在有效期内，外包装完好，根据注射药品的量、性质及注射部位选择合适的注射器及针头，遵医嘱配药，药液现用现配，配好的药液宜在2小时内使用	• 同时配制多种药品时查看配伍禁忌表
7. 第一次排气 依次将输液器的排气管、输液管路针头的保护帽取下插入输液瓶/袋口（袋装输液不插排气针），排气管无针头端插入网套内，关闭水止 （1）用手捏住茂菲氏小壶，将输液瓶/袋翻转挂在治疗车上，松开小壶，液体流入小壶至1/2~2/3满 （2）手持输液器管路末端，打开水止，将液体排至管路末端，关闭水止 （3）检查输液管路无气泡，挂于治疗车上	• 排气时勿使液体流出 • 茂菲氏小壶勿倒置
8. 核对患儿 （1）推车携物至患儿床旁，双人核对腕带信息 （2）将输液瓶/袋挂于输液架上，持PDA登录移动护理，扫描输液标签（附件1）和患儿腕带进行确认	
9. 选择穿刺部位 协助患儿取仰卧位，必要时用大单包裹约束患儿；如两人操作，则一人固定患儿头部，另一人在患儿头端便于操作，根据需要用剃刀剃去穿刺部位的毛发，常选用额上静脉、颞浅静脉及耳后静脉等	• 长期输液的患儿，注意血管的保护和选择
10. 消毒皮肤 安尔碘棉签消毒皮肤，以穿刺点为中心，由内向外螺旋式消毒皮肤，直径≥5cm，准备输液贴	• 输液贴勿暴露棉片
11. 再次消毒皮肤 安尔碘棉签再次消毒皮肤	• 再次消毒的范围应小于第一次
12. 第二次排气 将输液针与输液器连接并排气，排在污物杯中，确认输液管路无气泡，取下针帽	• 不要浪费药液，避免污染输液针头
13. 穿刺 再次核对患儿床号、姓名，左手绷紧皮肤，右手持针柄沿静脉走行方向进针，见回血再进针少许，打开水止见液体慢速流入，观察输液通畅、无外渗，两次穿刺不成功时需请另一名护士为其操作	

续表

操作流程	要点与说明
14. 固定　用输液贴依次固定针柄（针柄下 2/3）、覆盖穿刺点及钢针、交叉固定输液针，固定盘曲好的输液管	• 防止输液针脱出
15. 调节滴速　持表至茂菲氏小壶水平位置，遵医嘱或根据病情、药液性质调节滴速	• 表与茂菲氏小壶呈水平位置
16. 安置患儿　协助患儿取舒适体位，卫生手消毒，查看输液标签（附件1），双人核对患儿床号、姓名、药名	• 保证患儿安全
17. 整理用物　卫生手消毒，推车回处置室，整理用物，洗手	
18. 观察并记录　观察病患儿用药后的反应，在一般护理记录单（附件3）上记录	

【参考文件】

崔焱. 儿科护理学. 第 5 版. 北京：人民卫生出版社，2012.

【文件保留】 1 年

【附件】

附件 1　输液标签
附件 2　执行项目表
附件 3　一般护理记录单
附件 22　输液卡

【质控要点】

1. 药液现用现配，配好的药液宜在 2 小时内使用，同时配制多种药品时查看配伍禁忌表。

2. 如果两次穿刺不成功时需请另一名护士为其操作。

【文件交付】

1. 医疗副院长
2. 医务处处长
3. 护理部主任
4. 临床科室主任（儿科）
5. 科护士长（所有）

6. 护士长（所有护理单元）

婴幼儿头皮针穿刺技术评分标准

科室：   姓名：

项目	总分	技术操作要求	权重				得分	备注
			A	B	C	D		
操作过程	90	洗手，戴口罩	2	1	0	0		
		核对医嘱	4	3	2	0		
		确认患儿	5	3	1	0		
		评估	6	4	2	0		
		准备输液架	2	1	0	0		
		遵医嘱配药	6	4	2	0		
		第一次排气	6	4	2	0		
		核对患儿	5	3	1	0		
		选择穿刺部位	5	3	1	0		
		消毒皮肤	5	3	1	0		
		再次消毒皮肤	5	3	1	0		
		第二次排气	6	4	2	0		
		穿刺	12	8	4	0		
		固定	6	4	2	0		
		调节滴速	5	3	1	0		
		安置患儿	4	3	2	0		
		整理用物	2	1	0	0		
		记录	4	3	2	0		
评价	10	操作动作熟练、节力	3	2	1	0		
		严格执行无菌操作	4	3	2	0		
		观察患儿病情	3	2	1	0		
总分	100							

主考教师：   考核日期：

十七、 输液港无损伤针穿刺技术

non-invasive needle puncture technique for implantable venous access port

【目的与适用范围】

制定本规章与流程的目的是规范护士为病人进行输液港无损伤针穿刺时应遵循的操作程序，以降低导管相关性血流感染的发生率。

【规章】

实施静脉治疗护理技术操作的注册护士应定期进行静脉治疗所必需的专业知识及技能培训。

【名词释义】

输液港（implantable venous access port，PORT）是完全植入人体内的闭合输液装置，包括尖端位于上腔静脉的导管部分及埋植于皮下的注射座。

【流程】

（一）必需品

治疗车、无菌包（止血钳2把、弯盘、小量杯2个、棉球、纱布、孔巾、剪刀）、治疗盘、无菌棉签、输液港无损伤针、输液接头、无菌透明敷料、无菌免缝胶带、盛有无菌持物钳的容器、无菌手套、预冲式冲管注射器10ml、75%乙醇溶液、0.5%碘伏、速干手消毒剂、医疗垃圾桶、生活垃圾桶、利器盒。

（二）操作

操作流程	要点与说明
1. 洗手，戴口罩	
2. 核对医嘱　两名护士共同持执行项目表（附件2）与医嘱核对床号、姓名，无误后在执行项目表（附件2）上签字	• 每次治疗前必须双人核对确保安全，注意医嘱的更新

操作流程	要点与说明
3. 确认患儿并评估　至患儿床旁，核对床号、姓名，评估患儿自理合作程度，输液港局部皮肤无红肿、无渗血、渗液，轻触输液港，判断注射座无移位、翻转。卫生手消毒	• 确保患儿正确 • 取得患儿配合 • 了解病情
4. 准备并检查用物　回治疗室，洗手，准备并检查各种物品在有效期内，一次性物品外包装完好，无潮湿、破损，无菌包灭菌指示胶带变色	• 确保物品在有效期内
5. 核对患儿　推车携物至患儿床旁，请患儿说出床号、姓名，护士复述床号、姓名，核对腕带信息；无法正常沟通的患儿，双人核对腕带信息。持 PDA 登录移动护理，扫描患儿腕带，查看医嘱，进入供应室系统，扫描无菌包条码进行使用登记	• 保证患儿正确
6. 安置体位　协助患儿平卧，充分暴露穿刺隔，若患儿无法配合，在穿刺过程中需请另一名护士协助固定患儿体位。卫生手消毒	• 充分暴露换药区域，防止污染
7. 倒皮肤消毒剂　打开无菌包 （1）用无菌持物钳分别夹出 2 个小量杯，置于包布左下角 （2）将 75% 乙醇溶液、0.5% 碘伏分别向医疗垃圾桶内倒出少量溶液旋转冲洗瓶口 （3）分别倒入 2 个小量杯内	• 遵循无菌操作原则 • 避免跨越无菌区域 • 保证溶液瓶口无菌状态
8. 放置无菌物品　依次打开预冲式冲管注射器 10ml、输液接头、输液港无损伤针、无菌透明敷料、无菌免缝胶带外包装，用无菌持物钳夹入无菌包内	• 遵循无菌操作原则 • 避免跨越无菌区域
9. 连接输液接头　戴无菌手套，连接输液接头 （1）拔下输液接头旋塞，将输液港无损伤针尾端与输液接头连接并旋紧 （2）用预冲式冲管注射器 10ml 与输液接头另一端旋紧并排气，备用	• 各衔接处连接紧密，防止漏液
10. 清洁皮肤　取第一把止血钳夹棉球蘸 75% 乙醇溶液清洁输液港注射座局部皮肤，范围以穿刺点为中心，直径大于无菌透明敷料为宜，由内向外擦拭（第 1 个棉球顺时针擦拭，第 2 个棉球逆时针擦拭，第 3 个棉球顺时针擦拭），待干，棉球弃于医疗垃圾桶内，使用后的止血钳置于包布右下角	• 消毒范围依次小于前一个棉球

操作流程	要点与说明
11. 消毒皮肤 （1）取第二把止血钳夹棉球蘸碘伏按压穿刺点 15 秒后，由内向外顺时针擦拭，范围以穿刺点为中心，直径大于无菌透明敷料为宜，待干 （2）第 2 个碘伏棉球以穿刺点为中心逆时针擦拭，范围不超过第一遍，待干 （3）第 3 个碘伏棉球以穿刺点为中心顺时针擦拭，范围不超过第二遍，待干，使用后的止血钳置于包布右下角	• 消毒范围依次小于前一个棉球
12. 在穿刺隔上方铺孔巾，暴露穿刺处，将无损伤针连同输液接头、预冲式冲管注射器一起置于孔巾上	
13. 触诊定位穿刺隔　一手触诊定位穿刺隔，找到输液港注射座的位置，拇指与食指、中指呈三角形，将输液港拱起	• 固定穿刺隔
14. 穿刺　另一手持无损伤针针翼自三指中心处垂直刺入穿刺隔，直达储液槽基座底部，有阻力时不可强行进针（图 2-17-1） 图 2-17-1　穿刺	• 避免过度绷紧皮肤 • 避免针尖与注射座底部推磨，形成倒钩
15. 冲管　抽取回血，见回血后脉冲式冲管 10ml，剩余少许液体时，分离注射器与输液接头，将注射器弃于医疗垃圾桶内	• 避免回血抽吸到注射器内 • 脉冲式冲管可使液体在导管内形成小旋涡，有利于把导管内的残留药物冲洗干净
16. 取无菌包内纱布一块，将纱布修剪适度后垫于输液港无损伤针针翼与皮肤之间	• 避免皮肤损伤

操作流程	要点与说明
17. 覆盖敷料 用免缝胶带、无菌透明敷料固定无损伤针。无张力覆盖无菌透明敷料并贴合紧密 （1）第一条无菌免缝胶带固定针翼 （2）无张力覆盖无菌透明敷料并贴合紧密 （3）第二条无菌免缝胶带粘贴透明敷料下方与皮肤处 （4）第三条无菌免缝胶带蝶形交叉向上固定在透明敷料上 （5）脱手套，卫生手消毒，用记号笔在第四条无菌免缝胶带上注明换药日期、时间并签字，贴于蝶形胶带上	• 避免任意摆动，防止穿刺针从穿刺隔中脱出
18. 若无静脉输液，遵医嘱使用 100U/ml 肝素钠稀释液正压封管	
19. 安置患儿 协助患儿穿衣，取舒适体位，整理床单位，保持局部清洁干燥，贴膜有卷曲、松动、潮湿时及时更换，感谢患儿及家长的配合	
20. 记录 卫生手消毒，持 PDA 登录移动护理，在一般护理记录单（附件3）上记录	
21. 整理用物 推车回处置室，整理用物，洗手	• 按垃圾分类原则进行处理
22. 注意事项 （1）连接 PORT 时应使用专用的无损伤针穿刺 （2）抽吸无回血时，应停止推注 0.9%氯化钠注射液，寻找原因，必要时行胸部 X 线检查 （3）冲、封导管和静脉注射给药时必须使用 10ml 以上注射器 （4）给药后必须以脉冲式冲管 （5）必须正压封管 （6）敷料、无损伤针至少应每 7 天更换 1 次，治疗间歇应每 4 周冲、封管一次 （7）输注高黏性液体每 4 小时用 0.9%氯化钠注射液冲管 1 次，输血后应立即冲管，两种药物之间有配伍禁忌时用 0.9%氯化钠注射液冲管后再输入 （8）不应在连接有植入式输液港的一侧肢体上进行血流动力学监测和静脉穿刺 （9）禁用于高压注射泵注射造影剂	• 确认输液港的位置 • 防止小注射器的压强过大，损伤导管、瓣膜或导管与注射座连接处 • 防止药液残留注射座 • 防止血液返流进入注射座 • 防止发生堵管

【参考文件】

1. 静脉治疗护理技术操作规范. 国家卫生和计划生育委员会. 2014.
2. 临床护理实践指南. 中华人民共和国卫生部. 2011.
3. 输液治疗护理实践指南与实施细则. 中华护理学会静脉治疗护理专业委员会. 2009.

【文件保留】 1 年

【附件】

附件 2 执行项目表
附件 3 一般护理记录单

【质控要点】

1. 触诊定位穿刺隔，找到输液港注射座的位置，拇指与食指、中指呈三角形，将输液港拱起。

2. 持无损伤针自三指中心处垂直刺入穿刺隔，直达储液槽基座底部；有阻力时不可强行进针。

3. 抽吸无回血时，应停止推注 0.9%氯化钠注射液，寻找原因，必要时行胸部 X 线检查，确认输液港的位置。

【文件交付】

1. 医疗副院长
2. 医务处处长
3. 护理部主任
4. 临床科室主任（儿科）
5. 科护士长（所有）
6. 护士长（所有护理单元）

输液港无损伤针穿刺技术评分标准

科室：   姓名：

项目	总分	技术操作要求	A	B	C	D	得分	备注
操作过程	90	洗手，戴口罩	4	3	2	0		
		核对医嘱	8	6	3	0		
		确认患儿并评估	8	6	3	0		
		准备并检查用物	6	4	2	0		
		核对患儿	3	2	1	0		
		安置体位	3	2	1	0		
		倒皮肤消毒剂	3	2	1	0		
		放置无菌物品	4	3	2	0		
		戴无菌手套	4	3	2	0		
		连接输液接头	4	3	2	0		
		清洁皮肤	4	3	2	0		
		消毒皮肤	4	3	2	0		
		触诊定位穿刺隔	4	3	2	0		
		穿刺	6	4	2	0		
		冲管	4	3	2	0		
		覆盖敷料	6	4	2	0		
		安置患儿	5	3	1	0		
		记录	3	2	1	0		
		整理用物	3	2	1	0		
		注意事项	4	3	2	0		
评价	10	操作动作熟练、节力	5	3	1	0		
		关心患儿感受	5	3	1	0		
总分	100							

主考教师：   考核日期：

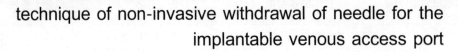

十八、 输液港无损伤针拔针技术

technique of non-invasive withdrawal of needle for the implantable venous access port

【目的与适用范围】

制定本规章与流程的目的是规范护士为病人进行输液港无损伤针拔针时应遵循的操作程序，以降低导管相关性血流感染的发生率，减少输液港堵塞发生率。

【规章】

实施静脉治疗护理技术操作的注册护士应定期进行静脉治疗所必需的专业知识及技能培训。

【名词释义】

输液港（implantable venous access port，PORT）：是完全植入人体内的闭合输液装置，包括尖端位于上腔静脉的导管部分及埋植于皮下的注射座。

【流程】

（一）必需品

治疗车、无菌包（止血钳2把、弯盘、小量杯2个、棉球、纱布、孔巾）、治疗盘、无菌棉签、无菌纱布、75%乙醇棉片、无菌敷料、盛有无菌持物钳的容器、无菌注射盒、无菌手套、一次性5ml注射器、一次性10ml注射器、预冲式冲管注射器10ml、0.9%氯化钠注射液100ml、肝素钠注射液12500单位、75%乙醇溶液、0.5%碘伏、速干手消毒剂、医疗垃圾桶、生活垃圾桶、利器盒。

（二）操作

操作流程	要点与说明
1. 确认患儿并评估　至患儿床旁，核对床号、姓名，确认输液结束，评估患儿自理合作程度及穿刺部位 （1）无菌透明敷料无潮湿、脱落及卷边 （2）输液港穿刺处皮肤无红、肿、热、痛 （3）无损伤针已到使用期限	• 保证患儿正确 • 无损伤针至少应每 7 天更换 1 次
2. 洗手，戴口罩	
3. 核对医嘱　两名护士共同持执行项目表（附件 2）、封管标签（附件 15）与医嘱核对床号、姓名、药名、浓度、剂量、用法、时间，无误后在执行项目表（附件 2）上签字	• 每次操作前必须双人核对确保安全
4. 准备并检查用物　回治疗室，洗手，准备并检查各种物品在有效期内，一次性物品外包装完好，无潮湿、破损，无菌包灭菌指示胶带变色	• 保证物品在有效期内
5. 遵医嘱配药　按照配药技术抽取肝素钠稀释液（100U/ml）5ml，将封管标签（附件 15）贴在 10ml 注射器上，放入无菌注射盒中	
6. 核对患儿　推车携物至患儿床旁，请患儿说出床号、姓名，护士复述床号、姓名，核对腕带信息；无法正常沟通的患儿，双人核对腕带信息。持 PDA 登录移动护理，扫描患儿腕带，查看医嘱，进入供应室系统，扫描无菌包条码进行使用登记	• 保证患儿正确
7. 安置体位　协助患儿平卧，充分暴露穿刺隔，若患儿无法配合，在穿刺过程中需请另一名护士协助固定患儿体位，分离输液管路	• 充分暴露需要换药区域，防止污染无菌区
8. 消毒输液接头　卫生手消毒，展开无菌纱布外包装备用，撕开乙醇棉片外包装，持乙醇棉片多方位用力摩擦消毒输液接头平面及周围 15 秒，待干，取出纱布垫于输液接头下方	• 用力擦拭彻底消毒输液接头
9. 冲管　撕开预冲式冲管注射器外包装，连接预冲式冲管注射器与输液接头并旋紧，一手固定输液接头，另一手持注射器抽吸回血，见回血后脉冲式冲管 10ml，剩余少许液体时，分离注射器与输液接头，将注射器弃于医疗垃圾桶内，输液接头置于纱布上，卫生手消毒	• 避免回血抽吸到注射器内 • 脉冲式冲管可使液体在导管内形成小旋涡，有利于把导管内的残留药物冲洗干净

续表

操作流程	要点与说明
10. 从无菌注射盒内取出肝素钠稀释液注射器，持 PDA 登录移动护理，用 PDA 扫描封管标签（附件 15），再扫描腕带进行确认	
11. 正压封管 （1）将肝素钠稀释液注射器针头弃于利器盒内并与输液接头旋紧，一手固定输液接头，另一手持注射器，缓慢持续推注肝素钠稀释液 （2）剩余 0.5~1ml 液体时，一手持输液接头并用拇指轻推夹子，夹闭延长管，不可触及夹子近心端延长管，分离注射器与输液接头，注射器弃于医疗垃圾桶内	• 使管腔内内形成正压环境，避免血液反流，造成管腔堵塞 • 避免近心端延长管内形成负压造成回血
12. 揭除敷料 （1）依次揭除透明敷料外的无菌免缝胶带 （2）一手固定穿刺隔，另一手将敷料水平方向向外牵拉，使之松解后，以 0° 或 180° 自下而上揭除敷料 （3）取出垫于输液港无损伤针针翼下方的纱布弃于医疗垃圾桶，卫生手消毒	• 避免皮肤损伤
13. 倒皮肤消毒剂　打开无菌包 （1）用无菌持物钳分别夹出 2 个小量杯，置于包布左下角 （2）将 75%乙醇溶液、0.5%碘伏向医疗垃圾桶内倒出少量溶液旋转冲洗瓶口 （3）分别倒入 2 个小量杯内	• 遵循无菌操作原则 • 避免跨越无菌区域 • 保证溶液瓶口无菌状态
14. 打开无菌敷料的外包装，用无菌持物钳夹入换药包内，戴无菌手套	• 遵循无菌操作原则 • 避免跨越无菌区域
15. 清洁皮肤　用纱布包裹输液接头提起无损伤针延长管，取第一把止血钳夹棉球蘸 75%乙醇清洁穿刺点 1cm 外皮肤，范围以穿刺点为中心直径大于无菌透明敷料，由内向外擦拭（第 1 个棉球顺时针擦拭，第 2 个棉球逆时针擦拭，第 3 个棉球顺时针擦拭），待干，棉球弃于医疗垃圾桶内，使用后的止血钳置于包布右下角	• 避免乙醇棉球接触穿刺点，以免引起化学性静脉炎 • 消毒范围依次小于前一个棉球
16. 消毒皮肤　取第二把止血钳夹碘伏棉球消毒穿刺点、无损伤针延长管及周围皮肤 （1）第 1 个碘伏棉球由内向外顺时针擦拭，范围以穿刺点为中心直径大于无菌透明敷料	

操作流程	要点与说明
（2）第 2 个碘伏棉球以穿刺点为中心逆时针擦拭，范围不超过第一遍 （3）第 3 个碘伏棉球以穿刺点为中心顺时针擦拭，范围不超过第二遍，待干，使用后的止血钳置于包布右下角 （4）棉球弃于医疗垃圾桶内	• 消毒范围依次小于前一个棉球
17. 铺孔巾，暴露穿刺处，取换药包内纱布包裹延长管放在孔巾上	
18. 固定穿刺隔　取纱布夹于左手，触诊定位穿刺隔，找到输液港注射座的位置，拇指与食指、中指呈三角形，将输液港拱起	
19. 拔针 右手持无损伤针针翼拔针，左手用纱布按压针眼处，直至不出血为止，无损伤针弃于利器盒内（图 2-18-1） 图 2-18-1　拔针	• 减少发生锐器伤的危险
20. 消毒拔针处　止血钳夹碘伏棉球消毒拔针处，待干，棉球弃于医疗垃圾桶内	
21. 粘贴敷料　粘贴无菌敷料，在标识贴上注明日期及时间，粘贴在无菌敷料上，脱手套，卫生手消毒	
22. 安置患儿　协助患儿穿衣，取舒适体位，整理床单位，保持局部清洁干燥	
23. 记录　卫生手消毒，持 PDA 登录移动护理，在一般护理记录单（附件 3）上记录	

续表

操作流程	要点与说明
24. 整理用物 推车回处置室，整理用物，洗手	• 按垃圾分类原则进行处理
25. 注意事项 （1）冲、封导管和静脉注射给药时必须使用 10ml 以上注射器	• 防止小注射器的压强过大，损伤导管、瓣膜或导管与注射座连接处
（2）抽吸无回血时，应停止推注 0.9%氯化钠注射液，寻找原因，必要时行胸部 X 线检查	• 确认输液港的位置
（3）治疗间歇应每 4 周冲、封管一次	• 防止管路堵塞

【参考文件】

1. 静脉治疗护理技术操作规范. 国家卫生和计划生育委员会. 2014.
2. 临床护理实践指南. 中华人民共和国卫生部. 2011.
3. 输液治疗护理实践指南与实施细则. 中华护理学会静脉治疗护理专业委员会. 2009.

【文件保留】 1 年

【附件】

附件 1   执行项目表
附件 3   一般护理记录单
附件 15   封管标签

【质控要点】

1. 取纱布夹于左手，触诊定位穿刺隔，找到输液港注射座的位置，拇指与食指、中指呈三角形，将输液港拱起，右手持无损伤针针翼拔针，左手用纱布按压针眼处，直至不出血为止。

2. 抽吸无回血时，应停止推注 0.9%氯化钠注射液，寻找原因，必要时行胸部 X 线检查，确认输液港的位置。

【文件交付】

1. 医疗副院长

2. 医务处处长

3. 护理部主任

4. 临床科室主任（儿科）

5. 科护士长（所有）

6. 护士长（所有护理单元）

输液港无损伤针拔针技术评分标准

科室：　　　　　　　　　　　　　　　　　　　　　　　　　　姓名：

项目	总分	技术操作要求	权重				得分	备注
			A	B	C	D		
操作过程	90	确认患儿并评估	8	6	3	0		
		洗手，戴口罩	4	3	2	0		
		核对医嘱	8	6	3	0		
		准备并检查用物	6	4	2	0		
		配药	4	3	2	0		
		核对患儿	3	2	1	0		
		安置体位	3	2	1	0		
		消毒输液接头	4	3	2	0		
		冲管	3	2	1	0		
		正压封管	3	2	1	0		
		揭除敷料	4	3	2	0		
		倒皮肤消毒剂	2	1	0	0		
		戴无菌手套	2	1	0	0		
		清洁皮肤	4	3	2	0		
		消毒皮肤	4	3	2	0		
		固定穿刺隔	4	3	2	0		
		拔针	2	1	0	0		
		消毒拔针处	4	3	2	0		
		粘贴敷料	4	3	2	0		
		安置患儿	4	3	2	0		

项目	总分	技术操作要求	权重				得分	备注
			A	B	C	D		
操作过程	90	记录	3	2	1	0		
		整理用物	3	2	1	0		
		注意事项	4	3	2	0		
评价	10	操作动作熟练、节力	5	3	1	0		
		关心患儿感受	5	3	1	0		
总分	100							

主考教师：   考核日期：

十九、 留置胃管技术

technique of indwelling gastric tube

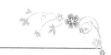

【目的与适用范围】

制定本规章与流程的目的是规范护士为患儿留置胃管时应遵循的操作程序，可用于鼻饲/留置胃肠减压/测量胃内容物的量/留取检验标本。

【规章】 无

【名词释义】 无

【流程】

（一）必需品

治疗车、治疗盘、无菌包（治疗巾、弯盘 2 个、止血钳、镊子、无菌纱布）、盛有无菌持物钳的容器、无菌手套、一次性胃管、一次性注射器、医用棉签、医用胶带、小药杯、温水、手电筒、听诊器、速干手消毒剂、医疗垃圾桶、生活垃圾桶。

（二）操作

操作流程	要点与说明
1. 洗手，戴口罩	
2. 核对医嘱　两名护士共同持执行项目表（附件 2）与医嘱核对，明确留置胃管的目的，查看病历了解患儿凝血功能和有无食管静脉曲张，若有凝血功能异常或食管静脉曲张，遵医嘱处理	● 确保执行的医嘱正确
3. 确认患儿并评估　携手电筒至患儿床旁，核对床号、姓名并评估 （1）神志、合作程度，有无插管经历	● 保证患儿正确

操作流程	要点与说明
（2）鼻腔状况：一手挡住双眼，另一手持手电筒检查有无鼻中隔偏曲；按压一侧鼻翼观察患儿呼吸，确认鼻腔是否通畅，同法查对侧	• 若患儿双侧鼻腔堵塞，则经口插入胃管
4. 准备并检查用物　回处置室，洗手，准备并检查用物 （1）检查各种物品在有效期内，外包装完好，无潮湿、破损，无菌包灭菌指示胶带变色 （2）将温水倒入小药杯中	
5. 核对患儿　推车携物至患儿床旁，请病人说出床号、姓名，护士复述床号、姓名，核对腕带信息；无法正常沟通的患儿，双人核对腕带信息。持 PDA 登录移动护理，扫描患儿腕带，查看医嘱，进入供应室系统，扫描无菌包条码进行使用登记	• 保证患儿正确
6. 准备用物 （1）打开无菌包，用无菌持物钳将一次性胃管、一次性注射器、无菌纱布块夹入弯盘内，包上无菌包备用 （2）准备胶带：准备两条医用胶带贴于治疗盘边缘内侧	• 注意无菌操作
7. 安置体位　协助患儿取仰卧位，请另一名护士协助约束患儿，卫生手消毒	
8. 清洁置管鼻腔　在患儿颌下铺治疗巾，将盛有胃管的弯盘置于治疗巾上，用无菌棉签蘸温水清洁置管鼻腔，卫生手消毒	• 清洁湿润鼻腔
9. 测量长度　戴无菌手套，左手持胃管前端，右手持胃管尾端测量患儿发际到脐与剑突中点的长度，或从鼻尖到耳垂再到剑突的长度，并读取胃管上对应的刻度	• 避免因留置过深致胃管在胃内盘绕，过浅致胃管头端不能到达胃部
10. 留置胃管　站在患儿右侧，左手扶住患儿头部，右手持胃管前端沿置管鼻腔缓慢插入至预定长度 （1）插入过程中注意观察患儿反应，若患儿出现呛咳、呼吸困难、发绀时，立即拔出，休息片刻后重新插管 （2）对于昏迷患儿，吞咽和咳嗽反射消失，不能合作，在插管前应将患儿头向后仰，当胃管插入会厌部时，以左手将患儿头部托起，使下颌靠近胸骨柄	• 操作时动作轻柔 • 提高插管的成功率 • 增大咽喉部通道的弧度，便于管端沿后壁滑行插入至预定长度

操作流程	要点与说明
11. 检查口腔　用止血钳夹闭胃管，持压舌板检查胃管是否盘在口中，若盘在口中，应拔出休息片刻后重新插管	
12. 判断胃管是否在胃内 （1）抽：将注射器与胃管末端连接，松开止血钳，能抽出胃液说明在胃内 （2）看：将胃管末端置入温水中，松开止血钳，若有气泡逸出，说明在气管内，拔出后重新留置 （3）听：将听诊器听筒置于剑突下，回抽注射器的活塞直至针筒中有空气，将注射器与胃管末端连接，松开止血钳，快速从胃管向胃内注入空气，听到气过水声，说明胃管在胃内	
13. 确定胃管在胃内后，用止血钳夹闭胃管末端	• 防止胃内容物溢出
14. 固定胃管　脱手套，用胶带固定胃管，如（图 2-19-1） 图 2-19-1　固定胃管图	• 防止胃管脱出
15. 标记并观察胃内容物　卫生手消毒，用黑色记号笔在胶带上标识"胃管"和留置日期、时间，粘贴于胃管末端。观察胃内容物的颜色、性状及量，若有异常（胃内容物带血、胃液量过大等），及时报告医师予以处理	

操作流程	要点与说明
16. 遵医嘱进行治疗或检查　将胃肠减压装置的连接管与胃管连接，松开止血钳；遵医嘱测量胃内容物的量或留取检验标本时，将注射器与胃管连接，抽吸胃液	• 保证胃肠减压装置处于负压状态 • 长期置管的患儿应每周更换胃管
17. 安置患儿　将用物置于治疗车下层，帮助患儿取舒适体位，整理床单位，卫生手消毒	
18. 记录　持 PDA 登录移动护理，点击执行确认。在一般护理记录单（附件3）上记录留置胃管时间，插入胃管深度及胃液的颜色、性状、量	
19. 整理用物　推车携物回处置室，整理用物，洗手	

【参考文件】

临床护理实践指南. 中华人民共和国卫生部. 2011.

【文件保留】 1 年

【附件】

附件 2　执行项目表
附件 3　一般护理记录单

【质控要点】

1. 插入过程中若病人出现呛咳、呼吸困难、发绀时，立即拔出，休息片刻后重新插管。

2. 昏迷患儿吞咽和咳嗽反射消失，为提高插管成功率，在插管前应将患儿头向后仰。

【文件交付】

1. 医疗副院长
2. 医务处处长
3. 护理部主任
4. 临床科室主任（儿科）
5. 科护士长（所有）

6. 护士长（所有护理单元）

留置胃管技术评分标准

科室：   姓名：

项目	总分	技术操作要求	权重				得分	备注
			A	B	C	D		
操作过程	90	洗手，戴口罩	3	2	1	0		
		核对医嘱	4	3	2	0		
		确认患儿并评估	5	3	1	0		
		准备并检查用物	6	4	2	0		
		核对患儿	6	4	2	0		
		准备用物	3	2	1	0		
		安置体位	3	2	1	0		
		清洁置管鼻腔	4	3	2	0		
		测量置管长度	5	3	1	0		
		留置胃管	10	6	2	0		
		检查口腔	6	4	2	0		
		判断胃管位置	8	6	3	0		
		夹闭胃管	2	1	0	0		
		固定胃管	5	3	1	0		
		标记并观察胃内容物	5	3	1	0		
		遵医嘱进行治疗或检查	5	3	1	0		
		安置患儿	4	3	2	0		
		记录	4	3	2	0		
		整理用物	2	1	0	0		
评价	10	操作动作熟练、节力	5	3	1	0		
		密切观察患儿病情变化	5	3	1	0		
总分	100							

主考教师：   考核日期：

二十、 拔除胃管技术

technique of extubation for gastric tube

【目的与适用范围】

制定本规章与流程的目的是规范护士为患儿拔除胃管的操作程序，以保证操作顺利进行。

【规章】 无

【名词释义】 无

【流程】

（一）必需品

治疗车、无菌包（治疗巾、弯盘 2 个、止血钳、无菌纱布）、无菌手套、温开水、速干手消毒剂、医疗垃圾桶、生活垃圾桶。

（二）操作

操作流程	要点与说明
1. 洗手，戴口罩	
2. 核对医嘱　两名护士持执行项目表（附件 2）与医嘱核对床号、姓名、拔除胃管时间，核对无误后在执行项目表（附件 2）上签字	● 确保执行的医嘱正确
3. 准备并检查用物　检查各种物品在有效期内，外包装完好，无潮湿、破损，无菌包灭菌指示胶带变色。备好温开水	
4. 核对患儿　推车携物至患儿床旁，请病人说出床号、姓名，护士复述床号、姓名，核对腕带信息；无法正常沟通的患儿，双人核对腕带信息。持 PDA 登录移动护理，扫描患儿腕带，查看医嘱，进入供应室系统，扫描无菌包条码进行使用登记	● 确保患儿正确

续表

操作流程	要点与说明
5. 安置体位　协助患儿取仰卧位，请另一名护士协助约束患儿，揭去胶带，卫生手消毒。打开无菌包，颌下铺治疗巾，将弯盘置于颌旁治疗巾上	
6. 拔管　戴无菌手套，用止血钳夹闭胃管末端。一手用纱布包裹胃管近鼻孔处，另一手轻轻转动胃管（防止胃管与鼻腔粘连），迅速拔出胃管，放入医疗垃圾桶	• 避免胃管内残留液滴入气管
7. 清洁患儿口腔及面部　协助患儿用温开水漱口，漱口水吐于弯盘内。用治疗巾擦拭患儿面部，与弯盘一同置于治疗车下层，脱手套，卫生手消毒	
8. 安置患儿　核对腕带信息，协助其取舒适体位，整理床单位，卫生手消毒	• 确保患儿正确
9. 记录　在一般护理记录单（附件3）上记录拔管时间	
10. 整理用物　推车携物回处置室，整理用物，洗手	

【参考文件】

临床护理实践指南. 中华人民共和国卫生部. 2011.

【文件保留】　1年

【附件】

附件2　执行项目表
附件3　一般护理记录单

【质控要点】　无

【文件交付】

1. 医疗副院长
2. 护理部主任
3. 临床科室主任（儿科）
4. 科护士长（所有）
5. 护士长（所有护理单元）

拔除胃管技术评分标准

科室：   姓名：

项目	总分	技术操作要求	权重				得分	备注
			A	B	C	D		
操作过程	90	洗手，戴口罩	6	4	2	0		
		核对医嘱	8	6	3	0		
		准备并检查用物	8	6	3	0		
		准备温开水	6	4	2	0		
		核对患儿	8	6	3	0		
		安置体位	8	6	3	0		
		拔出胃管	12	8	4	0		
		清洁患儿口腔及面部	10	6	2	0		
		安置患儿	8	6	3	0		
		记录	10	6	2	0		
		整理用物	6	4	2	0		
评价	10	操作动作熟练、节力	5	3	1	0		
		观察患儿的反应	5	3	1	0		
总分	100							

主考教师：   考核日期：

二十一、鼻饲技术

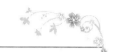

nasal feeding technique

【目的与适用范围】

制定本规章与流程的目的是规范护士为留置胃管的患儿进行鼻饲的操作程序，保证患儿摄入足够的营养、水分和药物。

【规章】 无

【名词释义】

鼻饲法（nasal feeding）是将导管经鼻腔插入胃内，从管内灌注流质食物、水分和药物的方法。

【流程】

（一）必需品

治疗车、治疗盘、无菌包（治疗巾、弯盘 2 个、止血钳、无菌纱布）、一次性 50ml 注射器、一次性 10ml 注射器、鼻饲液（38~40℃）、温开水、听诊器、速干手消毒剂、医疗垃圾桶、生活垃圾桶。

（二）操作

操作流程	要点与说明
1. 洗手，戴口罩	
2. 核对医嘱　两名护士持执行项目表（附件 2）与医嘱核对床号、姓名、鼻饲液名称、浓度、剂量、时间	• 确保执行的医嘱正确
3. 确认患儿并评估　至患儿床旁，核对床号、姓名并评估 （1）评估胃管的位置（鼻翼处或口角处胃管的刻度），上一次鼻饲时间和鼻饲液量	• 确保患儿正确 • 鼻饲间隔时间不少于 2 小时

续表

操作流程	要点与说明
(2) 评估患儿有无恶心、呕吐、腹胀、腹痛，若有不适，报告医师予以处理 (3) 需要吸痰的患儿在鼻饲前先吸痰	
4. 准备并检查用物　回处置室，洗手 (1) 检查各种物品在有效期内，外包装完好，无潮湿、破损，无菌包灭菌指示胶带变色 (2) 核对鼻饲液名称、浓度和剂量，检查在有效期内，无变色、异味，温度以接近正常体温为宜 (3) 若为患儿鼻饲药液时，固体药物充分研碎、完全溶解后方可注入 (4) 准备温开水	● 鼻饲液应现配现用，冰箱内冷藏不超过 24 小时
5. 核对患儿　推车携物至患儿床旁，请病人说出床号、姓名，护士复述床号、姓名，核对腕带信息；无法正常沟通的患儿，双人核对腕带信息。持 PDA 登录移动护理，扫描患儿腕带，查看医嘱，进入供应室系统，扫描无菌包条码进行使用登记	● 确保患儿正确
6. 安置体位　协助患儿取仰卧位，卫生手消毒。打开无菌包，颌下铺治疗巾，将空弯盘置于颌旁治疗巾上。再次核对患儿腕带	
7. 确认胃管是否在胃内 (1) 抽：将一次性 10ml 注射器与胃管末端连接，松开止血钳，能抽出胃液说明胃管在胃内 (2) 看：将胃管末端置入温水中，松开止血钳，若有气泡逸出，说明在气管内，拔出后重新放置 (3) 听：将听诊器听筒置于剑突下，回抽一次性 10ml 注射器的活塞至针筒中有空气，与胃管末端连接，松开止血钳，从胃管向胃内注入空气，听到气过水声，说明胃管在胃内	● 确保胃管在胃内
8. 冲洗胃管　确定胃管在胃内后，用止血钳夹闭胃管末端，用注射器抽取少量温开水，与胃管末端连接，冲洗胃管	● 冲洗管腔，防止堵塞
9. 准备鼻饲液　用一次性 50ml 注射器抽取所需剂量的鼻饲液，与胃管末端连接，松开止血钳	

续表

操作流程	要点与说明
10. 注入鼻饲液 （1）婴幼儿：将鼻饲液缓慢匀速注入，速度应视患儿及鼻饲液的浓度而定 （2）新生儿：鼻饲时，不宜推注，应撤去注射器活塞，将鼻饲液注入空针筒内以自然重力灌入胃内	• 鼻饲过程中观察患儿反应
11. 冲净胃管　再次抽取少量温开水，与胃管末端连接，松开止血钳，注入温开水以脉冲式方法冲净胃管，夹闭止血钳，塞紧胃管管塞，松开止血钳	
12. 清洁患儿面部　用治疗巾擦拭患儿面部，将用物置于治疗车下层，卫生手消毒	
13. 安置患儿　核对患儿腕带信息，抬高床头，整理床单位，卫生手消毒	
14. 记录　持 PDA 登录移动护理，点击执行确认。在一般护理记录单（附件3）上记录鼻饲液名称、量和鼻饲时间	
15. 整理用物　推车携物回处置室，整理用物，洗手	

【参考文件】

临床护理实践指南. 中华人民共和国卫生部. 2011.

【文件保留】　1 年

【附件】

附件2　执行项目表
附件3　一般护理记录单

【质控要点】　无

【文件交付】

1. 医疗副院长
2. 护理部主任
3. 临床科室主任（儿科）
4. 科护士长（所有）

5. 护士长（所有护理单元）

鼻饲技术评分标准

科室：　　　　　　　　　　　　　　　　　　　　　　姓名：

项目	总分	技术操作要求	权重				得分	备注
			A	B	C	D		
操作过程	90	洗手，戴口罩	3	2	1	0		
		核对医嘱	5	3	1	0		
		确认患儿并评估	5	3	1	0		
		准备并检查用物	6	4	2	0		
		核对患儿	8	6	3	0		
		安置体位	6	4	2	0		
		判断胃管位置	10	6	2	0		
		冲洗胃管	6	4	2	0		
		准备鼻饲液	6	4	2	0		
		注入鼻饲液	8	6	3	0		
		冲净胃管	6	4	2	0		
		清洁患儿面部	5	3	1	0		
		安置患儿	5	3	1	0		
		记录	6	4	2	0		
		整理用物	5	3	1	0		
评价	10	操作动作熟练、节力	5	3	1	0		
		密切观察病情变化	5	3	1	0		
总分	100							

主考教师：　　　　　　　　　　　　　　　　　　考核日期：

二十二、 经口鼻吸痰技术

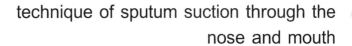

technique of sputum suction through the
nose and mouth

【目的与适用范围】

制定本规章与流程的目的是规范护士为患儿经口鼻吸痰时应遵循的操作程序，以保证操作顺利进行。

【规章】 无

【名词释义】

经口鼻吸痰技术（technique of sputum suction through the nose and mouth）：是指经口、鼻腔将呼吸道的分泌物吸出，以保持呼吸道通畅，预防吸入性肺炎、肺不张、窒息等并发症的一种方法。

【流程】

（一）必需品

中心负压吸引装置、治疗车、一次性使用无菌可控式吸痰管、一次性使用医用引流袋、吸引连接管、0.9%氯化钠溶液、浓度为 500mg/L 的含氯消毒液、听诊器、速干手消毒剂、医疗垃圾桶、生活垃圾桶。

（二）操作

操作流程	要点与说明
1. 洗手，戴口罩	
2. 评估患儿　至患儿床旁，核对床号、姓名，并评估 （1）病情、意识 （2）呼吸道分泌物情况 （3）口腔、鼻腔情况	● 确保患儿正确

续表

操作流程	要点与说明
3. 准备并检查用物　回处置室，洗手，准备并检查用物 （1）检查各种物品在有效期内，一次性物品外包装完整 （2）吸痰管型号合适 （3）检查0.9%氯化钠溶液药名、浓度、剂量、用法、时间、有效期；药液无变色、沉淀、混浊、絮状物；瓶口无松动，瓶体无裂痕	
4. 核对患儿　推车携物至患儿床旁，请病人说出床号、姓名，护士复述床号、姓名，核对腕带信息；无法正常沟通的患儿，双人核对腕带信息	• 确保患儿正确
5. 准备中心负压吸引装置 （1）连接中心负压插座，安装引流袋，将吸引连接管与引流袋接头连接紧密 （2）检测中心负压装置性能 （3）调节负压，新生儿的负压为80~100mmHg，婴幼儿的负压为100~200mmHg	• 避免患儿黏膜损伤
6. 戴手套　遵循无菌原则，以右手为例 （1）打开吸痰管尾部包装，取出PE手套，不可触及吸痰管，先戴于左手 （2）再取出无菌纸包裹的另一只手套，不可触及吸痰管，双手捏住无菌纸的背面将其打开，不可触及粘贴有手套的一面 （3）左手捏住无菌纸背面，右手伸入手套内，左手将手套与无菌纸分离，粘贴手套的一面向上置于患儿胸前	• 保持右手处于无菌状态
7. 取出吸痰管　用右手将吸痰管取出盘绕在手中，露出吸痰管连接头，左手将吸痰管外包装弃于生活垃圾桶内	• 保持吸痰管无菌
8. 连接吸痰管　左手持吸引连接管与吸痰管接头连接紧密，连接时避免右手触及吸痰管以外区域，左手拇指控制吸痰管末端，用0.9%氯化钠溶液浸湿吸痰管试吸	• 保持右手处于无菌状态
9. 为患儿吸痰 （1）右手持吸痰管以无负压状态迅速插入患儿鼻腔，左手拇指按住吸痰管可控开关使其处于负压 （2）右手持吸痰管边旋转边上提，吸引痰液，将鼻腔痰液吸净，导管退出患儿鼻腔	• 操作时动作轻柔，迅速 • 无负压状态下插入，保证插管过程顺利

操作流程	要点与说明
（3）用 0.9% 氯化钠溶液冲洗管内痰液 （4）更换一次性吸痰管，同法吸引双侧口腔，每次吸痰时间不超过 15 秒	• 避免患儿缺氧 • 若痰液较多无法一次吸净，须更换吸痰管后再次吸引
10. 观察　吸痰过程中若患儿剧烈咳嗽，应停止吸痰休息片刻。注意观察患儿口唇、面色	
11. 吸痰结束，左手持吸引连接管与右手的吸痰管分离，左手将右手手套反脱，把无菌纸和吸痰管一并包在手套内，弃于医疗垃圾桶，左手持吸引连接管吸引浓度为 500mg/L 的含氯消毒液，冲洗管腔，右手将左手套反脱包住连接管挂于吸引器上，关闭中心负压吸引装置，卫生手消毒	• 避免污染他处
12. 听诊器听诊患儿呼吸音，评价吸痰效果 （1）气道痰鸣音消失或减弱 （2）口唇紫绀程度减轻	
13. 安置患儿　清洁患儿面部，为患儿取舒适体位，整理床单位，卫生手消毒	
14. 记录　在一般护理记录单（附件 3）上记录痰液颜色、性状、量及吸痰效果	
15. 整理用物　整理用物，洗手	

【参考文件】

临床护理实践指南. 中华人民共和国卫生部. 2011.

【文件保留】　1 年

【附件】

附件 3　一般护理记录单

【质控要点】

1. 调节负压，新生儿的负压为 80～100mmHg，婴幼儿的负压为 100～200mmHg。

2. 每次吸痰时间<15 秒。

3. 吸痰过程中若患儿剧烈咳嗽，应停止吸痰休息片刻。吸痰过程中注意观察患儿口唇面色。

【文件交付】

1. 医疗副院长
2. 护理部主任
3. 临床科室主任（儿科）
4. 科护士长（所有）
5. 护士长（所有护理单元）

经口鼻吸痰技术评分标准

科室：   姓名：

项目	总分	技术操作要求	权重				得分	备注
			A	B	C	D		
操作过程	90	洗手，戴口罩	3	2	1	0		
		评估患儿	8	6	3	0		
		准备并检查用物	5	3	1	0		
		核对患儿	5	3	1	0		
		准备中心负压吸引装置	6	4	2	0		
		戴手套	6	4	2	0		
		取出吸痰管	4	3	2	0		
		连接吸痰管	4	3	2	0		
		吸痰	12	8	4	0		
		观察患儿	8	6	3	0		
		吸痰结束整理用物	6	4	2	0		
		听诊呼吸音	8	6	3	0		
		安置患儿	5	3	1	0		
		记录	6	4	2	0		
		整理用物	4	3	2	0		
评价	10	操作动作熟练、节力	5	3	1	0		
		关心患儿感受	5	3	1	0		
总分	100							

主考教师：   考核日期：

二十三、气管插管吸痰技术

technique for sputum suction through Tracheal intubation

【目的与适用范围】

制定本规章与流程的目的是规范护士为留置气管插管的患儿吸痰时应遵循的操作程序，以清除患儿呼吸道分泌物，保证有效的通气。

【规章】 无

【名词释义】 无

【流程】

（一）必需品

中心负压吸引装置、治疗车、治疗盘、一次性使用医用引流袋、一次性使用无菌可控式吸痰管、吸引连接管、0.9%氯化钠溶液、浓度为 500mg/L 的含氯消毒液、听诊器、速干手消毒剂、医疗垃圾桶、生活垃圾桶。

（二）操作

操作流程	要点与说明
1. 洗手，戴口罩	
2. 确认患儿并评估　至患儿床旁，核对床号、姓名，并评估 （1）病情、意识、心率、经皮血氧饱和度 （2）肺部呼吸音 （3）呼吸机吸入氧浓度/吸氧流量 （4）气管插管的型号 （5）气管插管留置的深度	

操作流程	要点与说明
3. 准备并检查物品　回处置室，洗手，准备并检查用物 （1）检查各种物品在有效期内，一次性物品外包装完好，吸痰管型号合适（吸痰管最大外径<气管插管内径的1/2） （2）双人核对0.9%氯化钠溶液药名、浓度、剂量、用法、时间；检查在有效期之内；药液无变色、沉淀、混浊、絮状物；瓶口无松动，瓶体无裂痕	
4. 核对患儿　推车携物至患儿床旁，请病人说出床号、姓名、过敏史，护士复述床号、姓名，核对腕带信息；无法正常沟通的患儿，双人核对腕带信息	• 确保患儿正确
5. 操作前准备 （1）调节负压　新生儿的负压为80~100mmHg，婴幼儿的负压为100~200mmHg （2）观察患儿心率和经皮血氧饱和度，氧浓度调至100%/调高吸入氧流量2~3分钟	• 避免患儿黏膜损伤 • 防止吸痰过程中发生低氧血症
6. 戴手套（遵循无菌原则，以右手为例） （1）打开吸痰管尾部包装，取出一只手套，不可触及吸痰管，戴于左手 （2）再取出无菌纸包裹的另一只手套，不可触及吸痰管，双手捏住无菌纸的背面将其打开，不可触及粘贴有手套的一面 （3）左手捏住无菌纸背面，右手伸入手套内，左手将手套与无菌纸分离，粘贴手套的一面向上置于患儿胸前	• 保持右手无菌状态
7. 取出吸痰管　用右手将吸痰管取出盘绕在手中，露出吸痰管连接头，左手将吸痰管外包装弃于生活垃圾桶内	• 保持吸痰管无菌
8. 连接吸引器连接管与吸痰管接头　左手持吸引连接管与吸痰管接头连接紧密，连接时避免右手触及吸痰管以外区域，准备开始吸痰	• 保持右手无菌
9. 为患儿吸痰 （1）左手将气管插管与呼吸机管道脱开，放置于无菌纸上，右手将吸引管与吸痰管连接处交予左手，右手持吸痰管无负压状态迅速插入气管插管内（插入深度应大于气管插管长度1cm），遇到阻力后上提	• 操作时动作轻柔

操作流程	要点与说明
（2）左手拇指按住吸痰管可控开关使其处于负压，右手持吸痰管边旋转边上提，吸引痰液	
（3）若分泌物多时，应先吸引气管内的分泌物，更换吸痰管后再吸鼻腔/口腔内分泌物	
（4）若痰液较多无法一次吸净，须更换吸痰管后再次吸引	
（5）当痰液黏稠不易吸出时，遵医嘱气管插管内滴入 0.9%氯化钠溶液湿化气道（新生儿气管插管内滴入 0.9%氯化钠溶液 0.5~1ml）	
10. 观察　吸痰过程中观察患儿的痰液情况、心率、经皮血氧饱和度，若出现紫绀、心率下降、心律失常、经皮血氧饱和度<90%时应立即停止吸痰，报告医师予以处理	• 纠正低氧血症
11. 吸痰结束 （1）右手将吸痰管盘绕在手中，左手将呼吸机管道与气管插管连接	• 避免患儿缺氧
（2）左手持吸引连接管与右手的吸痰管分离，右手抓起患儿胸前的无菌纸，左手将右手手套反脱，把无菌纸和吸痰管一并包在手套内，弃于医疗垃圾桶内	• 避免污染他处
（3）左手持吸引连接管吸引浓度为 500mg/L 的含氯消毒液，冲洗管腔，右手将左手套反脱包住连接管挂于吸引器上	• 保持吸引连接管管腔内清洁、干净
12. 调高氧流量　卫生手消毒，擦净患儿面部污渍，观察患儿生命体征和经皮血氧饱和度，氧浓度调至 100%/调高吸入氧流量 2~3 分钟，待血氧饱和度升至正常水平后再将氧浓度调至原来水平	
13. 评价吸痰效果 （1）用听诊器听诊患儿呼吸音，气道痰鸣音消失或减轻 （2）口唇紫绀程度减轻 （3）血氧饱和度上升	
14. 安置患儿　查看患儿腕带信息，协助患儿取舒适体位	• 保证患儿舒适
15. 记录　在病重（病危）患者护理记录（附件 21）上记录痰液颜色、性质、量及吸痰效果	
16. 整理用物　关闭负压，洗手	

【参考文件】

崔焱. 儿科护理学. 第 5 版. 北京：人民卫生出版社，2012.

【文件保留】 1 年

【附件】

附件 21 病重（病危）患者护理记录

【质控要点】

1. 吸痰前后给予 100% 氧气吸入/调高吸入氧流量 2~3 分钟。

2. 若分泌物多时，应先吸引气管内的分泌物，更换吸痰管后再吸鼻腔/口腔内分泌物。

【文件交付】

1. 医疗副院长
2. 护理部主任
3. 临床科室主任（儿科）
4. 科护士长（所有）
5. 护士长（所有护理单元）

气管插管吸痰技术评分标准

科室：　　　　　　　　　　　　　　　　　　　　　　　　姓名：

项目	总分	技术操作要求	权重				得分	备注
			A	B	C	D		
操作过程	90	洗手，戴口罩	2	1	0	0		
		确认患儿并评估	8	6	3	0		
		准备并检查用物	6	4	2	0		
		核对患儿	3	2	1	0		
		操作前准备	3	2	1	0		
		戴手套	6	4	2	0		
		取出吸痰管	6	4	2	0		
		连接吸引器连接管与吸痰管接头	10	6	2	0		

项目	总分	技术操作要求	权重				得分	备注
			A	B	C	D		
操作过程	90	为患儿吸痰	10	6	2	0		
		观察	6	4	2	0		
		操作后处理	6	4	2	0		
		调高氧流量	8	6	3	0		
		评价吸痰效果	5	3	1	0		
		安置患儿	5	3	1	0		
		记录	4	3	2	0		
		整理用物	2	1	0	0		
评价	10	操作动作轻快、吸痰手法正确	5	3	1	0		
		密切观察患儿病情	5	3	1	0		
总分	100							

主考教师：   考核日期：

二十四、 骨髓穿刺术护理配合

technique of cooperation for bone marrow aspiration

【目的与适用范围】

制定本规章与流程的目的是规范护士配合医师进行骨髓穿刺术时应遵循的操作程序，以保证操作顺利进行。

【规章】 无

【名词释义】

骨髓穿刺术（bone marrow aspiration）：简称骨穿，是采取骨髓液的一种常用临床技术。临床上骨髓穿刺液主要用于检查骨髓细胞增生程度和细胞组成及其形态学变化，也可用于细胞遗传学检查（染色体）、造血干细胞培养、寄生虫和细菌学检查等以助临床诊断、观察疗效和判断预后，还可为骨髓移植提供骨髓。

【流程】

（一）必需品

治疗车、治疗盘、一次性骨髓穿刺包、无菌棉签、无菌纱布包、无菌敷料、0.5%碘伏消毒液棉球1包、盛有无菌持物钳的容器、2%利多卡因注射液、安尔碘皮肤消毒剂、砂轮、速干手消毒剂、医疗垃圾桶、生活垃圾桶、利器盒、屏风（按需）。

（二）操作

操作流程	要点与说明
1. 洗手，戴口罩	
2. 核对医嘱　两名医护人员共同持执行项目表（附件2）与医嘱核对床号、姓名、穿刺术名称，无误后在执行项目表（附件2）上签字，查看医师与患儿家长签署的儿科骨髓穿刺术知情同意书（附件23）	• 确保执行的医嘱正确

操作流程	要点与说明
3. 解释并评估　至患儿床旁，请患儿说出床号、姓名，向患儿解释操作目的并评估患儿的病情、合作程度，讲解配合方法、术后注意事项	• 确保患儿正确 • 取得患儿的配合
4. 关闭门窗，按需协助患儿排便、排尿，按需遮挡屏风	• 满足患儿生理需求
5. 准备并检查用物　回治疗室，洗手，准备并检查用物 （1）检查各种物品在有效期内，外包装完好 （2）核对药名、浓度、剂量、用法、时间正确，在有效期内，无变色、沉淀、混浊、絮状物	• 确保各种物品在有效期内
6. 核对患儿　推车携物至患儿床旁，请患儿说出床号、姓名，护士复述床号、姓名，核对腕带信息；无法正常沟通的患儿，双人核对腕带信息	• 确保患儿正确
7. 安置体位 （1）仰卧位：适用胸骨或髂前上棘穿刺 （2）俯卧位：适用髂后上棘穿刺	• 充分暴露出穿刺部位
8. 放置无菌物品　打开一次性骨髓穿刺包、碘伏棉球包，用无菌持物钳夹取碘伏棉球置于一次性骨髓穿刺包的空弯盘内；医师进行皮肤消毒	• 遵循无菌操作原则
9. 核对并协助抽吸药液 （1）与医师共同核对2%利多卡因注射液 （2）将药物名称朝向医师，医师再次确认后，协助医师抽吸药液（图2-24-1） 图2-24-1　配合医师抽取药液 （3）抽药完毕，与医师再次核对确认无误后将空安瓿弃入利器盒	• 遵循无菌操作原则 • 保证药品正确

续表

操作流程	要点与说明
10. 维持体位　在穿刺过程中协助患儿保持体位	• 保证穿刺时体位正确 • 及时发现患儿穿刺过程中的病情变化
11. 观察病情　穿刺过程中，观察患儿面色、呼吸及脉搏，询问感受	
12. 安置患儿　待医师用无菌敷料覆盖穿刺点后，协助患儿穿衣服，取舒适体位，整理床单位	
13. 告知注意事项 （1）穿刺后休息 10~20 分钟，可下地适当活动 （2）穿刺点保持干燥、清洁，若伤口敷料有渗血、穿刺点有触痛时，及时通知医务人员	• 避免剧烈活动，引发穿刺部位疼痛、渗血
14. 记录　卫生手消毒，持 PDA 登录移动护理，在一般护理记录单（附件 3）上记录	
15. 整理用物　推车回处置室，整理用物，洗手	• 按垃圾分类原则进行处理
16. 观察病情　观察患儿骨髓穿刺术后的反应，若患儿面色、呼吸及脉搏异常及时报告医师并予以处理	

【参考文件】

黄晓军. 血液病学. 北京：人民卫生出版社，2009.

【文件保留】　1 年

【附件】

附件 2　执行项目表
附件 3　一般护理记录单
附件 23　儿科骨髓穿刺术知情同意书

【质控要点】

1. 药物需与医师共同核对，保证用药正确。
2. 在穿刺过程中，协助患儿维持体位。观察患儿面色、呼吸及脉搏，询问感受。

【文件交付】

1. 医疗副院长
2. 医务处处长
3. 护理部主任
4. 临床科室主任（儿科）
5. 科护士长（所有）
6. 护士长（所有护理单元）

骨髓穿刺术护理配合技术评分标准

科室：   姓名：

项目	总分	技术操作要求	权重				得分	备注
			A	B	C	D		
操作过程	90	洗手，戴口罩	4	3	2	0		
		核对医嘱	6	4	2	0		
		确认患儿	5	3	1	0		
		解释并评估	5	3	1	0		
		准备并检查用物	6	4	2	0		
		核对患儿	8	6	3	0		
		安置体位	8	6	3	0		
		放置无菌物品	6	4	2	0		
		核对并协助抽取药液	10	6	2	0		
		维持体位	10	6	2	0		
		观察病情	6	4	2	0		
		安置患儿	6	4	2	0		
		告知注意事项	4	3	2	0		
		记录	2	1	0	0		
		整理用物	2	1	0	0		
		观察病情	2	1	0	0		
评价	10	操作动作熟练、节力	4	3	2	0		
		沟通有效	2	1	0	0		
		关心患儿感受	4	3	2	0		
总分	100							

主考教师：   考核日期：

二十五、 腰椎穿刺术护理配合

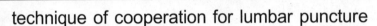

technique of cooperation for lumbar puncture

【目的与适用范围】

制定本规章与流程的目的是规范护士配合医师进行腰椎穿刺术时应遵循的操作程序，以保证操作顺利进行。

【规章】无

【名词释义】

腰椎穿刺术（lumbar puncture）是通过穿刺第 3、4 腰椎或 4、5 腰椎间隙进入蛛网膜下腔放出脑脊液的技术，主要用于中枢神经系统疾病的诊断和鉴别诊断。

【流程】

（一）必需品

治疗车、一次性腰椎穿刺包、无菌棉签、无菌手套、一次性 5ml 注射器、无菌纱布包、无菌敷料、碘伏棉球包、盛有无菌持物钳的容器、2% 利多卡因注射液、安尔碘皮肤消毒剂、治疗盘、砂轮、速干手消毒剂、医疗垃圾桶、生活垃圾桶、利器盒、屏风（按需）。

（二）操作

操作流程	要点与说明
1. 洗手，戴口罩	
2. 核对医嘱 两名医护人员共同持执行项目表（附件 2）与医嘱核对床号、姓名、穿刺术名称，无误后在执行项目表（附件 2）上签字，查看医师与患儿家长签署的腰椎穿刺术知情同意书（附件 24）	• 确保执行的医嘱正确

操作流程	要点与说明
3. 解释并评估　至患儿床旁，请患儿说出床号、姓名，向患儿解释操作目的并评估患儿的病情、合作程度，讲解配合方法、术后注意事项	• 确保患儿正确 • 取得患儿配合
4. 关闭门窗，按需协助患儿排便、排尿，按需遮挡屏风	• 满足患儿生理需求
5. 准备并检查用物　回治疗室，洗手，准备并检查用物 （1）检查各种物品在有效期内，外包装完好 （2）核对药名、浓度、剂量、用法、时间正确，在有效期内，无变色、沉淀、混浊、絮状物	• 确保各种物品在有效期内
6. 核对患儿　推车携物至患儿床旁，请患儿说出床号、姓名及过敏史，护士复述并核对腕带信息；无法正常沟通的患儿，双人核对腕带信息	• 确保患儿正确
7. 安置体位　协助患儿保持侧卧位：协助患儿呈屈颈抱膝体位，暴露穿刺部位（图 2-25-1） **图 2-25-1　协助患儿双手抱膝，全身呈弓形**	• 屈颈抱膝体位可增加腰椎间隙宽度，便于医师操作
8. 放置无菌物品　卫生手消毒，打开一次性腰椎穿刺包，依次打开碘伏棉球包、一次性注射器 5ml、无菌敷料，用无菌持物钳分别夹入腰椎穿刺包内，医师进行皮肤消毒	• 遵循无菌操作原则
9. 核对并协助抽吸药液 （1）与医师共同核对 2% 利多卡因注射液	• 遵循无菌操作原则 • 保证药品正确

操作流程	要点与说明
（2）将药物名称朝向医师，医师再次确认后，协助医师抽吸药液（图 2-25-2） **图 2-25-2　配合医师抽取药液** （3）抽药完毕，与医师再次核对确认无误后将空安瓿弃入利器盒	
10. 维持体位　待医师为患儿完成局部麻醉进行穿刺时，协助患儿维持屈颈抱膝体位	• 保证穿刺时体位正确
11. 观察病情　穿刺过程中，观察患儿面色、呼吸及脉搏，询问感受	• 及时发现异常情况，立即报告医师，停止操作并协助抢救
12. 安置患儿　待医师用无菌敷料覆盖穿刺点后，协助患儿穿衣服，取去枕平卧位，整理床单位	• 去枕平卧位可防止穿刺后颅压过低引起的头痛
13. 告知注意事项 （1）穿刺后去枕平卧至少 4~6 小时，卧床期间不可抬高头部，可适当转动身体 （2）保持穿刺部位的敷料干燥，24 小时内不宜淋浴 （3）术后出现头痛及时通知医生	
14. 记录　卫生手消毒，持 PDA 登录移动护理，在一般护理记录单中（附件 3）记录	
15. 整理用物　推车回处置室，整理用物，洗手	• 按垃圾分类原则进行处理
16. 观察病情　观察患儿腰椎穿刺术后的反应，若患儿面色、呼吸及脉搏异常及时报告医师并予以处理	

【参考文件】

尤黎明，吴瑛．内科护理学．第 5 版．北京：人民卫生出版社，2014.

【文件保留】 1 年

【附件】

附件 2　执行项目表

附件 3　一般护理记录单

附件 24　腰椎穿刺术知情同意书

【质控要点】

1. 药物需与医师共同核对，保证用药正确。

2. 在穿刺过程中，协助患儿维持体位。观察患儿面色、呼吸及脉搏，询问感受。

【文件交付】

1. 医疗副院长

2. 医务处处长

3. 护理部主任

4. 临床科室主任（儿科）

5. 科护士长（所有）

6. 护士长（所有护理单元）

腰椎穿刺术护理配合技术评分标准

科室：　　　　　　　　　　　　　　　　　　　　　　　　　　　　姓名：

项目	总分	技术操作要求	权重				得分	备注
			A	B	C	D		
操作过程	90	洗手，戴口罩	4	3	2	0		
		核对医嘱	6	4	2	0		
		确认患儿	5	3	1	0		
		解释并评估	5	3	1	0		
		准备并检查用物	6	4	2	0		

续表

项目	总分	技术操作要求	权重				得分	备注
			A	B	C	D		
操作过程	90	核对患儿	8	6	3	0		
		安置体位	8	6	3	0		
		放置无菌物品	6	4	2	0		
		核对并协助抽吸药液	10	6	2	0		
		维持体位	10	6	2	0		
		观察病情	6	4	2	0		
		安置患儿	6	4	2	0		
		告知注意事项	4	3	2	0		
		记录	2	1	0	0		
		整理用物	2	1	0	0		
		观察病情	2	1	0	0		
评价	10	操作动作熟练、节力	4	3	2	0		
		沟通有效	2	1	0	0		
		关心患儿感受	4	3	2	0		
总分	100							

主考教师：　　　　　　　　　　　考核日期：

附件

附件 1

输液标签

×床 女 ×××	2015-05-21
once 9AM 输液	
临时 药名 规格	剂量 用药方式

附件 2

执行项目表

单号：　　　　　　　　　　　　　　　　　　　　打印时间

科室：　　　病区：　　　　日期：　　　　　　　第　　页

姓名	项目名称	药品规格	医生嘱托	剂量	用量	给药方式	执行时间	执行科室

附件 3

一般护理记录单

姓名：_____科室：_____床号：_____住院号：_____

年-月-日　00：00

护理记录内容

护士签名：

第　页　　　　　　　　护士长签名：_____

附件 4

注射标签

×床　　男　　×××			2014–05–28
QD20	6AM	注射	
长期	药名	规格	剂量　用药方式

附件5

手术通知单

总编号：	ART号：	扳机时间：	手术时间：
女方姓名：	年龄：	电话：	女方身份证：
男方姓名：	年龄：	电话：	男方身份证：
诊断1：	诊断2：	诊断3：	
不孕年限：	前次IVF受精失败/低下史	取精困难：	使用供精：
精液常规：	密度×10⁶/ml	a+b　%　SDI	TEL　　畸形率
大卵泡数（>1.3cm）：	临床方案：	胚胎：	全麻：
传染病（女）：	传染病（男）：	ART方式：	手术类别：
手术医生：	开单医生：	备注：	

附件6

取卵记录

姓名 _____ 病历号：_____

日期：_____ HCG 时间：_____ 取卵时间： 时 分

　　T 　　℃ 　　P 　　次/分 　　　　　　BP 　　mmHg

HCG 日 FSH 　mIU/ml 　LH 　mIU/ml 　E2 　pg/ml 　P 　ng/ml

是否全胚冷冻：√否□是 全胚冷冻原因：_____

术前麻醉 静脉麻醉_____

　　碘伏消毒外阴，铺巾，生理盐水。 常规冲洗消毒阴道、宫颈，B 超观察盆腔情况____
异常：_____。_____取卵针_____mmHg 负压穿刺抽吸左卵巢卵泡，
大卵泡_____个，小卵泡_____个，囊肿_____个，性状_____，囊内液_____
ML，左卵巢共穿刺_____次，顺利 （详述）_____，未经过 子宫_____次；
同法穿刺抽吸右卵巢卵泡大卵泡_____个，小卵泡_____个，囊肿_____个，性状
_____囊内液_____ML，共穿刺_____次，顺利 （详述）_____未
经过子宫_____次。获卵数见实验室记录。再次观察盆腔情况 无异常（详述）
_____后穹窿液_____CM。阴道出血_____毫升，穿刺点压迫止血，无
活动性出血，术毕。

手术镇痛效果：_____

术中及术后异常情况：_____

术中及术后其他用药：_____

　　　　　　　　　　_____

　　　　　　　　　　_____

术后观察：_____

　　　　　　　　术者：_____ 助手：_____

附件7

宫腔内人工授精手术记录

姓名：_____病历号：_____手术日期：_____

　　患者取膀胱截石位，碘伏消毒外阴，铺巾，生理盐水擦洗阴道、宫颈，IUI外套管进宫腔深_____ cm，子宫_____位，进入_____，_____，宫颈，_____探针、扩宫器，出血：_____，吸取处理后精液_____ ml缓慢注入宫腔，推注时阻力_____，_____回流，_____ ml，_____外溢_____ ml，手术_____B超引导下进行。术后平卧_____小时。

其他异常情况：_____

术者：_____

助手：_____

计划随访人员：_____

附件 8

胚胎移植记录

姓名：　　　　　　　病历号：　　　　　　　手术日期：

新鲜周期：　　　　　　　　　　　扳机　解冻周期：　　　　　　ET胚胎：　　　　　
　　生理盐水消毒外阴，铺巾，生理盐水、培养液搽洗阴道、宫颈，　　　　　　管进宫腔深　　　　cm，移植胚胎　　　　枚，进入　　　　　　　　顺利，　　　　　　　　，出血：　　　　　，　　　　　，黏液：　　　　　，　　　　　。移植　　　　　B超引导下进行，膀胱充盈　　　　　　　　，B超观察子宫　　　　位，推注胚胎时观察　　　　　　　。术后平卧　　　　分钟。

其他异常情况：　　　　　　　　　　　　　　　　　　　　　　　　　　　　　　
移植前后用药：　　　　　　　　　　　　　　　　　　　　　　　　　　　　　　

术者：　　　　　　　
助手：　　　　　　　
计划随访人员：

附件9

儿科新生儿室护理记录单

（第　页）

姓名＿＿＿＿＿＿　性别＿＿＿＿　年龄＿＿＿＿　床号＿＿＿＿　病历号＿＿＿＿＿

入院日期＿＿＿＿＿＿＿＿＿　　入院方式＿＿＿＿＿＿＿＿＿＿　过敏史＿＿＿＿

诊断＿＿＿＿＿＿＿＿＿＿＿＿＿＿＿＿＿＿＿＿＿＿＿＿＿＿＿＿＿＿＿＿＿＿＿＿＿

日期	时间	体温	皮肤	管路	安全	输液量	饮量	尿量	大便	体重	特殊记录	签名

附件 10

体温记录

姓名_____ 性别___ 年龄___ 入院日期_____ 病区_____ 床号___ 病历号_____

日　　期															
住　院　天　数															
术　后　天　数															
时　　间	上午	下午	上午	下午	上午	下午	上午	下午	上午	下午	上午	下午	上午	下午	
	2 6 10	2 6 10	2 6 10	2 6 10	2 6 10	2 6 10	2 6 10	2 6 10	2 6 10	2 6 10	2 6 10	2 6 10	2 6 10	2 6 10	

脉搏	体温							
180	42℃							
160	41℃							
140	40℃							
120	39℃							
100	38℃							
80	37℃							
60	36℃							
40	35℃							

呼吸								
血压mmHg								
大便次数								
尿量ml								
输液量ml								
体重kg								
疼痛评分(静息/活动)								

第　　周

附件 11

新生儿 PICC 知情同意书

患者姓名　　　　性别　　　　年龄　　　　病历号

疾病介绍和治疗建议

　　医生已告知我患儿患有早产儿小于胎龄儿；新生儿羊水吸入综合征；极低出生体重儿，需要经外周静脉穿刺置入中心静脉导管（PICC）。

1. 减少频繁穿刺外周静脉的次数，减轻病人痛苦。

2. 避免药物外渗引起的并发症。

3. 于中心静脉导管实施静脉营养和各种药物的输注，保护外周静脉。

其他

治疗潜在风险和对策

　　医生告知我经外周静脉穿刺置入中心静脉导管（PICC）手术可能发生的一些风险，有些不常见的风险可能没有在此列出，具体的手术术式根据不同病人的情况有所不同，医生告诉我可与患儿的医生讨论有关患儿手术的具体内容，如果我有特殊的问题可与患儿的医生讨论。

我理解此手术可能发生的风险：

1) 少数病人因个体差异，血管变异，可能出现穿刺失败；

2) 少数病人可发生导管异位、脱落、脱出、断裂、堵塞、血管栓塞，个别病人不能耐受入的导管而于治疗途中拔管等情况发生；

3) 少数病人可发生局部不适、皮疹、出血、血管损伤、感染甚至溃疡；

4) 少数病人因术中精神紧张而发生心脏血管意外、异物刺激导致心律失常、静脉炎、血栓形成，部分病人可发生其他周边组织损伤，如气胸等；

5) 根据北京市公费医疗大病统筹办公室和医保中心的有关规定，此项费用属自费范畴；

6) 其他目前无法预计的风险和并发症。

特殊风险或主要高危因素

　　我理解根据患儿个人的病情，除上述风险以外，还可能出现以下特殊并发症或风险：

　　一旦发生上述风险和意外，医生会采取积极应对措施。

患者知情选择

　　我的医生已经告知我患儿将要进行的治疗方式、治疗及治疗后可能发生的并发症和风险、可能存在的其他治疗方法并且向我解答了关于此次治疗的相关问题。

• 我同意在治疗中医生可以根据患儿的病情对预定的治疗方式作出调整。

- 我理解患儿的治疗需要多位医生共同进行。
- 我并未得到患儿治疗百分之百成功的许诺。
- 我作为患儿家长或监护人已如实向医生告知患儿的所有病情，如有隐瞒，一切后果自负。

患儿家长或监护人签名＿＿＿＿＿＿＿＿＿　签名日期 ＿＿＿＿年＿＿月 ＿＿日

身份证号＿＿＿＿＿＿＿＿＿＿＿＿＿＿＿　联系电话 ＿＿＿＿＿＿＿＿＿＿＿＿

通讯地址＿＿＿＿＿＿＿＿＿＿＿＿＿＿＿＿＿＿＿＿＿＿＿＿＿＿＿＿＿＿＿＿＿

如果患儿家长或监护人无法签署知情同意书，请其授权的家属在此签名：

患儿家长或监护人授权亲属签名＿＿＿＿＿与患儿家长或监护人关系＿＿＿＿＿＿

签名日期 ＿＿＿年＿＿＿月 ＿＿日

身份证号＿＿＿＿＿＿＿＿＿＿＿＿＿＿＿　联系电话 ＿＿＿＿＿＿＿＿＿＿＿＿

通讯地址＿＿＿＿＿＿＿＿＿＿＿＿＿＿＿＿＿＿＿＿＿＿＿＿＿＿＿＿＿＿＿＿＿

医生陈述

我已经告知患儿家长或监护人将要进行的治疗方式、此次治疗及治疗后可能发生的并发症和风险、可能存在的其他治疗方法并且解答了患儿家长或监护人关于此次治疗的相关问题。

医生签名　　　　　　　　　　签名日期　　　　年　　　月　　　日

患儿家长或监护人授权亲属签名＿＿＿＿＿签名日期 ＿＿＿＿＿年＿＿月 ＿＿日

附件 12

新生儿 PICC 置管记录单

编号	病历号	床号	姓名	诊断	穿刺肢体		穿刺静脉	置管日期及时间	操作者	置管总长度	导管外露长度	臂围长度		胸片位置	拔管日期及时间	拔管原因	培养结果
					左	右						左	右				

附件 13

新生儿 PICC 维护记录单

床号		姓名		病历号		初次置管记录	
导管置入日期：							
置入导管时上臂臂围：左　　　厘米　　　右　　　　　　厘米							
导管留置体内长度：　　　　厘米　　　　导管外露长度　　　　　　厘米							
导管置入部位：左　右　　贵要静脉　头静脉　肘正中静脉　其他：							

换药记录（日期、时间、签字）

更换接头记录（日期、时间、签字）

双侧臂围测量记录（单位 c m）左→右记录

日期	左侧	右侧	日期	左侧	右侧	日期	左侧	右侧
/ 白			/ 白			/ 白		
夜			夜			夜		
日期	左侧	右侧	日期	左侧	右侧	日期	左侧	右侧
/ 白			/ 白			/ 白		
夜			夜			夜		
日期	左侧	右侧	日期	左侧	右侧	日期	左侧	右侧
/ 白			/ 白			/ 白		
夜			夜			夜		
日期	左侧	右侧	日期	左侧	右侧	日期	左侧	右侧
/ 白			/ 白			/ 白		
夜			夜			夜		
日期	左侧	右侧	日期	左侧	右侧	日期	左侧	右侧
/ 白			/ 白			/ 白		
夜			夜			夜		
日期	左侧	右侧	日期	左侧	右侧	日期	左侧	右侧
/ 白			/ 白			/ 白		
夜			夜			夜		
日期	左侧	右侧	日期	左侧	右侧	日期	左侧	右侧
/ 白			/ 白			/ 白		
夜			夜			夜		

附件14

冲管标签

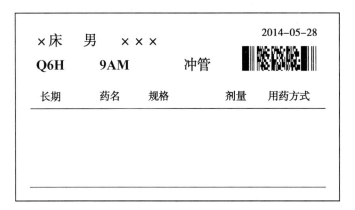

附件 15

封管标签

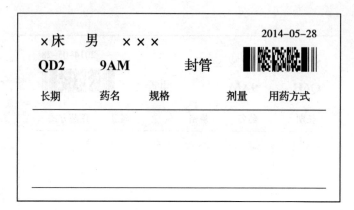

附件 16

暖箱消毒登记本

患儿名称	暖箱型号	消毒时间	签名

附件 17

暖箱终末消毒登记本

患儿名称	入院日期	终末消毒日期（7天）				签名

附件 18

口服药标签

×床　男　×××　　　　　　　2014-05-28

QD20　　6AM　　口服

长期	药名	规格	剂量	用药方式

附件 19

灌肠标签

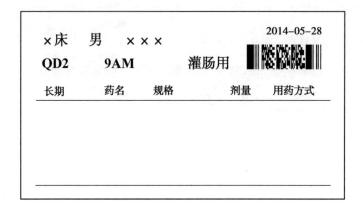

附件 20

外用药标签

<table>
<tr><td colspan="3">×床　男　×××</td><td>2014-05-28</td></tr>
<tr><td>QD20</td><td>6AM</td><td>外用</td><td></td></tr>
<tr><td>长期</td><td>药名　规格</td><td></td><td>剂量　用药方式</td></tr>
</table>

附件 21

病重（病危）患者护理记录

姓名：_____科室：_____床号：_____性别：_____年龄：_____住院号：_____

日期	时间	体温	脉搏	呼吸	血压	血氧饱和度	病情及护理	治疗用药	入量内容	量ml	途径	出量内容	量ml	护士签字

第　页

附件22

输液卡

姓名：　　　　　日期：
病区：　　　　　住院号：
页号：

001

药品名称	用量	频率	执行时间	护士签字

签字：　　　　　　　　　　　　　查对：

001

附件 23

儿科骨髓穿刺术知情同意书

患儿姓名：　　　　　性别：　　　　　年龄：　　　病历号：

疾病介绍和治疗建议

　　医生已告知我患儿需要在　　　　　　　　　麻醉下进行　　　　　　手术。穿刺取骨髓，协助确定诊断及监测病情变化；

其他

治疗潜在风险和对策

　　医生告知我骨髓穿刺手术可能发生的一些风险，有些不常见的风险可能没有在此列出，具体的手术术式根据不同病人的情况有所不同，医生告诉我可与我的医生讨论有关我手术的具体内容，如果我有特殊的问题可与我的医生讨论。

1. 我理解任何手术麻醉都存在风险。
2. 我理解任何所用药物都可能产生副作用，包括轻度的恶心、皮疹等症状到严重的过敏性休克，甚至危及生命。
3. 我理解此手术可能发生的风险。
1）穿刺部位局部出血、血肿；
2）局部感染或败血症：局部穿刺点发生红、肿、热、痛，或全身感染如发热、寒战等；
3）局部麻醉药过敏，药物毒性反应；
4）穿刺操作失败，届时可能需要再次穿刺；
5）穿刺针折断。

特殊风险或主要高危因素

　　我理解根据患儿个人的病情，除上述风险以外，还可能出现以下特殊并发症或风险：

一旦发生上述风险和意外，医生会采取积极应对措施。

患者知情选择

　　我的医生已经告知我患儿将要进行的治疗方式、治疗及治疗后可能发生的并发症和风险、可能存在的其他治疗方法并且向我解答了关于此次治疗的相关问题。

• 我同意在治疗中医生可以根据患儿的病情对预定的治疗方式作出调整。
• 我理解患儿的治疗需要多位医生共同进行。
• 我并未得到患儿治疗百分之百成功的许诺。

- 我授权医师对操作涉及的病变器官、组织、标本及影像资料等进行处置，包括病理学检查、细胞学检查、科学研究和医疗废物处理等。
- 我作为患儿家长或监护人已如实向医生告知我患儿的所有病情，如有隐瞒，一切后果自负。

患儿家长或监护人签名＿＿＿＿＿＿＿＿＿＿　签名日期 ＿＿＿＿年＿＿月 ＿＿日

身份证号＿＿＿＿＿＿＿＿＿＿＿＿＿＿＿　联系电话＿＿＿＿＿＿＿＿＿＿＿＿＿＿＿＿

通讯地址＿＿＿＿＿＿＿＿＿＿＿＿＿＿＿＿＿＿＿＿＿＿＿＿＿＿＿＿＿＿＿＿＿＿＿＿

如果患儿家长或监护人无法签署知情同意书，请其授权的家属在此签名：

患儿家长或监护人授权亲属签名＿＿＿＿＿＿＿与患儿家长或监护人关系＿＿＿＿＿＿＿＿＿＿

签名日期 ＿＿＿年＿＿＿月 ＿＿日

身份证号＿＿＿＿＿＿＿＿＿＿＿＿＿＿＿　联系电话＿＿＿＿＿＿＿＿＿＿＿＿＿＿＿＿

通讯地址＿＿＿＿＿＿＿＿＿＿＿＿＿＿＿＿＿＿＿＿＿＿＿＿＿＿＿＿＿＿＿＿＿＿＿＿

医生陈述

　　我已经告知患儿家长或监护人将要进行的治疗方式、此次治疗及治疗后可能发生的并发症和风险、可能存在的其他治疗方法并且解答了患儿家长或监护人关于此次治疗的相关问题。

医生签名：　　　　　　　　　　签名日期　　　年　　月　　日

患儿家长或监护人授权亲属签名＿＿＿＿＿＿＿签名日期 ＿＿＿＿＿＿年＿＿月 ＿＿日

附件 24

腰椎穿刺术知情同意书

患儿姓名：　　　　　性别：　　　　年龄：　　　　病历号：

疾病介绍和治疗建议

　　医生已告知我患儿需要在＿＿＿＿＿＿＿＿＿＿麻醉下进行腰椎穿刺术。

因病情需协助确定诊断，要进行腰椎穿刺，此操作为有创伤性操作。

其他

手术潜在风险和对策

　　医生告知我腰椎穿刺手术可能发生的一些风险，有些不常见的风险可能没有在此列出，具体的手术术式根据不同病人的情况有所不同，医生告诉我可与我的医生讨论有关我手术的具体内容，如果患儿有特殊的问题可与我的医生讨论。

1. 我理解任何手术麻醉都存在风险。

2. 我理解任何所用药物都可能产生副作用，包括轻度的恶心、皮疹等症状到严重的过敏性休克，甚至危及生命。

3. 我理解此手术可能发生的风险。

1）穿刺部位局部出血，包括皮肤、软组织出血，甚至椎管内出血、蛛网膜下血肿，严重时可压迫脊髓及周围神经引起肢体感觉或运动障碍；

2）感染：由于患儿免疫力低下有可能出现穿刺部位皮肤或软组织感染，严重时可出现椎管内感染甚至中枢神经系统感染、败血症；

3）穿刺损伤神经：穿刺过程中有可能损伤周围神经、脊神经根以及脊髓，造成肢体感觉、运动障碍，甚至瘫痪、尿潴留、便失禁等；

4）穿刺操作失败，届时可能需要再次穿刺；

5）穿刺针折断。

特殊风险或主要高危因素

　　我理解根据患儿个人的病情，除上述风险以外，还可能出现以下特殊并发症或风险：

一旦发生上述风险和意外，医生会采取积极应对措施。

患者知情选择

　　我的医生已经告知我患儿将要进行的治疗方式、治疗及治疗后可能发生的并发症和风险、可能存在的其他治疗方法并且向我解答了关于此次治疗的相关问题。

• 我同意在治疗中医生可以根据患儿的病情对预定的治疗方式作出调整。

• 我理解患儿的治疗需要多位医生共同进行。

- 我并未得到患儿治疗百分之百成功的许诺。
- 我授权医师对操作涉及的病变器官、组织、标本及影像资料等进行处置，包括病理学检查、细胞学检查、科学研究和医疗废物处理等。
- 我作为患儿家长或监护人已如实向医生告知我患儿的所有病情，如有隐瞒，一切后果自负。

患儿家长或监护人签名＿＿＿＿＿＿＿＿　签名日期 ＿＿＿＿年＿＿月 ＿＿日

身份证号＿＿＿＿＿＿＿＿＿＿＿＿＿　联系电话 ＿＿＿＿＿＿＿＿＿＿＿

通讯地址＿＿＿＿＿＿＿＿＿＿＿＿＿＿＿＿＿＿＿＿＿＿＿＿＿＿＿＿＿

如果患儿家长或监护人无法签署知情同意书，请其授权的家属在此签名：

患儿家长或监护人授权亲属签名＿＿＿＿与患儿家长或监护人关系＿＿＿＿＿＿＿

签名日期 ＿＿＿年＿＿月 ＿＿日

身份证号＿＿＿＿＿＿＿＿＿＿＿＿＿　联系电话 ＿＿＿＿＿＿＿＿＿＿＿

通讯地址＿＿＿＿＿＿＿＿＿＿＿＿＿＿＿＿＿＿＿＿＿＿＿＿＿＿＿＿＿

医生陈述

　　我已经告知患儿家长或监护人将要进行的治疗方式、此次治疗及治疗后可能发生的并发症和风险、可能存在的其他治疗方法并且解答了患儿家长或监护人关于此次治疗的相关问题。

医生签名：　　　　　　　签名日期　　　　　年　　　月　　　日

患儿家长或监护人授权亲属签名＿＿＿＿签名日期 ＿＿＿＿＿年＿＿月 ＿＿日